主编◎崔姗姗　王建洪　李红艳　何金芳　高华英　朱升杰

临床疾病护理思维实践

LINCHUANG JIBING HULI
SIWEI SHIJIAN

长江出版传媒
湖北科学技术出版社

图书在版编目(CIP)数据

临床疾病护理思维实践 / 崔姗姗等主编. — 武汉：湖北科学技术出版社，2023.5

ISBN 978-7-5706-2482-9

Ⅰ. ①临… Ⅱ. ①崔… Ⅲ. ①护理学 Ⅳ. ①R47

中国国家版本馆CIP数据核字(2023)第055100号

责任编辑：郑 灿　　封面设计：喻 杨

出版发行：湖北科学技术出版社　　电话：027-87679468

地　　址：武汉市雄楚大街268号　　邮编：430070

（湖北出版文化城B座13-14层）

网　　址：http：//www.hbstp.com.cn

印　　刷：湖北星艺彩数字出版印刷技术有限公司　　邮编：430070

787×1092　1/16　17印张　400千字

2023年5月第1版　2023年5月第1次印刷

定价：88.00元

本书如有印装质量问题　可找本社市场部更换

《临床疾病护理思维实践》
编委会

主　编

崔姗姗　　潍坊市人民医院
王建洪　　潍坊市人民医院
李红艳　　潍坊市人民医院
何金芳　　潍坊市人民医院
高华英　　潍坊市人民医院
朱升杰　　潍坊市人民医院

副主编

贾胜男　　潍坊市人民医院
高　翔　　潍坊市人民医院
韩　笑　　潍坊市人民医院
李　莹　　潍坊市人民医院
郭思婕　　潍坊市人民医院
刘文化　　潍坊市人民医院
孙亚楠　　潍坊市人民医院
孙祥丽　　潍坊市人民医院
丁　花　　潍坊市人民医院
臧盛梅　　潍坊市人民医院
张　欣　　潍坊市人民医院
刘文蓉　　潍坊市人民医院
刘　雪　　潍坊市人民医院
于　磊　　潍坊市人民医院
李　真　　潍坊市人民医院

前　言

近年来，随着医学技术的飞速发展，临床护理学也得到了长足的进步和创新。为了帮助广大护理人员了解临床护理学取得的具体成就和进展，以更新学科知识结构、提高临床护理水平、增强解决实际问题的能力，我们特组织一批具有高水平能力的护理工作人员编写了本书。

护理学作为医学的重要组成部分，在医学领域中的作用和地位至关重要。因此，学习现代护理学理论与护理技术对于护理工作者来说有重要意义。本书详细介绍了临床护理常见疾病的诊疗与护理技术，包含内、外、妇、儿等重点科室。本书内容精细简明，科学性强，不仅适合社区路工作者使佣，同时也适用于广大人民群众对该疾病防治知识的需求。

虽然全体编委尽心尽力，通力合作，力求有所创新和突破，但因时间仓促，书中难免有不足之处。恳请各位学者和读者不吝赐教，以便再版时加以修改。

编　者

目　录

第一章　内科疾病护理

第一节　支气管肺炎

一、概述

肺炎是指终末气道、肺泡和肺间质的炎症,可由病原微生物、理化因素、免疫损伤、过敏及药物所致。细菌性肺炎是最常见的肺炎。也是最常见的感染性疾病之一。尽管新的强效抗生素不断投入应用,但其发病率和病死率仍很高,其原因可能有社会人口老龄化、吸烟人群的低龄化、伴有基础疾病、免疫功能低下,加之病原体变迁、医院获得性肺炎发病率增加、病原学诊断困难、抗生素的不合理使用导致细菌耐药性增加等因素有关。

(一)分类

肺炎可按解剖、病因或患病环境加以分类。

1.解剖分类

(1)大叶性(肺泡性)肺炎:为肺实质炎症,通常并不累及支气管。病原体先在肺泡引起炎症,经肺泡间孔向其他肺泡扩散,导致部分或整个肺段、肺叶发生炎症改变。致病菌多为肺炎链球菌。

(2)小叶性(支气管)肺炎:指病原体经支气管入侵,引起细支气管、终末细支气管和肺泡的炎症。病原体有肺炎链球菌、葡萄球菌、病毒、肺炎支原体以及军团菌等。常继发于其他疾病,如支气管炎、支气管扩张、上呼吸道病毒感染以及长期卧床的危重患者。

(3)间质性肺炎:以肺间质炎症为主,病变累及支气管壁及其周围组织,有肺泡壁增生及间质水肿。可由细菌、支原体、衣原体、病毒或肺孢子菌等引起。

2.病因分类

(1)细菌性肺炎:如肺炎链球菌、金黄色葡萄球菌、甲型溶血性链球菌、肺炎克雷伯杆菌、流感嗜血杆菌、铜绿假单胞菌、棒状杆菌、梭形杆菌等引起的肺炎。

(2)非典型病原体所致肺炎:如支原体、军团菌和衣原体等。

(3)病毒性肺炎:如冠状病毒、腺病毒、呼吸道合胞病毒、流感病毒、麻疹病毒、巨细胞病毒、单纯疱疹病毒等。

(4)真菌性肺炎:如白念珠菌、曲霉、放射菌等。

(5)其他病原体所致的肺炎:如立克次体(如Q热立克次体)、弓形虫(如鼠弓形虫)、寄生虫(如肺包虫、肺吸虫、肺血吸虫)等。

(6)理化因素所致的肺炎:如放射性损伤引起的放射性肺炎、胃酸吸入、药物等引起的化学性肺炎等。

3.患病环境分类

由于病原学检查阳性率低，培养结果滞后，病因分类在临床上应用较为困难，目前多按肺炎的获得环境分成社区获得性肺炎和医院获得性肺炎两类，有利于指导经验治疗。

(1)社区获得性肺炎(CAP)是指在医院外罹患的感染性肺实质炎症，也称院外肺炎，包括具有明确潜伏期的病原体感染而在入院后平均潜伏期内发病的肺炎。常见致病菌为肺炎链球菌、流感嗜血杆菌、卡他莫拉菌和非典型病原体。

(2)医院获得性肺炎(HAP)简称医院内肺炎，是指患者入院时既不存在、也不处于潜伏期，而于入院 48 h 后在医院(包括老年护理院、康复院等)内发生的肺炎，也包括出院后 48 h 内发生的肺炎。无感染高危因素患者的常见病原体依次为肺炎链球菌、流感嗜血杆菌、金黄色葡萄球菌、铜绿假单胞菌、大肠杆菌、肺炎克雷伯杆菌等；有感染高危因素患者的常见病原体依次为金黄色葡萄球菌、铜绿假单胞菌、肠杆菌属、肺炎克雷伯杆菌等。

(二)病因及发病机制

正常的呼吸道免疫防御机制(支气管内黏液-纤毛运载系统、肺泡巨噬细胞防御的完整性等)使气管隆凸以下的呼吸道保持无菌。肺炎的发生主要由病原体和宿主两个因素决定。如果病原体数量多、毒力强和(或)宿主呼吸道局部和全身免疫防御系统损害，即可发生肺炎。病原体可通过空气吸入、血行播散、邻近感染部位蔓延、上呼吸道定植菌的误吸引起社区获得性肺炎。医院获得性肺炎还可通过误吸胃肠道的定植菌(胃食管反流)和通过人工气道吸入环境中的致病菌引起。

二、肺炎链球菌肺炎

肺炎链球菌肺炎或称肺炎球菌肺炎，是由肺炎链球菌或称肺炎球菌所引起的肺炎，占社区获得性肺炎的半数以上。通常急骤起病，以高热、寒战、咳嗽、血痰及胸痛为特征。X 线胸片呈肺段或肺叶急性炎性实变，近年来因抗菌药物的广泛使用，致使本病的起病方式、症状及 X 线改变均不典型。

肺炎链球菌为革兰染色阳性球菌，多成双排列或短链排列。有荚膜，其毒力大小与荚膜中的多糖结构及含量有关。根据荚膜多糖的抗原特性，肺炎链球菌可分为 86 个血清型。成人致病菌多属 1～9 及12 型，以第 3 型毒力最强，儿童则多为 6、14、19 及 23 型。肺炎链球菌在干燥痰中能存活数月，但在阳光直射 1 h，或加热至 52 ℃ 10 min 即可杀灭，对石炭酸等消毒剂亦甚敏感。机体免疫功能正常时，肺炎链球菌是寄居在口腔及鼻咽部的一种正常菌群，其带菌率常随年龄、季节及免疫状态的变化而有差异。机体免疫功能受损时，有毒力的肺炎链球菌入侵人体而致病。肺炎链球菌除引起肺炎外，少数可发生菌血症或感染性休克，老年人及婴幼儿的病情尤为严重。

本病以冬季与初春多见，常与呼吸道病毒感染相伴行。患者常为原先健康的青壮年或老年与婴幼儿，男性较多见。吸烟者、痴呆者、慢性支气管炎、支气管扩张、充血性心力衰竭、慢性病患者以及免疫抑制宿主均易受肺炎链球菌侵袭。肺炎链球菌不产生毒素，不引起原发性组织坏死或形成空洞。其致病力是由于有高分子多糖体的荚膜对组织的侵袭作用，首先引起肺泡壁水肿，出现白细胞与红细胞渗出，含菌的渗出液经肺泡间孔向肺的中央部分扩展，甚至累及几个肺段或整个肺叶，因病变开始于肺的外周，故叶间分界清楚，易累及胸膜，引起渗出性胸膜炎。

病理改变有充血期、红肝变期、灰肝变期及消散期。表现为肺组织充血水肿，肺泡内浆液渗出及红、白细胞浸润，白细胞吞噬细菌，继而纤维蛋白渗出物溶解、吸收、肺泡重新充气。在肝变期病理阶段实际上并无确切分界，经早期应用抗菌药物治疗，此种典型的病理分期已很少见。病变消散后肺组织结构多无损坏，不留纤维瘢痕。极个别患者肺泡内纤维蛋白吸收不完全，甚至有成纤维细胞形成，形成机化性肺炎。老年人及婴幼儿感染可沿支气管分布(支气管肺炎)。若未及时使用抗菌药物，5%～10%的患者可并发脓胸，10%～20%的患者因细菌经淋巴管、胸导管进入血循环，可引起脑膜炎、心包炎、心内膜炎、关节炎和中耳炎等肺外感染。

(一)护理评估

1.健康史

肺炎的发生与细菌的侵入和机体防御能力的下降有关。吸入口咽部的分泌物或空气中的细菌、周围组织感染的直接蔓延、菌血症等均可成为细菌入侵的途径；吸烟、酗酒、年老体弱、长期卧床、意识不清、吞咽和咳嗽反射障碍、慢性或重症患者、长期使用糖皮质激素或免疫抑制剂、接受机械通气及大手术者均可因机体防御机制降低而继发肺炎。注意询问患者起病前是否存在机体抵抗力下降、呼吸道防御功能受损的因素，了解患者既往的健康状况。

2.身体状况

发病前常有受凉、淋雨、疲劳、醉酒、病毒感染史，多有上呼吸道感染的前驱症状。

(1)主要症状：起病多急骤，高热、寒战，全身肌肉酸痛，体温通常在数小时内升至39～40 ℃，高峰在下午或傍晚，或呈稽留热，脉率随之增速。可有患侧胸部疼痛，放射到肩部或腹部，咳嗽或深呼吸时加剧。痰少，可带血或呈铁锈色，食欲锐减，偶有恶心、呕吐、腹痛或腹泻，易被误诊为急腹症。

(2)护理体检：患者呈急性病容，面颊绯红，鼻翼翕动，皮肤灼热、干燥，口角及鼻周有单纯疱疹；病变广泛时可出现发绀。有败血症者，可出现皮肤、黏膜出血点，巩膜黄染。早期肺部体征无明显异常，仅有胸廓呼吸运动幅度减小，叩诊稍浊，听诊可有呼吸音减低及胸膜摩擦音。肺实变时叩诊浊音、触觉语颤增强并可闻及支气管呼吸音。消散期可闻及湿啰音。心率增快，有时心律不齐。重症患者有肠胀气，上腹部压痛多与炎症累及膈胸膜有关。重症感染时可伴休克、急性呼吸窘迫综合征及神经精神症状，表现为神志模糊、烦躁、呼吸困难、嗜睡、谵妄、昏迷等。累及脑膜时有颈抵抗及出现病理性反射。

本病自然病程大致1～2周。发病5～10 d，体温可自行骤降或逐渐消退；使用有效的抗菌药物后可使体温在1～3 d内恢复正常。患者的其他症状与体征亦随之逐渐消失。

(3)并发症：肺炎链球菌肺炎的并发症近年来已很少见。严重败血症或毒血症患者易发生感染性休克，尤其是老年人。表现为血压降低、四肢厥冷、多汗、发绀、心动过速、心律失常等，而高热、胸痛、咳嗽等症状并不突出。其他并发症有胸膜炎、脓胸、心包炎、脑膜炎和关节炎等。

3.实验室及其他检查

(1)血常规检查：血白细胞计数(10～20)$\times 10^9$/L，中性粒细胞多在80%以上，并有核左移，细胞内可见中毒颗粒。年老体弱、酗酒、免疫功能低下者的白细胞计数可不增高，但中性粒细胞的百分比仍增高。

(2)痰直接涂片作革兰染色及荚膜染色镜检:发现典型的革兰染色阳性、带荚膜的双球菌或链球菌,即可初步做出病原诊断。

(3)痰培养:24～48 h可以确定病原体。痰标本送检应注意器皿洁净无菌,在抗菌药物应用之前漱口后采集,取深部咳出的脓性或铁锈色痰。

(4)聚合酶链反应(PCR)检测及荧光标记抗体检测:可提高病原学诊断率。

(5)血培养:10%～20%的患者合并菌血症,故重症肺炎应做血培养。

(6)细菌培养:如合并胸腔积液,应积极抽取积液进行细菌培养。

(7)X线检查:早期仅见肺纹理增粗,或受累的肺段、肺叶稍模糊。随着病情进展,肺泡内充满炎性渗出物,表现为大片炎症浸润阴影或实变影,在实变阴影中可见支气管充气征,肋膈角可有少量胸腔积液。在消散期,X线显示炎性浸润逐渐吸收,可有片状区域吸收较快,呈现"假空洞"征,多数病例在起病3～4周后才完全消散。老年患者肺炎病灶消散较慢,容易出现吸收不完全而成为机化性肺炎。

4.心理-社会评估

肺炎起病多急骤,短期内病情严重,加之高热和全身中毒症状明显,患者及家属常深感不安。当出现严重并发症时,患者会表现出忧虑和恐惧。

(二)主要护理诊断及医护合作性问题

1.体温过高

与肺部感染有关。

2.气体交换受损

与肺部炎症、痰液黏稠等引起呼吸面积减少有关。

3.清理呼吸道无效

与胸痛、气管、支气管分泌物增多、黏稠及疲乏有关。

4.疼痛

胸痛与肺部炎症累及胸膜有关。

5.潜在并发症

感染性休克。

(三)护理目标

体温恢复正常范围;患者呼吸平稳,发绀消失;症状减轻呼吸道通畅;疼痛减轻,感染控制未发生休克。

(四)护理措施

1.一般护理

(1)休息与环境:保持室内空气清新,病室保持适宜的温、湿度,环境安静、清洁、舒适。限制患者活动,限制探视,避免因谈话过多影响体力。要集中安排治疗和护理活动,保证足够的休息,减少氧耗量,缓解头痛、肌肉酸痛、胸痛等症状。

(2)体位:协助或指导患者采取合适的体位。对有意识障碍患者,如病情允许可取半卧位,增加肺通气量;或侧卧位,以预防或减少分泌物吸入肺内。为促进肺扩张,每2 h变换体位1次,减少分泌物淤积在肺部而引起并发症。

(3)饮食与补充水分:给予高热量、高蛋白质、高维生素、易消化的流质或半流质饮食,以补充高热引起的营养物质消耗。宜少食多餐,避免压迫膈肌。若有明显麻痹性肠梗阻或胃扩张,应暂时禁食,遵医嘱给予胃肠减压,直至肠蠕动恢复。鼓励患者多饮水(1～2 L/d),来补充发热、出汗和呼吸急促所丢失的水分,并利于痰液排出。轻症者无须静脉补液,脱水严重者可遵医嘱补液,补液有利于加快毒素排泄和热量散发,尤其是食欲差或不能进食者。心脏病或老年人应注意补液速度,过快过多易导致急性肺水肿。

2.病情观察

监测患者神志、体温、呼吸、脉搏、血压和尿量,并做好记录。尤其应注意密切观察体温的变化。观察有无呼吸困难及发绀,及时适宜给氧。重点观察儿童、老年人、久病体弱者的病情变化,注意是否伴有感染性休克的表现。观察痰液颜色、性状和量,如肺炎球菌肺炎呈铁锈色,葡萄球菌肺炎呈粉红色乳状,厌氧菌感染者痰液多有恶臭等。

3.对症护理

(1)高热的护理。

(2)咳嗽、咳痰的护理:协助和鼓励患者有效咳嗽、排痰,及时清除口腔和呼吸道内痰液、呕吐物。痰液黏稠不易咳出时,在病情允许情况下可扶患者坐起,给予拍背,协助咳痰,遵医嘱应用祛痰药以及超声雾化吸入,稀释痰液,促进痰液的排出。必要时吸痰,预防窒息。吸痰前,注意告知病情。

(3)气急发绀的护理:监测动脉血气分析值,给予吸氧,提高血氧饱和度,改善发绀,增加患者的舒适度。氧流量一般为每分钟 4～6 L,若为 COPD 患者,应给予低流量低浓度持续吸氧。注意观察患者呼吸频率、节律、深度等变化,皮肤色泽和意识状态有无改变,如果病情恶化,准备气管插管和呼吸机辅助通气。

(4)胸痛的护理:维持患者舒适的体位。患者胸痛时,常随呼吸、咳嗽加重,可采取患侧卧位,在咳嗽时可用枕头等物夹紧胸部,必要时用宽胶布固定胸廓,以降低胸廓活动度,减轻疼痛。疼痛剧烈者,遵医嘱应用镇痛、止咳药,缓解疼痛和改善肺通气,如口服可待因。此外可用物理止痛和中药止痛擦剂。物理止痛,如按摩、针灸、经皮肤电刺激止痛穴位或局部冷敷等,可降低疼痛的敏感性。中药经皮肤吸收,无创伤,且发挥药效快,对轻度疼痛效果好。中药止痛擦剂具有操作简便、安全,毒副作用小,无药物依赖现象等优点。

(5)其他:鼓励患者经常漱口,做好口腔护理。口唇疱疹者局部涂液体石蜡或抗病毒软膏,防止继发感染。烦躁不安、谵妄、失眠者酌情使用地西泮或水合氯醛,禁用抑制呼吸的镇静药。

4.感染性休克的护理

(1)观察休克的征象:密切观察生命体征、实验室检查和病情的变化。发现患者神志模糊、烦躁、发绀、四肢湿冷、脉搏细数、脉压变小、呼吸浅快、面色苍白、尿量减少(每小时少于 30 mL)等休克早期症状时,及时报告医师,采取救治措施。

(2)环境与体位:应将感染性休克的患者安置在重症监护室,注意保暖和安全。取仰卧中凹位,抬高头胸部 20°,抬高下肢约 30°,有利于呼吸和静脉回流,增加心排血量。尽量减少搬动。

(3)吸氧:应给高流量吸氧,维持动脉氧分压在 60 mmHg(7.99 kPa)以上,改善缺氧状况。

(4)补充血容量:快速建立两条静脉通路,遵医嘱给予右旋糖酐或平衡液以维持有效血容量,降低血液的黏稠度,防止弥散性血管内凝血。随时监测患者一般情况、血压、尿量、尿比重、血细胞比容等;监测中心静脉压,作为调整补液速度的指标,中心静脉压<5 cmH_2O(0.49 kPa)可放心输液,达到10 cmH_2O(0.98 kPa)应慎重。以中心静脉压不超过10 cmH_2O(0.98 kPa)、尿量每小时在30 mL以上为宜。补液不宜过多过快,以免引起心力衰竭和肺水肿。若血容量已补足而24 h尿量仍<400 mL、尿比重<1.018时,应及时报告医师,注意是否合并急性肾衰竭。

(5)纠正酸中毒:有明显酸中毒可静脉滴注5%的碳酸氢钠,因其配伍禁忌较多,宜单独输入。随时监测和纠正电解质和酸碱失衡等。

(6)应用血管活性药物的护理:遵医嘱在应用血管活性药物,如多巴胺、间羟胺(阿拉明)时,滴注过程中应注意防止液体溢出血管外,引起局部组织坏死和影响疗效。可应用输液泵单独静脉输入血管活性药物,根据血压随时调整滴速,维持收缩压在90~100 mmHg(11.99~13.33 kPa),保证重要器官的血液供应,改善微循环。

(7)对因治疗:应联合、足量应用强有力的广谱抗生素控制感染。

(8)病情转归观察:随时监测和评估患者意识、血压、脉搏、呼吸、体温、皮肤、黏膜、尿量的变化,判断病情转归。如患者神志逐渐清醒、皮肤及肢体变暖、脉搏有力、呼吸平稳规则、血压回升、尿量增多,预示病情已好转。

5.用药护理

遵医嘱及时使用有效抗感染药物,注意观察药物疗效及不良反应。

(1)抗菌药物治疗:一经诊断即应给予抗菌药物治疗,不必等待细菌培养结果。首选青霉素G,用药途径及剂量视病情轻重及有无并发症而定:对于成年轻症患者,可用240万U/d,分3次肌内注射,或用普鲁卡因青霉素每12 h肌内注射60万U。病情稍重者,宜用青霉素G 240万~480万U/d,分次静脉滴注,每6~8 h 1次;重症及并发脑膜炎者,可增至1000万~3000万U/d,分4次静脉滴注。对青霉素过敏者或耐青霉素或多重耐药菌株感染者,可用氟喹诺酮类、头孢噻肟或头孢曲松等药物,多重耐药菌株感染者可用万古霉素、替考拉宁等。药物治疗48~72 h后应对病情进行评价,治疗有效表现为体温下降、症状改善、白细胞逐渐降低或恢复正常等。如用药72 h后病情仍无改善,需及时报告医师并作相应处理。

(2)支持疗法:患者应卧床休息,注意补充足够蛋白质、热量及维生素。密切监测病情变化,注意防止休克。剧烈胸痛者,可酌情用少量镇痛药,如可卡因15 mg。不用阿司匹林或其他解热药,以免过度出汗、脱水及干扰真实热型,导致临床判断错误。鼓励饮水每日1~2 L,轻症患者不需常规静脉输液,确有失水者可输液,保持尿比重在1.020以下,血清钠保持在145 mmol/L以下。中等或重症患者(PaO_2<60 mmHg或有发绀)应给氧。若有明显麻痹性肠梗阻或胃扩张,应暂时禁食、禁饮和胃肠减压,直至肠蠕动恢复。烦躁不安、谵妄、失眠者酌用地西泮5 mg或水合氯醛1~1.5 g,禁用抑制呼吸的镇静药。

(3)并发症的处理:经抗菌药物治疗后,高热常在24 h内消退,或数日内逐渐下降。若体温降而复升或3 d后仍不降者,应考虑肺炎链球菌的肺外感染,如脓胸、心包炎或关节炎等。持续发热的其他原因尚有耐青霉素的肺炎链球菌(PRSP)或混合细菌感染、药物热或并存其他疾病。肿瘤或异物阻塞支气管时,经治疗后肺炎虽可消散,但阻塞因素未除,肺炎可再次出现。

10%～20%肺炎链球菌肺炎伴发胸腔积液者，应酌情取胸液检查及培养以确定其性质。若治疗不当，约5%并发脓胸，应积极排脓引流。

6.心理护理

患病前健康状态良好者会因突然患病而焦虑不安；病情严重或患有慢性基础疾病者则可能出现消极、悲观和恐慌的心理反应。要耐心给患者讲解疾病的有关知识，解释各种症状和不适的原因，讲解各项诊疗、护理操作目的、操作程序和配合要点，使患者清楚大部分肺炎治疗、预后良好。询问和关心患者的需要，鼓励患者说出内心感受，与患者进行有效的沟通。帮助患者祛除不良心理反应，树立治愈疾病的信心。

7.健康指导

(1)疾病知识指导：让患者及家属了解肺炎的病因和诱因，有皮肤疖、痈、伤口感染、毛囊炎、蜂窝织炎时应及时治疗。避免受凉、淋雨、酗酒和过度疲劳，特别是年老体弱和免疫功能低下者，如糖尿病、慢性肺病、慢性肝病、血液病、营养不良、艾滋病等。天气变化时随时增减衣服，预防上呼吸道感染。可注射流感或肺炎免疫疫苗，使之产生免疫力。

(2)生活指导：劝导患者要注意休息，劳逸结合，生活有规律。保证摄取足够的营养物质，适当参加体育锻炼，增强机体抗病能力。对有意识障碍、慢性病、长期卧床者，应教会家属注意帮助患者经常改变体位、翻身、拍背，协助并鼓励患者咳出痰液，有感染征象时及时就诊。

(3)出院指导：出院后需继续用药者，应指导患者遵医嘱按时服药，向患者介绍所服药物的疗效、用法、疗程、不良反应，不能自行停药或减量。教会患者观察疾病复发症状，如出现发热、咳嗽、呼吸困难等不适表现时，应及时就诊。告知患者随诊的时间及需要准备的有关资料，如X线胸片等。

(五)护理评价

患者体温恢复正常；能进行有效咳嗽，痰容易咳出，显示咳嗽次数减少或消失，痰量减少；休克发生时及时发现并给予及时的处理。

三、其他类型肺炎

(一)葡萄球菌肺炎评估

葡萄球菌肺炎是由葡萄球菌引起的急性肺部化脓性炎症。葡萄球菌的致病物质主要是毒素与酶，具有溶血、坏死、杀白细胞和致血管痉挛等作用。其致病力可用血浆凝固酶来测定，阳性者致病力较强，是化脓性感染的主要原因。但其他凝固酶阴性的葡萄球菌亦可引起感染。随着医院内感染的增多，由凝固酶阴性葡萄球菌引起的肺炎也不断增多。

医院获得性肺炎中，葡萄球菌感染占11%～25%。常发生于有糖尿病、血液病、艾滋病、肝病或慢性阻塞性肺疾病等原有基础疾病者。若治疗不及时或不当，病死率甚高。

1.临床表现

起病多急骤，寒战、高热，体温高达39～40 ℃，胸痛，咳大量脓性痰，带血丝或呈脓血状。全身肌肉和关节酸痛，精神萎靡，病情严重者可出现周围循环衰竭。院内感染者常起病隐袭，体温逐渐上升，咳少量脓痰。老年人症状可不明显。

早期可无体征，晚期可有双肺散在湿啰音。病变较大或融合时可出现肺实变体征。但体征与严重的中毒症状和呼吸道症状不平行。

2.实验室及其他检查

(1)血常规:白细胞计数及中性粒细胞显著增加,核左移,有中毒颗粒。

(2)细菌学检查:痰涂片可见大量葡萄球菌和脓细胞,血、痰培养多为阳性

(3)X线检查:胸部X线片显示短期内迅速多变的特征,肺段或肺叶实变,可形成空洞,或呈小叶状浸润,可有单个或多个液气囊腔,2～4周后完全消失,偶可遗留少许条索状阴影或肺纹理增多等。

3.治疗要点

为早期清除原发病灶,强有力的抗感染治疗,加强支持疗法,预防并发症。通常首选耐青霉素酶的半合成青霉素或头孢菌素,如苯唑西林、头孢呋辛等。对甲氧西林耐药株(MRSA)可用万古霉素、替考拉宁等治疗。疗程2～3周,有并发症者需4～6周。

(二)肺炎支原体肺炎评估

肺炎支原体肺炎是由肺炎支原体引起的呼吸道和肺部的急性炎症。常同时有咽炎、支气管炎和肺炎。肺炎支原体是介于细菌和病毒之间,兼性厌氧、能独立生活的最小微生物。健康人吸入患者咳嗽、打喷嚏时喷出的口鼻分泌物可感染,即通过呼吸道传播。病原体通常吸附宿主呼吸道纤毛上皮细胞表面,不侵入肺实质,抑制纤毛活动和破坏上皮细胞。其致病性可能与患者对病原体及其代谢产物的变态反应有关。

支原体肺炎占非细菌性肺炎的1/3以上,或各种原因引起的肺炎的10%。以秋冬季发病较多,可散发或小流行,患者以儿童和青年人居多,婴儿间质性肺炎亦应考虑本病的可能。

1.临床表现

通常起病缓慢,潜伏期2～3周,症状主要为乏力、咽痛、头痛、咳嗽、发热、食欲不振、肌肉酸痛等。多为刺激性咳嗽,咳少量黏液痰,发热可持续2～3周,体温恢复正常后可仍有咳嗽。偶伴有胸骨后疼痛。

可见咽部充血、颈部淋巴结肿大等体征。肺部可无明显体征,与肺部病变的严重程度不相称。

2.实验室及其他检查

(2)血常规:血白细胞计数正常或略增高,以中性粒细胞为主。

(2)免疫学检查:起病2周后,约2/3的患者冷凝集试验阳性,滴度效价大于1∶32,尤以滴度逐渐升高更有价值。约半数患者对链球菌MG凝集试验阳性。还可评估肺炎支原体直接检测、支原体IgM抗体、免疫印迹法和聚合酶链反应(PCR)等检查结果。

(3)X线检查:肺部可呈多种形态的浸润影,呈节段性分布,以肺下野为多见,有的从肺门附近向外伸展。3～4周后病变可自行消失。

3.治疗要点

肺炎支原体肺炎首选大环内酯类抗生素,如红霉素。疗程一般为2～3周。

(三)病毒性肺炎评估

病毒性肺炎评估是由上呼吸道病毒感染,向下蔓延所致的肺部炎症。常见病毒为甲、乙型流感病毒、腺病毒、副流感病毒、呼吸道合胞病毒和冠状病毒等。患者可同时受一种以上病毒感染,气道防御功能降低,常继发细菌感染。病毒性肺炎为吸入性感染,常有气管-支气管炎。呼吸道病毒通过飞沫与直接接触而迅速传播,可暴发或散发流行。

病毒性肺炎约占需住院的社区获得性肺炎的8%,大多发生于冬春季节。密切接触的人群或有心肺疾病者、老年人等易受感染。

1.临床表现

一般临床症状较轻,与支原体肺炎症状相似。起病较急,发热、头痛、全身酸痛、乏力等较突出。有咳嗽、少痰或白色黏液痰、咽痛等症状。老年人或免疫功能受损的重症患者,可表现为呼吸困难、发绀、嗜睡、精神萎靡,甚至并发休克、心力衰竭和呼吸衰竭,严重者可发生急性呼吸窘迫综合征。

本病常无显著的胸部体征,病情严重者有呼吸浅速、心率增快、发绀、肺部干湿啰音。

2.实验室及其他检查

(1)血常规:白细胞计数正常、略增高或偏低。

(2)病原体检查:呼吸道分泌物中细胞核内的包涵体可提示病毒感染,但并非一定来自肺部。需进一步评估下呼吸道分泌物或肺活检标本培养是否分离出病毒。

(3)X线检查:可见肺纹理增多,小片状或广泛浸润。病情严重者,显示双肺呈弥漫性结节浸润,而大叶实变及胸腔积液者不多见。

3.治疗要点

病毒性肺炎以对症治疗为主,板蓝根、黄芪、金银花、连翘等中药有一定的抗病毒作用。对某些重症病毒性肺炎应采用抗病毒药物,如选用利巴韦林(病毒唑)、阿昔洛韦(无环鸟苷)等

(四)真菌性肺炎评估

肺部真菌感染是最常见的深部真菌病。真菌感染的发生是机体与真菌相互作用的结果,最终取决于真菌的致病性、机体的免疫状态及环境条件对机体与真菌之间关系的影响。广谱抗生素、糖皮质激素、细胞毒药物及免疫抑制剂的广泛使用,人免疫缺陷病毒(HIV)感染和艾滋病增多使肺部真菌感染的机会增加。

真菌多在土壤中生长,孢子飞扬于空气中,极易被人体吸入而引起肺真菌感染(外源性):或使机体致敏。引起表现为支气管哮喘的过敏性肺泡炎。有些真菌为寄生菌,如念珠菌和放线菌,当机体免疫力降低时可引起感染。静脉营养疗法的中心静脉插管如留置时间过长。白念珠菌能在高浓度葡萄糖中生长,引起念珠菌感染中毒症。空气中到处有曲霉属孢子,在秋冬及阴雨季节。储藏的谷草发热霉变时更多。若大量吸入可能引起急性气管-支气管炎或肺炎。

1.临床表现

真菌性肺炎多继发于长期应用抗生素、糖皮质激素、免疫抑制剂、细胞毒药物或因长期留置导管、插管等诱发,其症状和体征无特征性变化。

2.实验室及其他检查

(1)真菌培养:其形态学辨认有助于早期诊断。

(2)X线检查:可表现为支气管肺炎、大叶性肺炎、弥漫性小结节及肿块状阴影和空洞。

3.治疗要点

真菌性肺炎目前尚无理想的药物,两性霉素B对多数肺部真菌仍为有效药物,但由于其不良反应较多,使其应用受到限制。其他药物尚有氟胞嘧啶、米康唑、酮康唑、制霉菌素等也可选用。

（五）重症肺炎评估

目前重症肺炎还没有普遍认同的标准，各国诊断标准不一，但都注重肺部病变的范围、器官灌注和氧合状态。我国制定的重症肺炎标准为：①意识障碍。②呼吸频率≥30 次/min。③PaO_2＜60 mmHg（7.99 kPa），PO_2/FiO_2＜300，需行机械通气治疗。④血压＜90/60 mmHg（11.99/7.99 kPa）。⑤胸片显示双侧或多肺叶受累，或入院 48 h 内病变扩大≥50％。⑥少尿：每小时尿量＜20 mL，或每 4 h 尿量＜80 mL，或急性肾衰竭需要透析治疗。

第二节　支气管扩张

支气管扩张是指直径大于 2 mm 的支气管由于管壁的肌肉和弹性组织破坏引起的慢性异常扩张。临床特点为慢性咳嗽、咳大量脓性痰和（或）反复咯血。患者常有童年麻疹、百日咳或支气管肺炎等病史。随着人民生活条件的改善，麻疹、百日咳疫苗的预防接种，以及抗生素的应用，本病发病率已明显降低。

一、病因及发病机制

（一）支气管-肺组织感染和支气管阻塞

它是支气管扩张的主要病因。感染和阻塞症状相互影响，促使支气管扩张的发生和发展。其中婴幼儿期支气管—肺组织感染是最常见的病因，如婴幼儿麻疹、百日咳、支气管肺炎等。

由于儿童支气管较细，易阻塞，且管壁薄弱，反复感染破坏支气管壁各层结构，尤其是平滑肌和弹性纤维的破坏削弱了对管壁的支撑作用。支气管炎使支气管黏膜充血、水肿、分泌物阻塞管腔，导致引流不畅而加重感染。支气管内膜结核、肿瘤、异物引起管腔狭窄、阻塞，也是导致支气管扩张的原因之一。由于左下叶支气管细长，且受心脏血管压迫引流不畅，容易发生感染，故支气管扩张左下叶比右下叶多见。肺结核引起的支气管扩张多发生在上叶。

（二）支气管先天性发育缺陷和遗传因素

此类支气管扩张较少见，如巨大气管-支气管症、卡塔格内（Kartagener）综合征（支气管扩张、鼻窦炎和内脏转位）、肺囊性纤维化、先天性丙种球蛋白缺乏症等。

（三）全身性疾病

目前已发现类风湿关节炎、克罗恩病（Crohn 病）、溃疡性结肠炎、系统性红斑狼疮、支气管哮喘等疾病可同时伴有支气管扩张；有些不明原因的支气管扩张患者，其体液免疫和（或）细胞免疫功能有不同程度的异常，提示支气管扩张可能与机体免疫功能失调有关。

二、临床表现

（一）症状

1.慢性咳嗽、大量脓痰

痰量与体位变化有关。晨起或夜间卧床改变体位时，咳嗽加剧、痰量增多。痰量多少可估计病情严重程度。感染急性发作时，痰量明显增多，每日可达数百毫升，外观呈黄绿色脓性痰，痰液静置后出现分层的特征：上层为泡沫；中层为脓性黏液；下层为坏死组织沉淀物。合并厌氧菌感染时痰有臭味。

2.反复咯血

50%～70%的患者有程度不等的反复咯血，咯血量与病情严重程度和病变范围不完全一致。大量咯血最主要的危险是窒息，应紧急处理。部分发生于上叶的支气管扩张，引流较好，痰量不多或无痰，以反复咯血为唯一症状，称为“干性支气管扩张”。

3.反复肺部感染

其特点是同一肺段反复发生肺炎并迁延不愈。

4.慢性感染中毒症状

反复感染者可出现发热、乏力、食欲减退、消瘦、贫血等，儿童可影响发育。

（二）体征

早期或干性支气管扩张多无明显体征，病变重或继发感染时在下胸部、背部常可闻及局限性、固定性湿啰音，有时可闻及哮鸣音；部分慢性患者伴有杵状指（趾）。

三、辅助检查

（一）胸部X线检查

早期无异常或仅见患侧肺纹理增多、增粗现象。典型表现是轨道征和卷发样阴影，感染时阴影内出现液平面。

（二）胸部CT检查

管壁增厚的柱状扩张或成串成簇的囊状改变。

（三）纤维支气管镜检查

有助于发现患者出血的部位，鉴别腔内异物、肿瘤或其他支气管阻塞原因。

四、诊断要点

根据患者有慢性咳嗽、大量脓痰、反复咯血的典型临床特征，以及肺部闻及固定而局限性的湿啰音，结合儿童时期有诱发支气管扩张的呼吸道病史，一般可做出初步临床诊断。胸部影像学检查和纤维支气管镜检查可进一步明确诊断。

五、治疗要点

治疗原则是保持呼吸道引流通畅，控制感染，处理咯血，必要时手术治疗。

（一）保持呼吸道通畅

1.药物治疗

祛痰药及支气管舒张药具有稀释痰液、促进排痰作用。

2.体位引流

对痰多且黏稠者作用尤其重要。

3.经纤维支气管镜吸痰

若体位引流排痰效果不理想，可经纤维支气管镜吸痰及生理盐水冲洗痰液，也可局部注入抗生素。

（二）控制感染

它是支气管扩张急性感染期的主要治疗措施。应根据症状、体征、痰液性状，必要时参考细菌培养及药物敏感试验结果选用抗菌药物。

(三)手术治疗

对反复呼吸道急性感染或大咯血,病变局限在一叶或一侧肺组织,经药物治疗无效,全身状况良好的患者,可考虑手术切除病变肺段或肺叶。

六、常用护理诊断

(一)清理呼吸道无效

咳嗽、大量脓痰、肺部湿啰音与痰液黏稠和无效咳嗽有关。

(二)有窒息的危险

与痰多、痰液黏稠或大咯血造成气道阻塞有关。

(三)营养失调

乏力、消瘦、贫血、发育迟缓与反复感染导致机体消耗增加以及患者食欲不振、营养物质摄入不足有关。

(四)恐惧

精神紧张、面色苍白、出冷汗与突然或反复大咯血有关。

七、护理措施

(一)一般护理

1.休息与环境

急性感染或咯血时应卧床休息,大咯血患者需绝对卧床,取患侧卧位。病室内保持空气流通,维持适宜的温、湿度,注意保暖。

2.饮食护理

提供高热量、高蛋白、高维生素饮食,发热患者给予高热量流质或半流质饮食,避免冰冷、油腻、辛辣食物诱发咳嗽。鼓励患者多饮水,每天1500 mL以上,以稀释痰液。指导患者在咳痰后及进食前后用清水或漱口液漱口,保持口腔清洁,促进食欲。

(二)病情观察

观察痰液量、颜色、性质、气味和与体位的关系,记录24 h痰液排出量;定期测量生命体征,记录咯血量,观察咯血的颜色、性质及量;病情严重者需观察有无窒息前症状,发现窒息先兆,立即向医师汇报并配合处理。

(三)对症护理

1.促进排痰

(1)指导有效咳嗽和正确的排痰方法。

(2)采取体位引流者需依据病变部位选择引流体位,使病肺居上,引流支气管开口向下,利于痰液流出。一般于饭前1 h进行。引流时可配合胸部叩击,提高引流效果。

(3)必要时遵医嘱选用祛痰剂或β_2受体激动剂喷雾吸入,扩张支气管、促进排痰。

2.预防窒息

(1)痰液排除困难者,鼓励多饮水或雾化吸入,协助患者翻身、拍背或体位引流,以促进痰液排除,减少窒息发生的危险。

(2)密切观察患者的表情、神志、生命体征,观察并记录痰液的颜色、量与性质,及时发现和判断患者有无发生窒息的可能。如患者突然出现烦躁不安、神志不清,面色苍白或发绀、出冷汗、呼吸急促、咽喉部明显的痰鸣音,应警惕窒息的发生,并及时通知医师。

(3)对意识障碍、年老体弱、咳嗽咳痰无力、咽喉部明显的痰鸣音、神志不清者、突然大量呕吐物涌出等高危患者,立即做好抢救准备,如迅速备好吸引器、气管插管或气管切开等用物,积极配合抢救工作。

(四)心理护理

病程较长,咳嗽、咳痰、咯血反复发作或逐渐加重时,患者易产生焦虑、沮丧情绪。护士应多与其交谈,讲明支气管扩张反复发作的原因及治疗进展,帮助患者树立战胜疾病的信心,缓解焦虑不安情绪。咯血时医护人员应陪伴、安慰患者,帮助情绪稳定,避免因情绪波动加重出血。

(五)健康教育

1.疾病知识指导

帮助患者及家属了解疾病发生、发展与治疗、护理过程。与其共同制定长期防治计划。宣传防治百日咳、麻疹、支气管肺炎、肺结核等呼吸道感染的重要性;及时治疗上呼吸道慢性病灶;避免受凉,预防感冒;戒烟、减少刺激性气体吸入,防止病情恶化。

2.生活指导

讲明加强营养对机体康复的作用,使患者能主动摄取必需的营养素,以增强机体抗病能力。鼓励患者参加体育锻炼,建立良好的生活习惯,劳逸结合,以维护心、肺功能状态。

3.用药指导

向患者介绍常用药物的用法和注意事项,观察疗效及不良反应。指导患者及家属学习和掌握有效咳嗽、胸部叩击、雾化吸入和体位引流的方法,以利于长期坚持,控制病情的发展;了解抗生素的作用、用法和不良反应。

4.自我监测指导

定期复查。嘱患者按医嘱服药,教患者学会观察药物的不良反应。教会患者识别病情变化的征象,观察痰液量、颜色、性质、气味和与体位的关系,并记录 24 h 痰液排出量。如有咯血,窒息先兆,立即前往医院就诊。

第三节　急性气管-支气管炎

急性气管-支气管炎是由生物、物理、化学刺激或过敏等因素引起的气管-支气管黏膜的急性炎症。临床主要症状有咳嗽和咳痰。本病常见于寒冷季节或气候突变时,可以由病毒、细菌直接感染,也可由病毒或细菌引发的急性上呼吸道感染慢性迁延不愈所致。

一、病因

(一)生物性因素

急性气管-支气管炎生物性病因中最重要的是病毒感染,包括腺病毒、冠状病毒、流感病毒甲和乙、副流感病毒、呼吸道合胞病毒、柯萨奇病毒 A21、鼻病毒等。肺炎支原体、肺炎衣原体和百日咳杆菌,也可以是本病的病原体,常见于年轻人。呼吸道感染的常见病原菌有肺炎球菌、流感嗜血杆菌,金黄色葡萄球菌和卡他莫拉菌也常怀疑为本病的致病菌,但除新生儿、人工气道或免疫抑制患者外,至今没有“细菌性支气管炎”的确切证据。

(二)非生物性因素

非生物性致病因子有矿、植物粉尘,刺激性气体(强酸、氨、某些挥发性溶液、氯、硫化氢、二氧化硫和溴化物等),环境刺激物包括臭氧、二氧化氮、香烟和烟雾等。

二、诊断要点

(1)常见症状有鼻塞、流涕、咽痛、畏寒、发热、声嘶和肌肉酸痛等。

(2)咳嗽为主要症状。开始为干咳、胸骨下刺痒或闷痛感。1～2 日后有白色黏痰,以后可变脓性,甚至伴血丝。

(3)胸部听诊呼吸音粗糙,并有干、湿啰音。用力咳嗽后,啰音性质可改变或消失。

(4)外周血常规正常或偏低,细菌感染时外周血白细胞升高。痰培养如检出病原菌,则可确诊病因。

(5)X 线胸部检查正常或仅有肺纹理增粗。

三、鉴别要点

(1)流行性感冒起病急骤,发热较高,有全身酸痛、头痛、乏力的全身中毒症状,有流行病史。

(2)急性上呼吸道感染一般鼻部症状明显,无咳嗽、咳痰。肺部无异常体征。

(3)其他如支气管肺炎、肺结核、肺癌、肺脓肿、麻疹、百日咳等多种肺部疾病可伴有急性支气管的症状,通过详细询问病史、体格检查,多能做出诊断。

四、治疗

(一)一般治疗

休息、保暖、多饮水、补充足够的热量。

(二)对症治疗

一般可根据患者的症状予以对症治疗。

1.干咳无痰者

可用喷托维林(咳必清)25 mg,每日 3 次,口服;或可待因 15～30 mg,每日 3 次,口服。

2.咳嗽有痰不易咳出者

可选用氨溴素 30 mg,每日 3 次,口服;也可服用棕色合剂 10 mL,每日 3 次,口服。

3.伴喘息发生支气管痉挛

可用平喘药如氨茶碱 100 mg 或沙丁胺醇 2～4 mg,每日 3 次,口服。

4.发热

可用解热镇痛药,如复方阿司匹林片,每次 1 片,每日 3～4 次。口服。

(三)抗感染治疗

根据感染的病原体及药物敏感试验选择抗菌药物治疗。如有明显发热或痰转为脓性者,应选用适当抗生素治疗。常用青霉素 80 万 U,每日 2 次,肌内注射,或酌情选用大环内酯类及头孢类抗生素。退热1～3 d后即可停药。

五、护理措施

(一)保持心身舒适

(1)保持室内空气新鲜,通风1~2次/d,室内湿度在60%~65%,温度在20~25 ℃。

(2)鼓励患者多饮水,高热时每日摄入量应为3000~4000 mL,心、肾功能障碍时,每天饮水量应在1500~2000 mL。

(3)指导患者选择高维生素、清淡易消化的食物,如瘦肉、豆腐、蛋、鱼、水果、新鲜蔬菜等。

(4)急性期应绝对卧床休息,治疗和护理操作尽量集中在同一时间内,使患者有充足的时间休息。

(二)病情观察

(1)观察咳嗽、咳痰、喘息的症状及诱发因素,尤其是痰液的性质和量。

(2)有无胸闷、发绀、呼吸困难等症状。

(三)保持呼吸道通畅

(1)对痰多黏稠、较难咳出的患者,指导采取有效的咳嗽方式,协助翻身、叩背和体位引流,嘱其多饮水,遵医嘱雾化吸入。

(2)根据患者的缺氧程度、血气分析结果调节氧流量。

第四节 慢性支气管炎

慢性支气管炎是由于感染或非感染因素引起气管、支气管黏膜及其周围组织的慢性非特异性炎症。临床以咳嗽、咳痰或伴有喘息反复发作为特征,每年持续3个月以上,且连续2年以上。

一、病因和发病机制

慢性支气管炎的病因极为复杂,迄今尚有许多因素还不够明确,往往是多种因素长期相互作用的综合结果。

(一)感染

病毒、支原体和细菌感染是本病急性发作的主要原因。病毒感染以流感病毒、鼻病毒、腺病毒和呼吸道合胞病毒常见;细菌感染以肺炎链球菌、流感嗜血杆菌和卡他莫拉菌及葡萄球菌常见。

(二)大气污染

化学气体如氯气、二氧化氮、二氧化硫等刺激性烟雾,空气中的粉尘等均可刺激支气管黏膜,使呼吸道清除功能受损,为细菌入侵创造条件。

(三)吸烟

吸烟为本病发病的主要因素。吸烟时间的长短与吸烟量决定发病率的高低,吸烟者的患病率较不吸烟者高2~8倍。

(四)过敏因素

喘息型支气管患者,多有过敏史。患者痰中嗜酸性粒细胞和组胺的含量及血中IgE明显高于正常。此类患者实际上应属慢性支气管炎合并哮喘。

(五)其他因素

气候变化,特别是寒冷空气对慢支的病情加重有密切关系。自主神经功能失调,副交感神经功能亢进,老年人肾上腺皮质功能减退,慢性支气管炎的发病率增加。维生素 C 缺乏,维生素 A 缺乏,易患慢性支气管炎。

二、临床表现

(一)症状

患者常在寒冷季节发病,出现咳嗽、咳痰,尤以晨起显著,白天多于夜间。病毒感染痰液为白色黏液泡沫状,继发细菌感染,痰液转为黄色或黄绿色黏液脓性,偶可带血。慢性支气管炎反复发作后,支气管黏膜的迷走神经感受器反应性增高,副交感神经功能亢进,可出现过敏现象而发生喘息。

(二)体征

早期多无体征。急性发作期可有肺底部闻及干、湿啰音。喘息型支气管炎在咳嗽或深吸气后可闻及哮鸣音,发作时,有广泛哮鸣音。

(三)并发症

(1)阻塞性肺气肿:为慢性支气管炎最常见的并发症。

(2)支气管肺炎:慢性支气管炎蔓延至支气管周围肺组织中,患者表现寒战、发热、咳嗽加剧、痰量增多且呈脓性;白细胞总数及中性粒细胞增多;X 线胸片显示双下肺野有斑点状或小片阴影。

(3)支气管扩张症。

三、诊断

(一)辅助检查

1.血常规

白细胞总数及中性粒细胞数可升高。

2.胸部 X 线

单纯型慢性支气管炎,X 线片检查阴性或仅见双下肺纹理增多、增粗、模糊、呈条索状或网状。继发感染时为支气管周围炎症改变,表现为不规则斑点状阴影,重叠于肺纹理之上。

3.肺功能检查

早期病变多在小气道,常规肺功能检查多无异常。

(二)诊断要点

凡咳嗽、咳痰或伴有喘息,每年发作持续 3 个月,连续 2 年或 2 年以上者,并排除其他心、肺疾患(如肺结核、肺尘埃沉着病、支气管哮喘、支气管扩张症、肺癌、肺脓肿、心脏病、心功能不全等)、慢性鼻咽疾患后,即可诊断。如每年发病不足 3 个月,但有明确的客观检查依据(如胸部 X 线片、肺功能等)亦可诊断。

(三)鉴别诊断

1.支气管扩张

多于儿童或青年期发病,常继发于麻疹、肺炎或百日咳后,并有咳嗽、咳痰反复发作的病史,合并感染时痰量增多,并呈脓性或伴有发热,病程中常反复咯血。在肺下部周围可闻及不易消散的湿啰音。晚期重症患者可出现杵状指(趾)。胸部 X 线上可见双肺下野纹理粗乱或呈卷发状。薄层高分辨 CT(HRCT)检查有助于确诊。

2.肺结核

活动性肺结核患者多有午后低热、消瘦、乏力、盗汗等中毒症状。咳嗽痰量不多,常有咯血。老年肺结核的中毒症状多不明显,常被慢性支气管炎的症状所掩盖而误诊。胸部 X 线上可发现结核病灶,部分患者痰结核菌检查可获阳性。

3.支气管哮喘

支气管哮喘常为特质性患者或有过敏性疾病家族史,多于幼年发病。一般无慢性咳嗽、咳痰史。哮喘多突然发作,且有季节性,血和痰中嗜酸性粒细胞常增多,治疗后可迅速缓解。发作时双肺布满哮鸣音,呼气延长,缓解后可消失,且无症状,但气道反应性仍增高。慢性支气管炎合并哮喘的患者,病史中咳嗽、咳痰多发生在喘息之前,迁延不愈较长时间后伴有喘息,且咳嗽、咳痰的症状多较喘息更为突出,平喘药物疗效不如哮喘等可资鉴别。

4.肺癌

肺癌多发生于 40 岁以上男性,并有多年吸烟史的患者,刺激性咳嗽常伴痰中带血和胸痛。X 线胸片检查肺部常有块影或反复发作的阻塞性肺炎。痰脱落细胞及支气管镜等检查,可明确诊断。

5.慢性肺间质纤维化

慢性咳嗽,咳少量黏液性非脓性痰,进行性呼吸困难,双肺底可闻及爆裂音(Velcro 啰音),严重者发绀并有杵状指。X 线胸片见中下肺野及肺周边部纹理增多紊乱呈网状结构,其间见弥漫性细小斑点阴影。肺功能检查呈限制性通气功能障碍,弥散功能减低,PaO_2 下降。肺活检是确诊的手段。

四、治疗

(一)急性发作期及慢性迁延期的治疗

以控制感染、祛痰、镇咳为主,同时解痉平喘。

1.抗感染药物

及时、有效、足量,感染控制后及时停用,以免产生细菌耐药或二重感染。一般患者可按常见致病菌用药。可选用青霉素 G 80 万 U 肌内注射;复方磺胺甲噁唑(SMZ),每次 2 片,2 次/d;阿莫西林 2～4 g/d,3～4 次口服;氨苄西林 2～4 g/d,分 4 次口服;头孢氨苄 2～4 g/d 或头孢拉定1～2 g/d,分 4 次口服;头孢呋辛 2 g/d 或头孢克洛 0.5～1 g/d,分 2～3 次口服。亦可选择新一代大环内酯类抗生素,如罗红霉素,0.3 g/d,2 次口服。抗菌治疗疗程一般 7～10 d,反复感染病例可适当延长。严重感染时,可选用氨苄西林、环丙沙星、氧氟沙星、阿米卡星、奈替米星或头孢菌素类联合静脉滴注给药。

2.祛痰镇咳药

刺激性干咳者不宜单用镇咳药物,否则痰液不易咳出。可给盐酸溴环己胺醇 30 mg 或羧甲基半胱氨酸 500 mg,3 次/d 口服。乙酰半胱氨酸(富露施)及氯化铵甘草合剂均有一定的疗效。α-糜蛋白酶雾化吸入亦有消炎祛痰的作用。

3.解痉平喘

解痉平喘主要为解除支气管痉挛,利于痰液排出。常用药物为氨茶碱 0.1～0.2 g,8 次/h 口服;丙卡特罗50 mg,2 次/d;特布他林 2.5 mg,2～3 次/d。慢性支气管炎有可逆性气道阻塞者应常规应用支气管舒张剂,如异丙托溴铵(异丙阿托品)气雾剂、特布他林等吸入治疗。阵发性咳嗽常伴不同程度的支气管痉挛,应用支气管扩张药后可改善症状,并有利于痰液的排出。

(二)缓解期的治疗

应以增强体质,提高机体抗病能力和预防发作为主。

(三)中药治疗

采取扶正固本原则,按肺、脾、肾的虚实辨证施治。

五、护理措施

(一)常规护理

1.环境

保持室内空气新鲜,流通,安静,舒适,温湿度适宜。

2.休息

急性发作期应卧床休息,取半卧位。

3.给氧

持续低流量吸氧。

4.饮食

给予高热量、高蛋白、高维生素易消化饮食。

(二)专科护理

(1)解除气道阻塞,改善肺泡通气。及时清除痰液,神志清醒患者应鼓励咳嗽,痰稠不易咯出时,给予雾化吸入或雾化泵药物喷入,减少局部淤血水肿,以利痰液排出。危重体弱患者,定时更换体位,叩击背部,使痰易于咯出,餐前应给予胸部叩击或胸壁震荡。方法:患者取侧卧位,护士两手手指并拢,手背隆起,指关节微屈,自肺底由下向上,由外向内叩拍胸壁,震动气管,边拍边鼓励患者咳嗽,以促进痰液的排出,每侧肺叶叩击 3～5 min。对神志不清者,可进行机械吸痰,需注意无菌操作,抽吸压力要适当,动作轻柔,每次抽吸时间不超过 15 秒,以免加重缺氧。

(2)合理用氧减轻呼吸困难。根据缺氧和二氧化碳潴留的程度不同,合理用氧,一般给予低流量、低浓度、持续吸氧,如病情需要提高氧浓度,应辅以呼吸兴奋剂刺激通气或使用呼吸机改善通气,吸氧后如呼吸困难缓解、呼吸频率减慢、节律正常、血压上升、心率减慢、心律正常、发绀减轻、皮肤转暖、神志转清、尿量增加等,表示氧疗有效。若呼吸过缓,意识障碍加深,需考虑二氧化碳潴留加重,必要时采取增加通气量措施。

第五节　上消化道大出血

一、疾病概述

(一)概念和特点

上消化道出血是指屈氏韧带以上的消化道,包括食管、胃、十二指肠、胰腺、胆管等病变引起的出血,以及胃空肠吻合术的空肠病变引起的出血。上消化道大出血是指数小时内失血量超过1000 mL或循环血容量的20%,主要表现为呕血和(或)黑便,常伴有血容量减少而引起急性周围循环衰竭,是临床的急症,严重者可导致失血性休克进而危及生命。

近年来,本病的诊断和治疗水平有很大的提高,临床资料统计显示,80%～85%的急性上消化道大出血患者短期内能自行停止,仅15%～20%的出血不止或反复出血,最终死于出血并发症,其中急性非静脉曲张性上消化道出血的发病率在我国仍居高不下,严重威胁人民的生命健康。

(二)相关病理生理

上消化道出血多起因于消化性溃疡侵蚀胃基底血管导致其破裂而引发出血。出血后逐渐影响周围血液循环量,如因出血量多引起有效循环血量减少,进而引发血液循环系统代偿,以致血压降低,心悸、出汗,需即刻处理。出血处可能因血块形成而自动止血,但也可能再次出血。

(三)上消化道出血的病因

上消化道出血的病因包括溃疡性疾病、炎症、门脉高压、肿瘤、全身性疾病等。临床上最常见的病因是消化性溃疡,其他依次为急性糜烂出血性胃炎、食管胃底静脉曲张破裂和胃癌。现将病因归纳如下。

1.上消化道疾病

(1)食管疾病、食管物理性损伤、食管化学性损伤。

(2)胃、十二指肠疾病:消化性溃疡、卓-艾二氏(Zollinger-Ellison)综合征、胃癌等疾病。

(3)空肠疾病:胃肠吻合术后空肠溃疡、空肠克罗恩病。

2.门静脉高压引起的食管胃底静脉曲张破裂出血

(1)各种病因引起的肝硬化。

(2)门静脉阻塞:门静脉炎、门静脉血栓形成、门静脉受邻近肿块压迫。

(3)肝静脉阻塞:如巴德-恰里(Budd-Chiari)综合征。

3.上消化道邻近器官或组织的疾病

(1)胆管出血:胆囊或胆管结石、胆管蛔虫、胆管癌、肝癌、肝脓肿或肝血管瘤破入胆管等疾病。

(2)胰腺疾病:急慢性胰腺炎、胰腺癌、胰腺假性囊肿、胰腺脓肿等疾病。

(3)其他:纵隔肿瘤或囊肿破入食管、主动脉瘤、肝或脾动脉瘤破入食管等疾病。

4.全身性疾病

(1)血液病:白血病、血友病、再生障碍性贫血、DIC等疾病。

(2)急性感染:脓毒症、肾综合征出血热、钩端螺旋体病、重症肝炎等疾病。

(3)脏器衰竭:尿毒症、呼吸衰竭、肝衰竭等疾病。

(4)结缔组织病:系统性红斑狼疮、结节性多动脉炎、皮肌炎等疾病。

5.诱因

(1)服用水杨酸类或其他非类固醇抗炎药物或大量饮酒。

(2)应激相关胃黏膜损伤:严重感染、休克、大面积烧伤、大手术、脑血管意外等应激状态下,会引起应激相关胃黏膜损伤。应激性溃疡可引起大出血。

(四)临床表现

上消化道大量出血的临床表现主要取决于出血量及出血速度。

1.呕血与黑便

呕血与黑便是上消化道出血的特征性表现。上消化道出血之后,有黑便。出血部位在幽门以上者常有呕血。若出血量较少、速度慢亦可无呕血。反之,幽门以下出血如出血量大,速度快,可因血反流入胃腔引起恶心、呕吐而表现为呕血。

呕血多棕褐色呈咖啡渣样,如出血量大,未经胃酸充分混合即呕出,则为鲜红色或有血块。黑便呈柏油样,黏稠而发亮,当出血量大,血液在肠内推进快,粪便可呈暗红甚至鲜红色。

2.失血性周围循环衰竭

急性大量失血由于循环血容量迅速减少而导致周围循环衰竭。一般表现为头昏、心慌、乏力,突然起立发生晕厥、肢体冷感、心率加快、血压偏低等。严重者呈休克状态。

3.发热

大量出血后,多数患者在24 h内出现低热,持续3～5 d后降至正常。发热原因可能与循环血量减少和周围循环衰竭导致体温调节中枢功能紊乱等因素有关。

4.氮质血症

上消化道大量出血后,由于大量血液蛋白质的消化产物被肠道吸收,血中尿素氮浓度可暂时增高,称为肠源性氮质血症。一般于一次出血后数小时血尿素氮开始上升,24～48 h达到高峰,一般不超过14.3 mmol/L(40 mg/dL),3～4 d后降至正常。

5.贫血和血常规

急性大量出血后均有失血性贫血。但在出血的早期,血红蛋白浓度、红细胞计数与血细胞比容可无明显变化。在出血后,组织液渗入血管内,使血液稀释,一般经3～4 h以上才出现贫血,出血后24～72 h血液稀释到最大限度。贫血程度除取决于失血量外,还和出血前有无贫血、出血后液体平衡状态等因素相关。

急性出血患者为正细胞正色素性贫血,在出血后骨髓有明显代偿性增生,可暂时出现大细胞性贫血,慢性失血则呈小细胞低色素性贫血。出血24 h内网织红细胞即见增高,出血停止后逐渐降至正常。白细胞计数在出血后2～5 h轻至中度升高,出血停止后2～3 d才恢复正常。但在肝硬化患者中,如同时有脾功能亢进,则白细胞计数可不升高。

(五)辅助检查

1.实验室检查

测定红细胞、白细胞和血小板计数,血红蛋白浓度、血细胞比容、肝肾功能、粪便隐血检查等(以了解其病因、诱因及潜在的护理问题)。

2.内镜检查

出血后24～48 h内行急诊内镜检查,可以直接观察出血部位,明确出血的病因,同时对出血灶进行止血治疗是上消化道出血病因诊断的首选检查方法。。

3.X线钡餐检查

X线钡餐检查对明确病因亦有价值。主要适用于不宜或不愿进行内镜检查者或胃镜检查未能发现出血原因,须排除十二指肠降段以下的小肠段有无出血病灶者。

4.其他

放射性核素扫描或选择性动脉造影如腹腔动脉、肠系膜上动脉造影帮助确定出血部位,适用于内镜及X线钡剂造影未能确诊而又反复出血者。不能耐受X线、内镜或动脉造影检查的患者,可做吞线试验,根据棉线有无沾染血迹及其部位,可以估计活动性出血部位。

(六)治疗原则

上消化道大量出血为临床急症,应采取积极措施进行抢救。迅速补充血容量,纠正水电解质失衡,预防和治疗失血性休克,给予止血治疗,同时积极进行病因诊断和治疗。

药物治疗:包括局部用药和全身用药两部分。

1.局部用药

经口或胃管注入消化道内,对病灶局部进行止血,主要方法如下。

(1)8～16 mg去甲肾上腺素溶于100～200 mL冰盐水口服,强烈收缩出血的小动脉而止血,适用于胃、十二指肠出血。

(2)口服凝血酶,经接触性止血,促使纤维蛋白原转变为纤维蛋白,加速血液凝固,近年来被广泛应用于局部止血。

2.全身用药

经静脉进入体内,发挥止血作用。

(1)抑制胃酸分泌药:对消化性溃疡和急性胃黏膜损伤引起的出血,常规给予H_2受体拮抗剂或质子泵阻滞剂,以提高和保持胃内较高的pH,有利于血小板聚集及血浆凝血功能所诱导的止血过程。常用药物有:西咪替丁200～400 mg,每6 h1次;雷尼替丁50 mg,每6 h1次;法莫替丁20 mg,每12 h 1次;奥美拉唑40 mg,每12 h1次。急性出血期均为静脉用药。

(2)降低门静脉压力药。①血管开压素及其拟似物:为常用药物,其机制是收缩内脏血管,从而减少门静脉血流量,降低门静脉及其侧支循环的压力。用法为血管升压素0.2 U/min持续静脉滴注,视治疗反应,可逐渐加至0.4 U/min。同时用硝酸甘油静脉滴注或含服,以减轻大剂量用血管升压素的不良反应,并且硝酸甘油有协同降低门静脉压力的作用。②生长抑素及其拟似物:止血效果好,可明显减少内脏血流量,并减少奇静脉血流量,而奇静脉血流量是食管静脉血流量的标志。14肽天然生长抑素,用法为首剂250 μg缓慢静脉注射,继以250 μg/h持续静脉滴注。人工合成剂奥曲肽,常用首剂100 μg缓慢静脉注射,继以25～50 μg/h持续静脉滴注。

(3)促进凝血和抗纤溶药物:补充凝血因子如静脉注入纤维蛋白原和凝血酶原复合物对凝血功能异常引起出血者有明显疗效。抗血纤溶芳酸和6-氨基已酸有对抗或抑制纤维蛋白溶解的作用。

二、护理评估

(一)一般评估

1.生命体征

大量出血患者因血容量不足,外周血管收缩,体温可能偏低,出血后 2 d 内多有发热,一般不超过38.5 ℃,持续 3～5 d;脉搏增快(＞120 次/min)或细速;呼吸急促、浅快;血压降低,收缩压降至 80 mmHg(10.66 kPa)以下,甚至可持续下降至测不出,脉压减少,小于 30 mmHg (3.99 kPa)。

2.患者主诉

患者有无头晕、乏力、心慌、气促、冷、口干口渴等症状。

3.相关记录

呕血颜色、量,皮肤、尿量、出入量、黑便颜色和量等记录结果。

(二)身体评估

1.头颈部

上消化道大量出血,有效循环血容量急剧减少,患者可出现精神萎靡、嗜睡、表情淡漠、烦躁不安、意识模糊甚至昏迷。

2.腹部

(1)有无肝脾大,如果脾大,蜘蛛痣、腹壁静脉曲张或有腹水者,提示肝硬化门脉高压食管静脉破裂出血;肝大、质地硬、表面凹凸不平或有结节,提示肝癌。

(2)腹部肿块的质地软硬度、如果质地硬、表面凹凸不平或有结节应考虑胃、胰腺、肝胆肿瘤。

(3)中等量以上的腹水可有移动性浊音。

(4)肠鸣音活跃,肠蠕动增强,肠鸣音达 10 次/min 以上,但音调不特别高,提示有活动性出血。

(5)直肠和肛门有无结节、触痛和肿块、狭窄等异常情况。

3.其他

(1)出血部位与出血性质的评估:上消化道出血不包括口、鼻、咽喉等部位出血及咯血,应注意鉴别。出血部位在幽门以上,呕血及黑便可同时发生,而幽门以下部位出血,多以黑便为主。下消化道出血较少时,易被误认为是上消化道出血。下消化道出血仅有便血,无呕血,粪便鲜红、暗红或有血块,患者常感下腹部疼痛等不适感。进食动物血、肝,服用骨炭、铁剂、铋剂或中药也可使粪便发黑,但黑而无光泽。

(2)出血量的评估:粪便隐血试验阳性,表示每天出血量大于 5 mL;出现黑便时表示每天出血量在50～70 mL,胃内积血量达 250～300 mL,可引起呕血;急性出血量＜400 mL 时,组织液及脾脏贮血补充失血量,可无临床表现,若大量出血数小时内失血量超过 1000 mL 或循环血容量的20%,引起急性周围循环衰竭,导致急性失血性休克而危及患者生命。

(3)失血程度的评估:失血程度除按出血量评估外,还应根据全身状况来判断。失血的表现多伴有全身症状,表现如下。①轻度失血:失血量达全身总血量的10%~15%,患者表现为皮肤苍白、头晕、怕冷,血压可正常但有波动,脉搏稍快,尿量减少。②中度失血:失血量达全身总血量的20%以上,患者表现为口干、眩晕、心悸,血压波动、脉压变小,脉搏细数,尿量减少。③重度失血:失血量达全身总血量的30%以上,患者表现为烦躁不安、意识模糊、出冷汗、四肢厥冷、血压显著下降、脉搏细数超过120次/min钟,尿少或尿闭,重者可导致失血性休克。

(4)出血是否停止的评估:①反复呕血,呕吐物由咖啡色转为鲜红色,黑便次数增多且粪便稀薄色泽转为暗红色,伴肠鸣音亢进。②周围循环衰竭的表现经充分补液、输血仍未见明显改善,或暂时好转后又恶化,血压不稳,中心静脉压不稳定。③红细胞计数、血细胞比容、血红蛋白测定不断下降,网织红细胞计数持续增高。④在补液足够、尿量正常时,血尿素氮升高。⑤门脉高压患者脾大,因出血而暂时缩小,如不见脾脏恢复,提示出血未止。

(三)心理-社会评估

患者发生呕血与黑便时都可导致患者紧张、烦躁不安、恐惧、焦虑等反应。病情危重者,患者可出现濒死感,而此时其家属表现伤心状态,使患者出现较强烈的紧张及恐惧感。慢性疾病或全身性疾病致反复呕血与黑便者,易使患者对治疗和护理失去信心,表现为护理工作上不合作。患者及其家庭对疾病的认识态度影响患者的生活质量,影响其工作、学习、社交等活动。

(四)辅助检查结果评估

1.血常规

上消化道出血后均有急性失血性贫血;出血后6~12 h红细胞计数、血红蛋白浓度及血细胞比容下降;在出血后2~5 h白细胞数开始增高,出血停止后2~3 d降至正常。

2.血尿素氮测定

呕血的同时因部分血液进入肠道,血红蛋白的分解产物在肠道被吸收,故在出血数小时后尿素氮开始不升,24~48 h可达高峰,持续时间不等,与出血时间长短有关。

3.粪便检查

粪便隐血试验(OBT)阳性,但检查前3~4 d需禁食动物血、肝、绿色蔬菜等。

4.内镜检查

直接观察出血的原因和部位,黏膜皱襞迂曲可提示胃底静脉曲张。

(五)常用药物治疗效果的评估

1.输血

输血前评估患者的肝功能,肝功能受损宜输新鲜血,因库存血含氨量高易诱发肝性脑病。同时要评估患者年龄、病情、周围循环动力学及贫血状况,注意因输液、输血过快、过多导致肺水肿,原有心脏病或老年患者必要时可根据中心静脉压调节输液量。

2.血管升压素

滴注速度应准确,并严密观察有无出现腹痛、血压升高、心律失常、心肌缺血,甚至发生心肌梗死等不良反应。评估是否药液外溢,一旦外溢用50%硫酸镁湿敷,因该药有抗利尿作用,如果突然停用血管升压素会引起反射性尿液增多,故应观察尿量并向家属做好解释工作。同时,孕妇、冠心病、高血压者禁用血管升压素。

3.凝血酶

口服凝血酶时评估有无有恶心、头昏等不良反应,并指导患者更换体位。此药不能与酸碱及重金属等药物配伍,应现用现配,若出现过敏现象应立即停药。

4.镇静剂

评估患者的肝功能,肝病患者忌用吗啡、巴比妥类等强镇静药物。

三、主要护理诊断/问题

(一)体液不足

体液不足与上消化道大量出血有关。

(二)活动无耐力

活动无耐力与上消化道出血所致周围循环衰竭有关。

(三)营养失调

低于机体需要量:与急性期禁食及贫血有关。

(四)恐惧

恐惧与急性上消化道大量出血有关。

(五)知识缺乏

患者缺乏有关出血的知识及防治的知识。

(六)潜在并发症

潜在并发症休克、急性肾衰竭。

四、护理措施

(一)一般护理

1.休息与体位

少量出血者应卧床休息,大出血时绝对卧床休息,取平卧位并将下肢略抬高,以保证脑部供血。呕吐时头偏向一侧,防止窒息或误吸。指导患者坐起、站起时动作要缓慢,出现头晕、心慌、出汗时立即卧床休息并告知护士。病情稳定后,逐渐增加活动量。

2.饮食护理

急性大出血伴恶心、呕吐者应禁食。少量出血无呕吐者,可进食温凉、清淡流质食物。出血停止后改为营养丰富、易消化、无刺激性半流质、软食,少量多餐逐渐过渡到正常饮食。食管胃底静脉曲张破裂出血者避免粗糙、坚硬、刺激性食物,且应细嚼慢咽。防止损伤曲张静脉而再次出血。

3.安全护理

轻症患者可起身稍做活动,可上厕所大小便。但应注意有活动性出血时,患者常因有便意而至厕所,在排便时或便后起立时晕厥,因此必要时应由护士陪同如厕或暂时改为在床上排泄。重症患者应多巡视,用床栏加以保护。

(二)病情观察

上消化道大量出血时,有效循环血容量急剧减少,可导致休克或死亡,所以要严密监测①精神和意识状态:是否精神萎靡、嗜睡、表情淡漠、烦躁不安、意识模糊甚至昏迷。②生命体征:

体温不升或发热，呼吸急促，脉搏细弱、血压降低、脉压变小、必要时行心电监护。③周围循环状况：观察皮肤和甲床色泽，肢体温暖或是湿冷，周围静脉特别是颈静脉充盈情况。④准确记录患者 24 h 出入量，测每小时尿量，应保持尿量大于每小时 30 mL，并记录呕吐物和粪便的性质、颜色及量。⑤定期复查红细胞计数、血细胞比容、血红蛋白、网织红细胞计数、血尿素氮、粪潜血，以了解贫血程度、出血是否停止。

（三）用药护理

立即建立静脉通道，遵医嘱迅速、准确地实施输血、输液、各种止血治疗及用药等抢救措施，并观察治疗效果及不良反应。血管升压素可引起腹痛、血压升高、心律失常、心肌缺血，甚至发生心肌梗死，故滴注速度应准确，并严密观察不良反应。同时，孕妇、冠心病、高血压禁用血管升压素。肝病患者忌用吗啡、巴比妥类药物，宜输新鲜血液，因库存血含氨量高，易诱发肝性脑病。

（四）三腔两囊管护理

插管前应仔细检查，确保三腔气囊管通畅，无漏气，并分别做好标记，以防混淆，备用。插管后检查管道是否在胃内，抽取胃液，确定管道在胃内分别向胃囊和食管囊注气，将食管引流管、胃管连接负压吸引器，定时抽吸，观察出血是否停止，并记录引流液的性状及量。并做好留置于腔气囊管期间的护理和拔管出血停止后的观察及拔管。

（五）心理护理

护理人员应关心、安慰患者尤其是反复出血者。解释各项检查、治疗措施，耐心细致地解答患者或家属的提问，消除他们的疑虑。同时，经常巡视，大出血时陪伴患者，以减轻患者的紧张情绪。抢救工作应迅速而不忙乱，使其产生安全感、信任，保持稳定情绪，帮助患者消除紧张恐惧心理，更好地配合治疗及护理。

（六）健康教育

1.疾病知识指导

护理人员应帮助患者及家属掌握有关疾病的病因和诱因，以及预防、治疗和护理知识，以减少再度出血的危险。并且指导患者及家属学会早期识别出血征象及应急措施。

2.饮食指导

合理饮食是避免诱发上消化道出血的重要措施。注意饮食卫生和规律饮食；进食营养丰富、易消化的食物，避免粗糙、刺激性食物，或过冷、过热、产气多的食物、饮料，禁烟、浓茶、咖啡等对胃有刺激的食物。

3.生活指导

患者生活起居要有规律，劳逸结合，情绪乐观，保证身心愉悦，避免长期精神紧张。应在医师指导下用药，同时，慢性病者应定期门诊随访。

4.自我观察

教会患者出院后早期识别出血征象及应急措施：出现头晕、心悸等不适，或呕血、黑便时，立即卧床休息，保持安静，减少身体活动；呕吐时取侧卧位以免误吸；立即送医院治疗。

5.及时就诊的指标

（1）有呕血和黑便。

(2)出现血压降低、头晕、心悸等不适。

五、护理效果评估

(1)患者呕血和黑便停止,生命体征正常。

(2)患者活动耐受力增加,活动时无晕厥、跌倒危险。

(3)患者置管期间患者无窒息、意外吸入、食管胃底黏膜无溃烂、坏死。

(4)患者体重逐渐恢复正常,营养状态良好。

第六节 慢性胃炎

慢性胃炎是指由多种原因引起的胃黏膜慢性炎症。其发病率在各种胃病中居首位,男性多于女性,各个年龄段均可发病,且随年龄增长发病率逐渐增高。慢性胃炎的分类方法很多,2000 年全国慢性胃炎研讨会共识意见中采纳了国际上新悉尼系统的分类方法,将慢性胃炎分为浅表性(又称非萎缩性)、萎缩性和特殊类型 3 大类。慢性浅表性胃炎是指不伴有胃黏膜萎缩性改变的慢性炎症,幽门螺杆菌感染是其主要病因;慢性萎缩性胃炎是指胃黏膜已经发生了萎缩性改变,常伴有肠上皮化生,又分为多灶萎缩性胃炎和自身免疫性胃炎两大类;特殊类型胃炎种类很多,临床上较少见。

一、病因及诊断检查

(一)致病因素

1.幽门螺杆菌感染

幽门螺杆菌感染是慢性浅表性胃炎最主要的病因。幽门螺杆菌具有鞭毛,其分泌的黏液素可直接侵袭胃黏膜,释放的尿素酶可分解尿素产生 NH_3 中和胃酸,使幽门螺杆菌在胃黏膜定居和繁殖,同时可损伤上皮细胞膜;幽门螺杆菌产生的细胞毒素还可引起炎症反应和菌体壁诱导自身免疫反应的发生,导致胃黏膜慢性炎症。

2.饮食因素

高盐饮食,长期饮烈酒、浓茶、咖啡,摄取过热、过冷、过于粗糙的食物等,均易引起慢性胃炎。

3.自身免疫

患者血液中存在抗体,如抗壁细胞抗体和抗内因子抗体,可使壁细胞数目减少,胃酸分泌减少或缺失,还可使维生素 B_{12} 吸收障碍导致恶性贫血。

4.其他因素

各种原因引起的十二指肠液反流入胃,削弱或破坏胃黏膜的屏障功能;老年胃黏膜退行性病变;胃黏膜营养因子缺乏,如促胃液素(胃泌素)缺乏;服用非类固醇抗炎药等,均可引起慢性胃炎。

(二)身体状况

慢性胃炎起病缓慢,病程迁延,常反复发作,缺乏特异性症状。由幽门螺杆菌感染引起的慢性胃炎患者多数无症状;部分患者有上腹不适、腹部隐痛、腹胀、食欲缺乏、恶心和呕吐等消化不良的表现;少数患者可有少量上消化道出血;自身免疫性胃炎患者可出现明显厌食、体重减轻和贫血的症状。体格检查可有上腹部轻压痛。

(三)心理-社会状况

病情反复、病程迁延不愈可使患者出现烦躁、焦虑等不良情绪。

(四)实验室及其他检查

1.胃镜及活组织检查

胃镜及活组织检查是诊断慢性胃炎最可靠的方法。慢性浅表性胃炎可见红斑(点、片状或条状)、黏膜粗糙不平、出血点或出血斑;慢性萎缩性胃炎可见黏膜呈颗粒状、黏膜血管显露、色泽灰暗、皱襞细小。

2.幽门螺杆菌检测

可通过侵入性(如快速尿素酶试验、组织学检查和幽门螺杆菌培养等)和非侵入性(如^{13}C或^{14}C尿素呼气试验、粪便幽门螺杆菌抗原检测和血清学检查等)方法检测幽门螺杆菌。

3.胃液分析

自身免疫性胃炎时,胃酸缺乏;多灶萎缩性胃炎时,胃酸分泌正常或偏低。

4.血清学检查

自身免疫性胃炎时,血清抗壁细胞抗体和抗内因子抗体可呈阳性,血清胃泌素水平明显升高;多灶萎缩性胃炎时,血清胃泌素水平正常或偏低。

二、护理诊断及医护合作性问题

(一)疼痛

腹痛与胃黏膜炎性病变有关。

(二)营养失调

营养失调与厌食、消化吸收不良等有关。

(三)焦虑

焦虑与病情反复、病程迁延有关。

(四)潜在并发症

癌变可为潜在并发症。

(五)知识缺乏

患者及其家属缺乏对慢性胃炎病因和预防知识的了解。

三、治疗及护理措施

(一)治疗要点

治疗原则是积极祛除病因,根除幽门螺杆菌感染,对症处理,防治癌前病变。

1.病因治疗

根除幽门螺杆菌感染:目前多采用的治疗方案是以胶体铋剂或质子泵抑制药为基础加上两种抗生素的三联治疗方案。如常用奥美拉唑或枸橼酸铋钾,与阿莫西林及甲硝唑或克拉霉素3种药物联用,两周为1个疗程。治疗失败后再治疗比较困难,可换用两种抗生素,或采用胶体铋剂和质子泵抑制药合用的四联疗法。

其他病因治疗:因非类固醇抗炎药引起者,应立即停药并给予制酸药或硫糖铝;因十二指肠液反流引起者,应用硫糖铝或氢氧化铝凝胶吸附胆汁;因胃动力学改变引起者,应给予多潘立酮或莫沙必利等进行治疗。

2.对症处理

有胃酸缺乏和贫血者，可用胃蛋白酶合剂等以助消化；对于上腹胀满者，可选用胃动力药、理气类中药；有恶性贫血时可肌内注射维生素 B_{12}。

3.胃黏膜异型增生的治疗

异型增生是癌前病变，应定期随访，给予高度重视。对不典型增生者可给予维生素 C、维生素 E，β-胡萝卜素、叶酸和微量元素硒预防胃癌的发生；对已经明确的重度异型增生者可予以手术治疗，目前多采用内镜下胃黏膜切除术。

(二)护理措施

1.病情观察

主要观察患者有无上腹不适、腹胀、食欲缺乏等消化不良的表现；观察其腹痛的部位、性质，呕吐物与大便的颜色、量及性状；评估实验室及胃镜检查结果。

2.饮食护理

(1)营养状况评估：观察并记录患者每天进餐次数、量和品种，以了解机体的营养摄入状况。定期监测体重，监测血红蛋白浓度、血清蛋白等有关营养指标的变化。

(2)制订饮食计划：①与患者及其家属共同制订饮食计划，以营养丰富、易消化、少刺激为原则。②胃酸低者可适当食用刺激胃酸分泌或酸性的食物，如浓肉汤、鸡汤、山楂、食醋等；胃酸高者应指导患者避免食用酸性和多脂肪食物，可进食牛奶、菜泥、面包等。③鼓励患者养成良好的饮食习惯，进食应规律，少食多餐，细嚼慢咽。④避免摄入过冷、过热、过咸、过甜、辛辣和粗糙的食物，戒除烟酒。⑤提供舒适的进餐环境，改进烹饪技巧，保持口腔清洁卫生，以促进患者的食欲。

3.药物治疗的护理

(1)严格遵医嘱用药，注意观察药物的疗效及不良反应。

(2)枸橼酸铋钾：宜在餐前半小时服用，因其在酸性环境中方起作用；服药时要用吸管直接吸入，防止将牙齿、舌染黑；部分患者服药后出现便秘或黑便，少数患者有恶心、一过性血清转氨酶升高，停药后可自行消失，极少数患者可出现急性肾衰竭。

(3)抗菌药物：服用阿莫西林前应详细询问患者有无青霉素过敏史，用药过程中要注意观察患者有无变态反应的发生；服用甲硝唑可引起恶心、呕吐等胃肠道反应及口腔金属味、舌炎、排尿困难等不良反应，宜在餐后半小时服用。

(4)多潘立酮及西沙必利：应在餐前服用，不宜与阿托品等解痉药合用。

4.心理护理

护理人员应主动安慰、关心患者，向患者说明不良情绪会诱发和加重病情，经过正规的治疗和护理慢性胃炎可以康复。

5.健康指导

向患者及家属介绍本病的有关知识、预防措施等；指导患者避免诱发因素，保持愉快的心情，生活规律，养成良好的饮食习惯，戒除烟酒；向患者介绍服用药物后可能出现的不良反应，指导患者遵医嘱坚持用药，定期复查，如有异常及时复诊。

第七节　心绞痛

心绞痛是冠状动脉供血不足，心肌急剧的、暂时的缺血与缺氧所引起的临床综合征。其特点为阵发性的前胸压榨性疼痛感觉，主要位于胸骨后部，可放射至心前区和左上肢，常发生于劳动或情绪激动时，持续数分钟，休息或用硝酸酯制剂后消失。

一、病因和发病机制

本病多见于男性，多数患者在40岁以上，劳累、情绪激动、饱食、受寒、阴雨天气、急性循环衰竭等为常见诱因。除冠状动脉粥样硬化外，本病还可由主动脉瓣狭窄或关闭不全、梅毒性主动脉炎、原发性肥厚型心肌病、先天性冠状动脉畸形、风湿性冠状动脉炎等引起。

对心脏予以机械性刺激并不引起疼痛，但心肌缺血与缺氧则引起疼痛。当冠状动脉的供血与心肌的需血之间发生矛盾，冠状动脉血流量不能满足心肌代谢的需要，引起心肌急剧的、暂时的缺血与缺氧时，即产生心绞痛。

心肌耗氧的多少由心肌张力、心肌收缩强度和心率所决定。心肌张力＝左室收缩压（动脉收缩压）×心室半径。心肌收缩强度和心室半径经常不变，因此常用“心率×收缩压”（即二重乘积）作为估计心肌氧耗的指标。心肌能量的产生要求大量的氧供，心肌细胞摄取血液氧含量的65％～75％，而身体其他组织则仅摄取10％～25％，因此心肌平时对血液中氧的吸收已接近于最大量，氧需要增加时已难以从血液中更多地摄取氧，只能依靠增加冠状动脉的血流量来提供。在正常情况下，冠状循环有很大的储备力，其血流量可增加到休息时的6～7倍。缺氧时，冠状动脉也扩张，能使其流量增加4～5倍。动脉粥样硬化而致冠状动脉狭窄或部分分支闭塞时，其扩张性减弱，血流量减少，且对心肌的供血量相对地比较稳定。心肌的血液供给如减低到尚能应对心脏平时的需要，则休息时可无症状。一旦心脏负荷突然增加，如劳累、激动、左心衰竭等，使心肌张力增加（心腔容积增加、心室舒张末期压力增高）、心肌收缩力增加（收缩压增高、心室压力曲线量大压力随时间变化率增加）和心率增快等而致心肌氧耗量增加时，心肌对血液的需求增加；或当冠状动脉发生痉挛（如吸烟过度或神经体液调节障碍）时，冠状动脉血流量进一步减少；或在突然发生循环血流量减少的情况下（如休克、极度心动过速等），心肌血液供求之间的矛盾加深，心肌血液供给不足，遂引起心绞痛。严重贫血的患者，在心肌供血量虽未减少的情况下，可由于红细胞减少，血液携氧量不足而引起心绞痛。

在多数情况下，劳累诱发的心绞痛常在同一“心率×收缩压”值的水平上发生。

产生疼痛的直接因素，可能是在缺血缺氧的情况下，心肌内积聚过多的代谢产物，如乳酸、丙酮酸、磷酸等酸性物质；或类似激肽的多肽类物质，刺激心脏内自主神经的传入纤维末梢，经第1～5胸交感神经节和相应的脊髓段，传至大脑，产生疼痛的感觉。这种痛觉反应在与自主神经进入水平相同脊髓的脊神经所分布的皮肤区域，即胸骨后及两臂的前内侧与小指，尤其是在左侧，而多不在心脏解剖位置处。有人认为，在缺血区内富有神经供应的冠状血管的异常牵拉和收缩，可以直接产生疼痛冲动。

病理解剖检查显示心绞痛的患者，至少有一支冠状动脉的主支管腔显著狭窄达横切面的

75%以上。有侧支循环形成者，则冠状动脉的主支有更严重的阻塞才会发生心绞痛。另一方面，冠状动脉造影发现5%～10%的心绞痛患者，其冠状动脉的主要分支无明显病变，提示这些患者的心肌血供和氧供不足，可能是由冠状动脉痉挛、冠状循环的小动脉病变、血红蛋白和氧的离解异常、交感神经过度活动、儿茶酚胺分泌过多或心肌代谢异常等所致。

患者在心绞痛发作之前，常有血压增高、心率增快、肺动脉压增高和肺毛细血管压增高的变化，反映心脏和肺的顺应性减低，发作时可有左心室收缩力和收缩速度降低、喷血速度减慢、左心室收缩压下降、心搏量和心排血量降低、左心室舒张末期压和血容量增加等左心衰竭的病理生理变化。左心室壁可呈收缩不协调或部分心室壁有收缩减弱的现象。

二、临床表现

(一)症状

1.典型发作

突然发生的胸骨后上、中段可波及心前区压榨性、闷胀性或窒息性疼痛，可放射至左肩、左上肢前内侧及无名指和小指。重者有濒死的恐惧感和冷汗，往往迫使患者停止活动。疼痛历时1～5 min，很少超过15 min，休息或含化硝酸甘油多在1～2 min内(很少超过5 min)缓解。

2.不典型发作

(1)疼痛可出现在上腹部、颈部、下颌、左肩胛部或右前胸、左大腿内侧等部位。

(2)疼痛轻微或无疼痛，而出现胸部闷感、胸骨后烧灼感等，称心绞痛的相当症状。上述症状亦应为发作型，休息或含化硝酸甘油可缓解。

心前区刺痛，手指能明确指出疼痛部位，以及持续性疼痛或胸闷，多不是心绞痛。

(二)体征

平时一般无异常体征。心绞痛发作时可出现心率增快、血压增高、表情焦虑、出汗，有时出现第四或第三心音奔马律，可有暂时性心尖区收缩期杂音(乳头肌功能不全)。

(三)心绞痛严重程度的分级

根据加拿大心血管学会分类分为4级。①Ⅰ级：一般体力活动(如步行和登楼)不受限，仅在强、快或长时间劳力时发生心绞痛。②Ⅱ级：一般体力活动轻度受限。快步、饭后、寒冷或刮风中、精神应激或醒后数小时内步行或登楼；步行两个街区以上、登楼一层以上和爬山，均可引起心绞痛。③Ⅲ级：一般体力活动明显受限，步行1～2个街区，登楼一层引起心绞痛。④Ⅳ级：一切体力活动都可引起不适，静息时可发生心绞痛。

三、分型

(一)劳累性心绞痛

由活动和其他可引起心肌耗氧增加的情况下而诱发。又可分为以下几种。

1.稳定型劳累性心绞痛特点

(1)病程>1个月。

(2)胸痛发作与心肌耗氧量增加多有固定关系，即心绞痛阈值相对不变。

(3)诱发心绞痛的劳力强度相对固定，并可重复。

(4)胸痛发作在劳力当时，被迫停止活动，症状可缓解。

(5)心电图运动试验多呈阳性。

此型冠脉固定狭窄度超过管径70%,多支病变居多,冠脉动力性阻塞多不明显,粥样斑块无急剧增大或破裂出血,故临床病情较稳定。

2.初发型劳力性心绞痛特点

(1)病程<1个月。

(2)年龄较轻。

(3)男性居多。

(4)临床症状差异大。①轻型:中等度劳力时偶发。②重型:轻微用力或休息时频发;梗死前心绞痛为回顾性诊断。

此型单支冠脉病变多,侧支循环少,因冠脉痉挛或粥样硬化进展迅速,斑块破裂出血,血小板聚集,甚至有血栓形成,导致病情不稳定。

3.恶化型劳累性心绞痛特点

(1)心绞痛发作次数、持续时间、疼痛程度在短期内突然加重。

(2)活动耐量较以前明显降低。

(3)日常生活中轻微活动均可诱发,甚至安静睡眠时也可发作。

(4)休息或用硝酸甘油对缓解疼痛作用差。

(5)发作时心电图有明显的缺血性ST-T改变。

(6)血清心肌酶正常。

此型多属多支冠脉严重粥样硬化,并存在左主干病变,病情突然恶化可能因斑块脂质浸润急剧增大或破裂或出血,血小板凝聚血栓形成,使狭窄管腔更堵塞,至活动耐量降低。

(二)自发性心绞痛

心绞痛发作与心肌耗氧量增加无明显关系,而与冠状血流储备量减少有关,可单独发生或与劳累性心绞痛并存。与劳累性心绞痛相比,疼痛持续时间一般较长,程度较重,且不易为硝酸甘油所缓解。

1.卧位型心绞痛特点

(1)有较长的劳累性心绞痛史。

(2)平卧时发作,多在午夜前,即入睡1~2 h内发作。

(3)发作时需坐起甚至需站立。

(4)疼痛较剧烈,持续时间较长。

(5)发作时ST段下降显著。

(6)预后差,可发展为急性心肌梗死或发生严重心律失常而死亡。

此型发生机制尚有争论,可能与夜梦、夜间血压降低或发生未被察觉的左心室衰竭,以致狭窄的冠状动脉远端心肌灌注不足;或平卧时静脉回流增加,心脏工作量增加,需氧增加等因素有关。

2.变异型心绞痛特点

(1)发病年龄较轻。

(2)发作与劳累或情绪多无关。

(3)易于午夜到凌晨时发作。

(4)几乎在同一时刻呈周期性发作。

(5)疼痛较重,历时较长。

(6)发作时心电图示有关导联的 ST 段抬高,与之相对应的导联则 ST 段可压低。

(7)含化硝酸甘油可使疼痛迅速缓解,抬高的 ST 段随之恢复。

(8)血清心肌酶正常。

本型心绞痛是由于在冠状动脉狭窄的基础上,该支血管发生痉挛,引起一片心肌缺血所致。冠状动脉造影正常的患者,也可由于该动脉痉挛而引起。冠状动脉痉挛可能与 α 肾上腺素能受体受到刺激有关,患者迟早会发生心肌梗死。

3.中间综合征

亦称急性冠状动脉功能不全。

(1)心绞痛发作持续时间长,可达 30 min 至 1 h 以上。

(2)常在休息或睡眠中发作。

(3)心电图、放射性核素和血清学检查无心肌坏死的表现。本型心绞痛其性质介于心绞痛与心肌梗死之间,常是心肌梗死的前奏。

4.梗死后心绞痛

梗死后心绞痛是急性心肌梗死发生后 1 个月内(不久或数周)又出现的心绞痛。由于供血的冠状动脉阻塞发生心肌梗死,但心肌尚未完全坏死,一部分未坏死的心肌处于严重缺血状态下又发生疼痛,随时有再发生梗死的可能。

(三)混合性心绞痛

混合性心绞痛的特点为以下几点。

(1)劳累性与自发性心绞痛并存,如兼有大支冠状动脉痉挛,除劳累性心绞痛外可并存变异型心绞痛,如兼有中等大冠脉收缩则劳累性心绞痛可在通常能耐受的劳动强度以下发生。

(2)心绞痛阈值可变性大,临床表现为在当天不同时间、当年不同季节的心绞痛阈值有明显变化,如伴有 ST 段压低的心绞痛患者运动能力的昼夜变化,或一天中首次劳累性发作的心绞痛。劳累性心绞痛患者遇冷诱发及餐后发作的心绞痛多属此型。

此类心绞痛为一支或多支冠脉有临界固定狭窄病变限制了最大冠脉储备力,同时有冠脉痉挛收缩的动力性阻塞使血流减少,故心肌耗氧量增加与心肌供氧量减少两个因素均可诱发心绞痛。

近年“不稳定型心绞痛”一词在临床上被广泛应用,指介于稳定型劳累性心绞痛与急性心肌梗死和猝死之间的中间状态。它包括了除稳定型劳累性心绞痛外的上述所有类型的心绞痛外,还包括冠状动脉成形术后心绞痛、冠状动脉旁路术后心绞痛等新近提出的心绞痛类型。其病理基础是在原有病变基础上发生冠状动脉内膜下出血、粥样硬化斑块破裂、血小板或纤维蛋白凝集、形成血栓、冠状动脉痉挛等。

四、辅助检查

(一)心电图

1.静息时心电图

静息时心电图示约半数患者在正常范围,也可有非特异性 ST-T 异常或陈旧性心肌梗死图形，有时有房室或束支传导阻滞、期前收缩等。

2.心绞痛发作时心电图

心绞痛发作时心电图示绝大多数患者可出现暂时性心肌缺血引起的 ST 段移位；ST 段水平或下斜压低≥1 mm，ST 段抬高≥2 mm（变异型心绞痛）；T 波低平或倒置，平时 T 波倒置者发作时变直立（伪改善）。可出现各种心律失常。

3.心电图负荷试验

心电图负荷试验用于心电图正常或可疑时。有双倍二级梯运动试验、活动平板运动试验、蹬车试验潘生丁试验、心房调搏和异丙肾上腺素静脉滴注试验等。

4.动态心电图

动态心电图 24 h 持续记录以证实胸痛时有无心电图缺血改变及无痛性禁忌缺血发作。

（二）放射性核素检查

1.铊^{201}（^{201}Tl）心肌显像或兼做负荷（运动）试验

休息时铊显像所示灌注缺损主要见于心肌梗死后瘢痕部位。而缺血心肌常在心脏负荷后显示灌注缺损，并在休息后复查出现缺损区再灌注现象。近年用^{99m}Tc-MIBI 做心肌灌注显像（静息或负荷）取得良好效果。

2.放射性核素心腔造影

静脉内注射焦磷酸亚锡被细胞吸附后，再注射^{99m}Tc，即可使红细胞被标记上放射性核素，得到心腔内血池显影。可测定左心室射血分数及显示室壁局部运动障碍。

（三）超声心动图

二维超声心动图可检出部分冠状动脉左主干病变，结合运动试验可观察到心室壁节段性运动异常，有助于心肌缺血的诊断，静息状态下心脏图像阴性，尚可通过负荷试验确定，近年三维、经食管、血管内和心内超声检查增加了其诊断的阳性率和准确性。

（四）心脏 X 线检查

心脏 X 线检查示无异常发现或见心影增大、肺充血等。

（五）冠状动脉造影

冠状动脉造影可直接观察冠状动脉解剖及病变程度与范围是确诊冠心病的最可靠方法。但它是一种有一定危险的有创检查，不宜作为常规诊断手段。其主要指征为以下几点。

(1)胸痛疑似心绞痛不能确诊者。

(2)内科治疗无效的心绞痛，需明确冠状病变情况而考虑手术者。

（六）激发试验

为诊断冠脉痉挛，常用冷加压、过度换气及麦角新碱做激发试验，前两种试验较安全，但敏感性差，麦角新碱可引起冠脉剧烈收缩，仅适用于造影时冠脉正常或固定狭窄病变＜50%的可疑冠脉痉挛患者。

五、诊断

根据典型的发作特点和体征，含用硝酸甘油后缓解，结合年龄和存在冠心病易患因素，除外其他原因所致的心绞痛，一般即可建立诊断。下列几方面有助于临床上判别心绞痛。

(一)性质

心绞痛应是压榨紧缩、压迫窒息、沉重闷胀性疼痛,而非刀割样尖锐痛或抓痛、短促的针刺样或触电样痛或昼夜不停的胸闷感觉。其实也并非"绞痛"。在少数患者可为烧灼感、紧张感或呼吸短促伴有咽喉或气管上方紧窄感。疼痛或不适感开始时较轻,逐渐增剧,然后逐渐消失,很少为体位改变或呼吸所影响。

(二)部位

疼痛或不适处常位于胸骨或其邻近,也可发生在上腹部至咽部之间的任何水平处,但极少在咽部以上。有时可位于左肩或左臂,偶尔也可位于右臂、下颌、下颈椎、上胸椎、左肩胛骨间或肩胛骨上区,然而位于左腋下或左胸下者很少。对于疼痛或不适感分布的范围,患者常需用整个手掌或拳头来指示,仅用一根手指的指端来指示者极少。

(三)时限

疼痛时限为1~15 min,多数3~5 min,偶有达30 min的(中间综合征除外)。疼痛持续仅数秒钟或不适感(多为闷感)持续整天或数天者均不似心绞痛。

(四)诱发因素

诱发因素以体力劳累为主,其次为情绪激动,再次为寒冷环境、进冷饮及身体其他部位的疼痛。在体力活动后而不是在体力活动的当时发生的不适感,不似心绞痛。体力活动再加情绪激动,则更易诱发,自发性心绞痛可在无任何明显诱因下发生。

(五)硝酸甘油的效应

舌下含用硝酸甘油片如有效,心绞痛应于1~2 min内缓解(也有需5 min的,要考虑到患者可能对时间的估计不够准确),对卧位型的心绞痛,硝酸甘油可能无效。在评定硝酸甘油的效应时,还要注意患者所用的药物是否已经失效或接近失效。

(六)心电图

发作时心电图检查可见以R波为主的导联中,ST段压低,T波平坦或倒置(变异型心绞痛者则有关导联ST段抬高),发作过后数分钟内逐渐恢复。心电图无改变的患者可考虑做负荷试验。发作不典型者,诊断要依靠观察硝酸甘油的疗效和发作时心电图的改变;如仍不能确诊,可多次复查心电图、心电图负荷试验或24 h动态心电图连续监测,如心电图出现阳性变化或负荷试验诱致心绞痛发作时亦可确诊。

六、鉴别诊断

(一)X综合征

目前,临床上被称为X综合征的有2种情况:一是1973年Kemp所提出的原因未明的心绞痛;二是1988年Keaven所提出的与胰岛素抵抗有关的代谢失常。心绞痛需与Kemp的X综合征相鉴别。X综合征(Kemp)目前被认为是小的冠状动脉舒缩功能障碍所致,以反复发作劳累性心绞痛为主要表现,疼痛亦可在休息时发生,发作时或负荷后心电图可示心肌缺血表现、核素心肌灌注可示灌注缺损、超声心动图可示节段性室壁运动异常。但本病多见于女性,冠心病的易患因素不明显,疼痛症状不甚典型,冠状动脉造影阴性,左心室无肥厚表现,麦角新碱试验阴性,治疗反应不稳定而预后良好则与冠心病心绞痛不同。

(二)心脏神经官能症

心脏神经官能症多发于青年或更年期的女性患者,心前区刺痛或经常性胸闷,与体力活动无关,常伴心悸及叹息样呼吸,手足麻木等。过度换气或自主神经功能紊乱时可有 T 波低平或倒置,但心电图普萘洛尔试验或氯化钾试验时 T 波多能恢复正常。

(三)急性心肌梗死

本病疼痛部位与心绞痛相仿,但程度更剧烈,持续时间多在半小时以上,硝酸甘油不能缓解。常伴有休克、心律失常及心衰;心电图面向梗死部位的导联 ST 段抬高,常有异常 Q 波;血清心肌酶增高。

(四)其他心血管病

其他心血管病:如主动脉夹层形成、主动脉窦瘤破裂、主动脉瓣病变、肥厚型心肌病、急性心包炎等。

(五)颈胸疾患

颈胸疾患如颈椎病、胸椎病、肋软骨炎、肩关节周围炎、胸肌劳损、肋间神经痛、带状疱疹等。

(六)消化系统疾病

消化系统疾病如食管裂孔疝、贲门痉挛、胃及十二指肠溃疡、急性胰腺炎、急性胆囊炎及胆石症等。

七、治疗

预防主要是防止动脉粥样硬化的发生和发展。治疗原则是改善冠状动脉的供血和减轻心肌的耗氧,同时治疗动脉粥样硬化。

(一)发作时的治疗

1.休息

发作时立刻休息,一般患者在停止活动后症状即可消除。

2.药物治疗

较重的发作,可使用作用快的硝酸酯制剂。这类药物除扩张冠状动脉、降低其阻力、增加其血流量外,还通过对周围血管的扩张作用,减少静脉回心血量,降低心室容量、心腔内压、心排血量和血压,减低心脏前后负荷和心肌的需氧量,从而缓解心绞痛。

(1)硝酸甘油:可用 0.3～0.6 mg 片剂,置于舌下含化,使其迅速为唾液所溶解而吸收,1～2 min 即开始起作用,约半小时后作用消失,对约 92%的患者有效,其中 76%的在 3 min 内见效。延迟见效或完全无效时提示患者并非患冠心病或患严重的冠心病,也可能所含的药物已失效或未溶解,如属后者可嘱患者轻轻嚼碎之继续含化。长期反复应用可由于产生耐药性而效力减低,停用 10 d 以上,可恢复有效性。近年还有喷雾剂和胶囊制剂,能达到更迅速起效的目的。不良反应有头昏、头胀痛、头部跳动感、面红、心悸等,偶尔有血压下降,因此第一次用药时,患者宜取平卧位,必要时吸氧。

(2)硝酸异山梨酯:5～10 mg,舌下含化,2～5 min 见效,作用维持 2～3 h。或用喷雾剂喷到口腔两侧黏膜上,每次 1.25 mg,1 min 见效。

(3)亚硝酸异戊酯:为极易气化的液体,盛于小安瓿内,每安瓿 0.2 mL,用时以小手帕包裹敲碎,立即盖于鼻部吸入。作用快而短,在 10～15 s 内开始,几分钟即消失。本药作用与硝酸甘油相同,其降低血压的作用更明显,有引起晕厥的可能,目前多数学者不推荐使用。同类制剂还有亚硝酸辛酯。

在应用上述药物的同时,可考虑使用镇静药。

(二)缓解期的治疗

宜尽量避免各种确知足以诱致发作的因素。调节饮食,特别是一次进食不应过饱,禁绝烟酒。调整日常生活与工作量;减轻精神负担;保持适当的体力活动,但以不致发生疼痛症状为度;有血脂质异常者积极调整血脂;一般无须卧床休息。在初次发作(初发型)或发作增多、加重(恶化型)或卧位型、变异型、中间综合征、梗死后心绞痛等,疑为心肌梗死前奏的患者,应予休息一段时间。

使用作用持久的抗心绞痛药物,应防止心绞痛发作,可单独选用、交替应用或联合应用下列作用持久的药物。

1.硝酸酯制剂

(1)硝酸异山梨酯:①硝酸异山梨酯:口服后半小时起作用,持续3～5 h,常用剂量为10～20 mg/(4～6)h,初服时常有头痛反应,可将单剂改为5 mg,以后逐渐加量。②单硝酸异山梨酯(异乐定):口服后吸收完全,解离缓慢,药效达8 h,常用量为20～40 mg/(8～12)h。近年倾向于应用缓释制剂减少服药次数,硝酸异山梨酯的缓释制剂1次口服作用持续8 h,可用20～60 mg/8 h;单硝酸异山梨酯的缓释制剂用量为50 mg,每天1～2次。

(2)长效硝酸甘油制剂:①硝酸甘油缓释制剂:口服后使硝酸甘油部分药物得以逃逸肝脏代谢,进入体循环而发挥其药理作用。一般服药后半小时起作用,时间可长达8～12 h,常用剂量为2.5 mg,每天2次。②硝酸甘油软膏和贴片制剂:前者为2%软膏,均匀涂于皮肤上,每次直径2～5 cm,涂药60～90 min起作用,维持4～6 h;后者每贴含药20 mg,贴于皮肤上后1 h起作用,维持12～24 h。胸前或上臂皮肤为最合适于涂或贴药的部位。

患青光眼、颅内压增高、低血压或休克者不宜选用本类药物。

2.β肾上腺素能受体阻滞剂(β受体阻滞剂)

β受体有β_1和β_2两个亚型。心肌组织中β_1受体占主导地位而支气管和血管平滑肌中以β_2受体为主。所有β受体阻滞剂对两型β受体都能抑制,但对心脏有些制剂有选择性作用。它们具有阻断拟交感胺类对心率和心收缩力受体的刺激作用,减慢心率,降低血压,减低心肌收缩力和氧耗量,从而缓解心绞痛的发作。此外,还减低运动时血流动力的反应,使在同一运动量水平上心肌耗氧量减少;使不缺血的心肌区小动脉(阻力血管)缩小,从而使更多的血液通过极度扩张的侧支循环(输送血管)流入缺血区。国外学者建议用量要大。不良反应有心室射血时间延长和心脏容积增加,这虽可能使心肌缺血加重或引起心力衰竭,但其使心肌耗氧量减少的作用远超过其不良反应。常用制剂有以下几种。

(1)普萘洛尔(心得安):每天3～4次,开始时每次10 mg,逐步增加剂量,达每天80～200 mg;其缓释制剂用160 mg,1次/d。

(2)氧烯洛尔(心得平):每天3～4次,每次20～40 mg。

(3)阿普洛尔(心得舒):每天2～3次,每次25～50 mg。

(4)吲哚洛尔(心得静):每天3～4次,每次5 mg,逐步增至60 mg/d。

(5)索他洛尔(心得怡):每天 2～3 次,每次 20 mg,逐步增至 200 mg/d。

(6)美托洛尔(美多心安):每天 2 次,每次 25～100 mg;其缓释制剂用 200 mg,1 次/d。

(7)阿替洛尔(氨酰心安):每天 2 次,每次 12.5～75 mg。

(8)醋丁洛尔(醋丁酰心安):每天 200～400 mg,分 2～3 次口服。

(9)纳多洛尔(康加多尔):每天 1 次,每次 40～80 mg。

(10)噻吗洛尔(噻吗心安):每天 2 次,每次 5～15 mg。

本类药物有引起心动过缓、降低血压、抑制心肌收缩力、引起支气管痉挛等作用,长期应用有些可以引起血脂增高,故选用药物时和用药过程中要加以注意和观察。新的一代制剂中赛利洛尔具有心脏选择性 β_1 受体阻滞作用,同时部分的激动 β_2 受体。其减缓心率的作用较轻,甚至可使夜间心率增快;有轻度兴奋心脏的作用;有轻度扩张支气管平滑肌的作用;使血胆固醇、低密度脂蛋白和甘油三酯降低而高密度脂蛋白胆固醇增高;使纤维蛋白降低而纤维蛋白原增高;长期应用对血糖无影响,因而更适用于老年冠心患者。剂量为 200～400 mg,每天 1 次。我国患者对降受体阻滞剂的耐受性较差宜采用低剂量。

β 受体阻滞剂可与硝酸酯合用,但要注意:①β 受体阻滞剂可与硝酸酯有协同作用,因而剂量应偏小,开始剂量尤其要注意减小,以免引起直立性低血压等不良反应。②停用 β 受体阻滞剂时应逐步减量,如突然停用有诱发心肌梗死的可能。③心功能不全,支气管哮喘以及心动过缓者不宜用。由于其有减慢心律的不良反应,因而限制了剂量的加大。

3.钙通道阻滞剂亦称钙拮抗剂

此类药物抑制钙离子进入细胞内,也抑制心肌细胞兴奋,收缩耦联中钙离子的利用。因而抑制心肌收缩,减少心肌耗氧;扩张冠状动脉,解除冠状动脉痉挛,改善心内膜下心肌的血供;扩张周围血管,降低动脉压,减轻心脏负荷;还降低血液黏度,抗血小板聚集,改善心肌的微循环。常用制剂有以下几种。

(1)苯烷胺衍生物:最常用的是维拉帕米(异搏定)80～120 mg,每天 3 次;其缓释制剂 240～480 mg,每天 1 次。不良反应有头晕、恶心、呕吐、便秘、心动过缓、PR 间期延长、血压下降等。

(2)二氢吡啶衍生物:①硝苯地平(心痛定):10～20 mg,每 4～8 h 1 次口服;舌下含服 3～5 min 后起效;其缓释制剂用量为 20～40 mg,每天 1～2 次。②氨氯地平(络活喜):5～10 mg,每天 1 次。③尼卡地平:10～30 mg,每天 3～4 次。④尼索地平:10～20 mg,每天 2～3 次。⑤非洛地平(波依定):5～20 mg,每天 1 次。⑥伊拉地平:2.5～10 mg,每 12 h 1 次。

本类药物的不良反应有头痛、头晕、乏力、面部潮红、血压下降、心率增快、下肢水肿等,也可有胃肠道反应。

(3)苯噻氮唑衍生物:最常用的是地尔硫䓬(恬尔心、合心爽),30～90 mg,每天 3 次,其缓释制剂用量为 45～90 mg,每天 2 次。

不良反应有头痛、头晕、皮肤潮红、下肢水肿、心率减慢、血压下降、胃肠道不适等。

以钙通道阻滞剂治疗变异型心绞痛的疗效最好。本类药可与硝酸酯同服,其中二氢吡啶衍生物类如硝苯地平尚可与 β 阻滞剂同服,但维拉帕米和地尔硫䓬与 β 阻滞剂合用时则有过度抑制心脏的危险。停用本类药时也宜逐渐减量然后停服,以免发生冠状动脉痉挛。

4.冠状动脉扩张剂

冠状动脉扩张剂为能扩张冠状动脉的血管扩张剂,从理论上说将能增加冠状动脉的血流,改善心肌的血供,缓解心绞痛。但由于冠心病时冠状动脉病变情况复杂,有些血管扩张剂如双嘧达莫,可能扩张无病变或轻度病变的动脉较扩张重度病变的动脉远为显著,减少侧支循环的血流量,引起所谓"冠状动脉窃血",增加了正常心肌的供血量,使缺血心肌的供血量反而更减少,因而不再用于治疗心绞痛。目前仍用的有以下几种。

(1)吗多明:1~2 mg,每天 2~3 次,不良反应有头痛、面红、胃肠道不适等。

(2)胺碘酮:100~200 mg,每天 3 次,也用于治疗快速心律失常,不良反应有胃肠道不适、药疹、角膜色素沉着、心动过缓、甲状腺功能障碍等。

(3)乙氧黄酮:30~60 mg,每天 2~3 次。

(4)卡波罗孟:75~150 mg,每天 3 次。

(5)奥昔非君:8~16 mg,每天 3~4 次。

(6)氨茶碱:100~200 mg,每天 3~4 次。

(7)罂粟碱:30~60 mg,每天 3 次等。

(三)中医中药治疗

根据祖国医学辨证论治,采用治标和治本两种方法。治标,主要在疼痛期应用,以"通"为主,有活血、化瘀、理气、通阳、化痰等法;治本,一般在缓解期应用,以调整阴阳、脏腑、气血为主,有补阳、滋阴、补气血、调理脏腑等法。其中以"活血化瘀"法(常用丹参、红花、川芎、蒲黄、郁金等)和"芳香温通"法(常用苏合香丸、苏冰滴丸、宽胸丸、保心丸、麝香保心丸等)最为常用。此外,针刺或穴位按摩治疗也有一定疗效。

(四)其他药物和非药物治疗

右旋糖酐 40 或羟乙基淀粉注射液:250~500 mL/d,静脉滴注 14~30 d 为 1 个疗程,作用为改善微循环的灌流,可能改善心肌的血流灌注,可用于心绞痛的频繁发作。高压氧治疗增加全身的氧供应,可使顽固的心绞痛得到改善,但疗效不易巩固。体外反搏治疗可能增加冠状动脉的血供,也可考虑应用。兼有早期心力衰竭者,治疗心绞痛的同时宜用快速作用的洋地黄类制剂。鉴于不稳定型心绞痛的病理基础是在原有冠状动脉粥样硬化病变上发生冠状动脉内膜下出血、斑块破裂、血小板或纤维蛋白凝集形成血栓,近年对之采用抗凝血、溶血栓和抗血小板药物治疗,收到较好的效果。

(五)冠状动脉介入性治疗

1.经皮冠状动脉腔内成形术(PTCA)

PTCA 为用带球囊的心导管经周围动脉送到冠状动脉,在导引钢丝的引导下进入狭窄部位,向球囊内注入造影剂使之扩张,在有指征的患者中可收到与外科手术治疗同样的效果。过去认为理想的指征为以下几点。

(1)心绞痛病程(<1 年)药物治疗效果不佳,患者失健。

(2)1 支冠状动脉病变,且病变在近端、无钙化或痉挛。

(3)有心肌缺血的客观证据。

(4)患者有较好的左心室功能和侧支循环。施行本术如不成功须做紧急主动脉-冠状动脉旁路移植手术。

近年随着技术的改进，经验的累积，手术指征已扩展到：①治疗多支或单支多发病变。②治疗近期完全闭塞的病变，包括发病 6 h 内的急性心肌梗死。③治疗病情初步稳定 2～3 周后的不稳定型心绞痛。④治疗主动脉-冠状动脉旁路移植术后血管狭窄。无血供保护的左冠状动脉主干病变为用本手术治疗的禁忌。本手术即时成功率在 90%左右，但术后 3～6 个月内，25%～35%的患者可再次发生狭窄。

2.冠状动脉内支架安置术(ISI)

以不锈钢、钴合金或钽等金属和高分子聚合物制成的筛网状、含槽的管状和环绕状的支架，通过心导管置入冠状动脉，由于支架自行扩张或借球囊膨胀作用使其扩张，支撑在血管壁上，从而维持血管内血流畅通。用于以下几方面。

(1)改善 PTCA 的疗效，降低再狭窄的发生率，尤其适于 PTCA 扩张效果不理想者。

(2)PTCA 术时由于冠状动脉内膜撕脱、血管弹性而回缩、冠状动脉痉挛或血栓形成而出现急性血管闭塞者。

(3)慢性病变冠状动脉近于完全阻塞者。

(4)旁路移植血管段狭窄者。

(5)急性心肌梗死者。术后使用抗血小板治疗预防支架内血栓形成，目前认为新一代的抗血小板制剂——血小板 GPⅡb/Ⅲ受体阻滞剂有较好效果，可用 abciximab 静脉注射，0.25 mg/kg，然后静脉滴注 10 μg/(kg·h)，共 12 h；或 eptifibatibe 静脉注射，180 μg/kg，然后，静脉滴注每分钟 2 μg/kg，共 96 h；或 tirofiban，静脉滴注每分钟 0.4 μg/kg，共 30 min，然后每分钟 0.1 μg/kg，静脉滴注 48 h。口服制剂有：xemilofiban：5～20 mg，每天 2 次等。也可口服常用的抗血小板药物如阿司匹林、双嘧达莫、噻氯吡啶或较新的氯吡格雷等。

3.其他介入性治疗

尚有冠状动脉斑块旋切术、冠状动脉斑块旋切吸引术、冠状动脉斑块旋磨术、冠状动脉激光成形术等，这些在 PTCA 的基础上发展的方法，期望使冠状动脉再通更好，使再狭窄的发生率降低。近年还有用冠状动脉内超声、冠状动脉内放射治疗的介入性方法，其结果有待观察。

(六)运动锻炼疗法

谨慎安排进度适宜的运动锻炼有助于促进侧支循环的发展，提高体力活动的耐受量，改善症状。

(七)不稳定型心绞痛的处理

各种不稳定型心绞痛的患者均应住院卧床休息，在密切监护下，进行积极的内科治疗，尽快控制症状和防止发生心肌梗死。需取血测血清心肌酶和观察心电图变化以除外急性心肌梗死，并注意胸痛发作时的 ST 段改变。胸痛时可先含硝酸甘油 0.3～0.6 mg，如反复发作可舌下含硝酸异山梨酯 5～10 mg，每 2 h 1 次，必要时加大剂量，以收缩压不过于下降为度，症状缓解后改为口服。如无心力衰竭可加用 β 受体阻滞剂和(或)钙通道阻滞剂，剂量可偏大些。胸痛严重而频繁或难以控制者，可静脉内滴注硝酸甘油，以 1 mg 溶于 5%葡萄糖液 50～100 mL 中，开始时 10～20 μg/min，需要时逐步增加至 100～200 μg/min；也可用硝酸异山梨酯10 mg 溶于 5%葡萄糖 100 mL 中，以 30～100 μg/min 静脉滴注。对发作时 ST 段抬高或有其他证据提示其发作主要由冠状动脉痉挛引起者，宜用钙通道阻滞剂取代β受体阻滞剂。鉴于本型患者常有冠状动脉内粥样斑块破裂、血栓形成、血管痉挛以及血小板聚集等病变基础，近年主张用阿司匹林口服和肝素或低分子肝素皮下或静脉内注射以预防血栓形成。情况稳定后行选择性冠状动脉造影，考虑介入或手术治疗。

八、护理

（一）护理评估

1.病史

询问有无高血压、高脂血症、吸烟、糖尿病、肥胖等危险因素及劳累、情绪激动、饱食、寒冷、吸烟、心动过速、休克等诱因。

2.身体状况

主要评估胸痛的特征，包括诱因、部位、性质、持续时间、缓解方式及心理感受等。典型心绞痛的特征为：①发作在劳力等诱因的当时。②疼痛部位在胸骨体上段或中段之后，可波及心前区约手掌大小范围，甚至横贯前胸，界限不很清楚，常放射至左肩臂内侧达无名指和小指，或至颈、咽、下颌部。③疼痛性质为压迫、紧缩性闷痛或烧灼感，偶伴濒死感，迫使患者立即停止原来的活动，直至症状缓解。④疼痛一般持续 3～5 min，经休息或舌下含化硝酸甘油，几分钟内缓解，可数天或数周发作 1 次，或 1 天发作多次。⑤发作时多有紧张或恐惧，发作后有焦虑、多梦。

发作时体检常有心率加快、血压升高、面色苍白、冷汗，部分患者有暂时性心尖部收缩期杂音、舒张期奔马律、交替脉。

3.实验室及其他检查

（1）心电图检查：主要是在 R 波为主的导联上，ST 段压低，T 波平坦或倒置等。

（2）心电图负荷试验：通过增加心脏负荷及心肌氧耗量，激发心肌缺血性 ST-T 改变，有助于临床诊断和疗效评定等。常用的方法有：饱餐试验、双倍阶梯运动试验及次极量运动试验（蹬车运动试验、活动平板运动试验）等。

（3）动态心电图：可以连续 24 h 记录心电图，观察缺血时的 ST-T 改变，有助于诊断、观察药物治疗效果以及有无心律失常。

（4）超声波检查：二维超声显示：左主冠状动脉及分支管腔可能变窄，管壁不规则增厚及回声增强。心绞痛发作时或运动后局部心肌运动幅度减低或无运动及心功能减低。超声多普勒于二尖瓣上取样，可测出舒张早期血液速度减低，舒张末期流速增加，表示舒张早期心肌顺应性减低。

（5）X 线检查：冠心病患者在合并有高血压病或心功能不全时，可有心影扩大、主动脉弓屈曲延长；心衰重时，可合并肺充血改变；有陈旧心肌梗死合并室壁瘤时，X 线下可见心室反向搏动（记波摄影）。

（6）放射性核素检查：静脉注射铊^{201}，心肌缺血区不显像。铊^{201}运动试验以运动诱发心肌缺血，可使休息时无异常表现的冠心病患者呈现不显像的缺血区。

（7）冠状动脉造影：可发现中动脉粥样硬化引起的狭窄性病变及其确切部位、范围和程度，并能估计狭窄处远端的管腔情况。

(二)护理目标

(1)患者主诉疼痛次数减少,程度减轻。

(2)患者能够掌握活动规律并保持最佳活动水平,表现为活动后不出现心律失常和缺氧表现。心率、血压、呼吸维持在预定范围。

(3)患者能够运用有效的应对机制减轻或控制焦虑。

(4)患者能了解本病防治常识,说出所服用药物的名称、用法、作用和不良反应。

(5)无并发症发生。

(三)护理措施

1.一般护理

(1)患者应卧床休息,嘱患者避免突然用力的动作,饭后不宜进行体力活动,防止精神紧张、情绪激动、受寒、饱餐及吸烟酗酒,宜少量多餐,用清淡饮食,不宜进含动物脂肪及高胆固醇的食物。

对有恐惧和焦虑心理的患者,应向患者解释冠心病的性质,只要注意生活保健,坚持治疗,可以防止病情的发展;对情绪不稳者,可适当应用镇静剂。

(2)保持大小便通畅,做好皮肤及口腔的护理。

2.病情观察与护理

(1)不稳定型心绞痛患者应放监护室予以监护,密切观察病情和心电图变化,观察胸痛持续的时间、次数,并注意观察硝酸盐类等药物的不良反应。发现异常,及时报告医师,并协助相应的处理。

(2)患者心绞痛发作时,嘱其安静卧床休息,做心电图检查观察其ST-T的改变,并给予舌下含化硝酸甘油0.6 mg,吸氧。对有频繁发作的心绞痛或属自发型心绞痛的患者,需提高警惕,用心电监护观察有无发展为心肌梗死。如有上述变化,应及时报告医师。

(四)健康教育

(1)患者及家属讲解有关疾病的病因及诱发因素,防止过度脑力劳动,适当参加体力活动;合理搭配饮食结构;肥胖者需限制饮食;戒烟酒。积极防治高血压、高脂血症和糖尿病。有上述疾病家族史的青年,应早期注意血压及血脂变化,争取早期发现,及时治疗。

(2)心绞痛症状控制后,应坚持服药治疗。避免导致心绞痛发作的诱因。对不经常发作者,需鼓励做适当的体育锻炼如散步、打太极拳等,这样有利于冠状动脉侧支循环的建立。随身携带硝酸甘油片或亚硝酸异戊酯等药物,以备心绞痛发作时自用。

(3)出院时指导患者根据病情调整饮食结构,坚持医师、护士建议的合理化饮食。教会家属正确测量血压、脉搏、体温的方法。教会患者及家属识别与自身有关的诱发因素,如吸烟,情绪激动等。

(4)出院带药,给患者提供有关的书面材料,指导患者正确用药。

(5)教会患者门诊随访知识。

第八节　急性心肌梗死

急性心肌梗死(AMI)是急性心肌缺血性坏死。是在冠状动脉病变的基础上,发生冠状动脉血供急剧减少或中断,使相应的心肌严重而持久地急性缺血所致。原因通常是在冠状动脉粥样硬化病变的基础上继发血栓形成所致。非动脉粥样硬化所导致的心肌梗死可由感染性心内膜炎、血栓脱落、主动脉夹层形成、动脉炎等引起。

本病在欧美常见,20世纪50年代美国本病死亡率＞300/10万人口,20世纪70年代以后降到＜200/10万人口。美国35～84岁人群中年发病率男性为71‰,女性为22‰;每年约有80万人发生心肌梗死,45万人再梗死。在我国本病远不如欧美多见,20世纪70年代和80年代北京、河北、哈尔滨、黑龙江、上海、广州等省市年发病率仅0.2‰～0.6‰,其中以华北地区最高。

一、病因和发病机制

急性心肌梗死绝大多数(90%以上)是由于冠状动脉粥样硬化所致。由于冠状动脉有弥漫而广泛的粥样硬化病变,使管腔有＞75%的狭窄。侧支循环尚未充分建立。一旦由于管腔内血栓形成、劳力、情绪激动、休克、外科手术或血压剧升等诱因而导致血供进一步急剧减少或中断,使心肌严重而持久急性缺血达1 h以上,即可发生心肌梗死。

冠状动脉闭塞后约半小时,心肌开始坏死,1 h后心肌凝固性坏死,心肌间质充血、水肿、炎性细胞浸润。以后坏死心肌逐渐溶解,形成肌溶灶,随后渐有肉芽组织形成,坏死组织约有1～2周后开始吸收,逐渐纤维化,在6～8周形成瘢痕而愈合,即为陈旧性心肌梗死。坏死心肌波及心包可引起心包炎。心肌全层坏死,可产生心室壁破裂,游离壁破裂或室间隔穿孔,也可引起乳头肌断裂。若仅有心内膜下心肌坏死,在心室腔压力的冲击下,外膜下层向外膨出,形成室壁膨胀瘤,造成室壁运动障碍甚至矛盾运动,严重影响左心室射血功能。冠状动脉可有一支或几支闭塞而引起所供血区部位的梗死。

急性心肌梗死时,心脏收缩力减弱,顺应性减低,心肌收缩不协调,心排血量下降,严重时发生泵衰竭、心源性休克及各种心律失常,病死率高。

二、病理生理

主要出现左心室舒张和收缩功能障碍的一些血流动力学变化,其严重度和持续时间取决于梗死的部位、程度和范围。心脏收缩力减弱、顺应性减低、心肌收缩不协调,左心室压力曲线最大上升速度(dp/dt)减低,左心室舒张末期压增高、舒张和收缩末期容量增多。射血分数减低,心搏量和心排血量下降,心率增快或有心律失常,血压下降,静脉血氧含量降低。心室重构出现心壁厚度改变、心脏扩大和心力衰竭(先左心衰竭然后全心衰竭),可发生心源性休克。右心室梗死在心肌梗死患者中少见,其主要病理生理改变是右心衰竭的血流动力学变化,右心房压力增高,高于左心室舒张末期压,心排血量减低,血压下降。

急性心肌梗死引起的心力衰竭称为泵衰竭,按Killip分级法可分为:Ⅰ级尚无明显心力衰竭;Ⅱ级有左心衰竭;Ⅲ级有急性肺水肿;Ⅳ级有心源性休克等不同程度或阶段的血流动力学变化。心源性休克是泵衰竭的严重阶段。但如兼有肺水肿和心源性休克则情况最严重。

三、临床表现

(一)病史

发病前常有明显诱因，如精神紧张、情绪激动、过度体力活动、饱餐、高脂饮食、糖尿病未控制、感染、手术、大出血、休克等。少数在睡眠中发病。约有半数以上的患者过去有高血压及心绞痛史。部分患者则无明确病史及先兆表现，首次发展即是急性心肌梗死。

(二)症状

1.先兆症状

急性心肌梗死多突然发病，少数患者起病症状轻微。1/2～2/3 的患者起病前 1～2 d 至 1～2 周或更长时间有先兆症状，其中最常见的是稳定性心绞痛转变为不稳定型；或既往无心绞痛，突然出现心绞痛，且发作频繁，程度较重，用硝酸甘油难以缓解，持续时间较长。伴恶心、呕吐、血压剧烈波动。心电图显示 ST 段一时性明显上升或降低，T 波倒置或增高。这些先兆症状如诊断及时，治疗得当，约半数以上的患者可免于发生心肌梗死；即使发生，症状也较轻，预后较好。

2.胸痛

胸痛为最早出现而突出的症状。其性质和部位多与心绞痛相似，但程度更为剧烈，呈难以忍受的压榨、窒息，甚至“濒死感”，伴有大汗淋漓及烦躁不安。持续时间可长达 1～2 h 甚至 10 h 以上，或时重时轻达数天之久。用硝酸甘油无效，需用麻醉性镇痛药才能减轻。疼痛部位多在胸骨后，但范围较为广泛，常波及整个心前区，约 10%的病例波及剑突下及上腹部或颈、背部，偶尔到下颌、咽部及牙齿处。约 25%的病例无明显的疼痛，多见于老年、糖尿病(由于感觉迟钝)或神志不清患者，或有急性循环衰竭者，疼痛被其他严重症状所掩盖。15%～20%的病例在急性期无症状。

3.心律失常

心律失常见于 75%～95%的患者，多发生于起病后 1～2 周内，而以 24 h 内最多见。经心电图观察可出现各种心律失常，可伴乏力、头晕、晕厥等症状，且为急性期引起死亡的主要原因之一。其中最严重的心律失常是室性异位心律(包括频发性期前收缩、阵发性心动过速和颤动)。频发(>5 次/min)，多源，成对出现，或 R 波落在 T 波上的室性早搏可能为心室颤动的先兆。房室传导阻滞和束支传导阻滞也较多见，严重者可出现完全性房室传导阻滞。室上性心律失常则较少见，多发生于心力衰竭患者。前壁心肌梗死易发生室性心律失常。下壁(膈面)梗死易发生房室传导阻滞。

4.心力衰竭

心力衰竭主要是急性左心衰竭，为心肌梗死后收缩力减弱或不协调所致，可出现呼吸困难、咳嗽、烦躁及发绀等症状。严重时两肺满布湿啰音，形成肺水肿，进一步则导致右心衰竭。右心室心肌梗死者可一开始就出现右心衰竭。

5.低血压和休克

仅于疼痛剧烈时血压下降，未必是休克。但如疼痛缓解而收缩压仍低于 10.7 kPa(80 mmHg)，伴有烦躁不安、大汗淋漓、脉搏细快、尿量减少(<20 mL/h)、神志恍惚甚至晕厥

时,则为休克,主要为心源性,由于心肌广泛坏死、心排血量急剧下降所致。而神经反射引起的血管扩张尚属次要,有些患者还有血容量不足的因素参与。

6.胃肠道症状

疼痛剧烈时,伴有频繁的恶心呕吐、上腹胀痛、肠胀气等,与迷走神经张力增高有关。

7.坏死物质吸收引起的症状

坏死物质吸收引起的症状主要是发热,一般在发病后 1～3 d 出现,体温 38 ℃左右,持续约 1 周。

(三)体征

①约半数患者心浊音界轻度至中度增大,有心力衰竭时较显著。②心率多增快,少数可减慢。③心尖区第一心音减弱,有时伴有奔马律。④10%～20%的患者在病后 2～3 d 出现心包摩擦音,多数在几天内又消失,是坏死波及心包面引起的反应性纤维蛋白性心包炎所致。⑤心尖区可出现粗糙的收缩期杂音或收缩中晚期喀喇音,为二尖瓣乳头肌功能失调或断裂所致。⑥可听到各种心律失常的心音改变。⑦常见到血压下降到正常以下(病前高血压者血压可降至正常),且可能不再恢复到起病前水平。⑧还可有休克、心力衰竭的相应体征。

(四)并发症

心肌梗死除可并发心力衰竭及心律失常外,还可有下列并发症。

1.动脉栓塞

动脉栓塞主要为左室壁血栓脱落所引起。根据栓塞的部位,可能产生脑部或其他部位的相应症状,常在起病后 1～2 周发生。

2.心室膨胀瘤

梗死部位在心脏内压的作用下,显著膨出。心电图常示持久的 ST 段抬高。

3.心肌破裂

心肌破裂少见。可在发病 1 周内出现,患者常突然休克甚至造成死亡。

4.乳头肌功能不全

乳头肌功能不全的病变可分为坏死性与纤维性两种,在发生心肌梗死后,心尖区突然出现响亮的全收缩期杂音,第一心音减低。

5.心肌梗死后综合征

心肌梗死后综合征的发生率约为 10%,于心肌梗死后数周至数月内出现,可反复发生,表现为发热、胸痛、心包炎、胸膜炎或肺炎等症状、体征,可能为机体对坏死物质的变态反应。

四、诊断要点

(一)诊断标准

诊断 AMI 必须至少具备以下标准中的 2 条。

(1)缺血性胸痛的临床病史,疼痛常持续 30 min 以上。

(2)心电图的特征性改变和动态演变。

(3)心肌坏死的血清心肌标志物浓度升高和动态变化。

(二)诊断步骤

对疑为 AMI 的患者,应争取在 10 min 内完成。

(1)临床检查(问清缺血性胸痛病史,如疼痛性质、部位、持续时间、缓解方式、伴随症状;查明心、肺、血管等的体征)。

(2)描记18导联心电图(常规12导联加$V_7 \sim V_9$,$V_3R \sim V_5R$),并立即进行分析、判断。

(3)迅速进行简明的临床鉴别诊断后做出初步诊断(老年人突发原因不明的休克、心衰、上腹部疼痛伴胃肠道症状、严重心律失常或较重而持续性胸痛或胸闷,应慎重考虑有无本病的可能)。

(4)对病情做出基本评价并确定即刻处理方案。

(5)继之尽快进行相关的诊断性检查和监测,如血清心肌标志物浓度的检测,结合缺血性胸痛的临床病史、心电图的特征性改变,做出AMI的最终诊断。此外,尚应进行血常规、血脂、血糖、凝血时间、电解质等检测,二维超声心动图检查,床旁心电监护等。

(三)危险性评估

(1)伴下列任一项者,如高龄(＞70岁)、既往有心肌梗死史、心房颤动、前壁心肌梗死、心源性休克、急性肺水肿或持续低血压等可确定为高危患者。

(2)病死率随心电图ST段抬高的导联数的增加而增加。

(3)血清心肌标志物浓度与心肌损害范围呈正相关,可助估计梗死面积和患者预后。

五、鉴别诊断

(一)不稳定型心绞痛

疼痛的性质、部位与心肌梗死相似,但发作持续时间短、次数频繁、含服硝酸甘油有效。心电图的改变及酶学检查是与心肌梗死鉴别的主要依据。

(二)急性肺动脉栓塞

大块的栓塞可引起胸痛、呼吸困难、咯血、休克,但多出现右心负荷急剧增加的表现如有心室增大,P_2亢进、分裂和有心衰体征。无心肌梗死时的典型心电图改变和血清心肌酶的变化。

(三)主动脉夹层

该病也具有剧烈的胸痛,有时出现休克,其疼痛常为撕裂样,一开始即达高峰,多放射至背部、腹部、腰部及下肢。两上肢的血压和脉搏常不一致是本病的重要体征。可出现主动脉瓣关闭不全的体征,心电图和血清心肌酶学检查无AMI时的变化。X线和超声检查可出现主动脉明显增宽。

(四)急腹症

急性胆囊炎、胆石症、急性坏死性胰腺炎、溃疡病穿孔等常出现上腹痛及休克的表现,但应有相应的腹部体征,心电图及酶学检查有助于鉴别。

(五)急性心包炎

尤其是非特异性急性心包炎,也可出现严重胸痛、心电图ST段抬高,但该病发病前常有上呼吸道感染,呼吸和咳嗽时疼痛加重,早期即有心包摩擦音。无心电图的演变及酶学异常。

六、处理

(一)治疗原则

改善冠状动脉血液供给,减少心肌耗氧,保护心脏功能,挽救因缺血而濒死的心肌,防止梗死面积扩大,缩小心肌缺血范围,及时发现、处理、防治严重心律失常、泵衰竭和各种并发症,防止猝死。

(二)院前急救

流行病学调查发现,50%的患者发病后1 h可在院外猝死,死因主要是可救治的心律失常。因此,院前急救的重点是尽可能缩短患者就诊延误的时间和院前检查、处理、转运所用的时间;尽量帮助患者安全、迅速地转送到医院;尽可能及时给予相关急救措施,如嘱患者停止任何主动性活动和运动,舌下含化硝酸甘油,高流量吸氧,镇静止痛(吗啡或杜冷丁),必要时静脉注射或滴注利多卡因,或给予除颤治疗和心肺复苏;缓慢性心律失常给予阿托品肌内注射或静脉注射;及时将患者情况通知急救中心或医院,在严密观察、治疗下迅速将患者送至医院。

(三)住院治疗

急诊室医师应力争在10~20 min内完成病史、临床检数记录18导联心电图,尽快明确诊断。对ST段抬高者应在30 min内收住冠心病监护病房(CCU)并开始溶栓,或在90 min内开始行急诊PTCA治疗。

1.休息

患者应卧床休息,保持环境安静,减少探视,防止不良刺激。

2.监测

在冠心病监护室进行心电图、血压和呼吸的监测5~7日,必要时进行床旁血流动力学监测,以便于观察病情和指导治疗。

3.护理

第一周完全卧床,加强护理,对进食、漱洗、大小便、翻身等,都需要别人帮助。第二周可从床上坐起,第三至四周可逐步离床和室内缓步走动。但病重或有并发症者,卧床时间宜适当延长。食物以易消化的流质或半流质为主,病情稳定后逐渐改为软食。便秘3 d者可服轻泻剂或用甘油栓等,必须防止用力大便造成病情突变。焦虑、不安患者可用地西泮等镇静剂。禁止吸烟。

4.吸氧

在急性心肌梗死早期,即便未合并有左侧心力衰竭或肺疾病,也常有不同程度的动脉低氧血症。其原因可能由于细支气管周围水肿,使小气道狭窄,增加小气道阻力,气流量降低,局部换气量减少,特别是两肺底部最为明显。有些患者虽未测出动脉低氧血症,由于增加肺间质液体,肺顺应性一过性降低,而有气短症状。因此,应给予吸氧,通常在发病早期用鼻塞给氧24~48 h,3~5 L/min。有利于氧气运送到心肌,可能减轻气短、疼痛或焦虑症状。在严重左侧心力衰竭、肺水肿和并有机械并发症的患者,多伴有严重低氧血症,需面罩加压给氧或气管插管并机械通气。

5.补充血容量

心肌梗死患者,由于发病后出汗,呕吐或进食少,以及应用利尿药等因素,引起血容量不足和血液浓缩,从而加重缺血和血栓形成,有导致心肌梗死面积扩大的危险。因此,如每天摄入量不足,应适当补液,以保持出入量的平衡。一般可用极化液。

6.缓解疼痛

AMI时,剧烈胸痛使患者交感神经过度兴奋,产生心动过速、血压升高和心肌收缩力增强,从而增加心肌耗氧量。并易诱发快速性室性心律失常,应迅速给予有效镇痛药。本病早期疼痛是难以区分坏死心肌疼痛和可逆性心肌缺血疼痛，二者常混杂在一起。先予含服硝酸甘油，随后静脉点滴硝酸甘油，如疼痛不能迅速缓解，应即用强的镇痛药，吗啡和派替啶最为常用。吗啡是解除急性心肌梗死后疼痛最有效的药物。其作用于中枢阿片受体而发挥镇痛作用，并阻滞中枢交感神经冲动的传出，导致外周动、静脉扩张，从而降低心脏前后负荷及心肌耗氧量。通过镇痛，减轻疼痛引起的应激反应，使心率减慢。1 次给药后 10～20 min 发挥镇痛作用，1～2 h 作用最强，持续 4～6 h。通常静脉注射吗啡 3 mg，必要时每 5 min 重复 1 次，总量不宜超过 15 mg。吗啡治疗剂量时即可发生不良反应，随剂量增加，发生率增加。不良反应有恶心、呕吐、低血压和呼吸抑制。其他不良反应有眩晕，嗜睡，表情淡漠，注意力分散等。一旦出现呼吸抑制，可每隔 3 min 静脉注射纳洛酮有拮抗吗啡的作用，剂量为 0.4 mg，总量不超过 1.2 mg。一般用药后呼吸抑制症状可很快消除，必要时采用人工辅助呼吸。哌替啶有消除迷走神经作用和镇痛作用，其血流动力学作用与吗啡相似，75 mg 哌替啶相当于 10 mg 吗啡，不良反应有致心动过速和呕吐作用，但较吗啡轻，可用阿托品 0.5 mg 对抗之。临床上可肌内注射 25～75 mg，必要时 2～3 h 重复，过量出现麻醉作用和呼吸抑制，当引起呼吸抑制时，也可应用纳洛酮治疗。对重度烦躁者可应用冬眠疗法，经肌内注射哌替啶 25 mg 异丙嗪（非那根）12.5 mg，必要时 4～6 h 重复 1 次。

中药可用复方丹参滴丸，麝香保心丸口服，或复方丹参注射液 16 mL 加入 5%葡萄糖液 250～500 mL 中静脉滴注。

（四）再灌注心肌

起病 3～6 h 内，使闭塞的冠状动脉再通，心肌得到再灌注，濒临坏死的心肌可能得以存活或使坏死范围缩小，预后改善，是一种积极的治疗措施。

1.急诊溶栓治疗

溶栓治疗是 20 世纪 80 年代初兴起的一项新技术，其治疗原理是针对急性心肌梗死发病的基础，即大部分穿壁性心肌梗死是由于冠状动脉血栓性闭塞引起的。血栓是由于凝血酶原在异常刺激下被激活，形成凝血酶，使纤维蛋白原转化为纤维蛋白，然后与其他有形成分如红细胞、血小板一起形成的。机体内存在一个纤维蛋白溶解系统，它是由纤维蛋白溶解原和内源性或外源性激活物组成的。在激活物的作用下，纤维蛋白溶酶原被激活，形成纤维蛋白溶酶，它可以溶解稳定的纤维蛋白血栓，还可以降解纤维蛋白原，促使纤维蛋白裂解、使血栓溶解。但是纤维蛋白溶酶的半衰期很短，要想获得持续的溶栓效果，只有依靠连续输入外源性补给激活物的办法。现在临床常用的纤溶激活物有两大类，一类为非选择性纤溶剂，如链激酶、尿激酶。它们除了激活与血栓相关的纤维蛋白溶酶原外，还激活循环中的纤溶酶原，导致全身的纤溶状态，因此可以引起出血并发症。另一类为选择性纤溶剂，有重组组织型纤溶酶原激活剂（rt-Pa），单链尿激酶型纤溶酶原激活剂（SCUPA）及乙酰纤溶酶原－链激酶激活剂复合物（APSAC）。它们选择性地激活与血栓有关的纤溶酶原，而对循环中的纤溶酶原仅有中等度的作用。这样可以避免或减少出血并发症的发生。

（1）溶栓疗法的适应证：①持续性胸痛超过半小时，含服硝酸甘油片后症状不能缓解。②相邻两个或更多导联 ST 段抬高＞0.2 mV。③发病 6 h 内，或虽超过 6 h，患者仍有严重胸痛，并且 ST 段抬高的导联有 R 波者，也可考虑溶栓治疗。

(2)溶栓治疗的禁忌证:①近 10 d 内施行过外科手术者,包括活检、胸腔或腹腔穿刺和心脏体外按压术等。②10 d 内进行过动脉穿刺术者。③颅内病变,包括出血、梗死或肿瘤等。④有明显出血或潜在的出血性病变,如溃疡性结肠炎、胃十二指肠溃疡或有空洞形成的肺部病变。⑤有出血性或脑栓死倾向的疾病,如各种出血性疾病、肝肾疾病、心房纤颤、感染性心内膜炎、收缩压>24 kPa(180 mmHg),舒张压>14.7 kPa(110 mmHg)等。⑥妊娠期和分娩后头 10 d。⑦在半年至 1 年内进行过链激酶治疗者。⑧年龄>65 岁,因为高龄患者溶栓疗法引起颅内出血者多,而且冠脉再通率低于中年。

链激酶(SK):SK 是 C 类乙型链球菌产生的酶,在体内将前活化素转变为活化素,后者将纤溶酶原转变为纤溶酶。有抗原性,用前需做皮肤过敏试验。静脉滴注常用量为 50~100 万 U 加入 5%葡萄糖液 100 mL 内,30~60 min 滴完,后每小时给予 10 万 U,滴注 24 h。治疗前半小时肌内注射异丙嗪 25 mg,加少量(2.5~5 mg)地塞米松同时滴注可减少变态反应的发生。用药前后进行凝血方面的化验检查,用量大时尤应注意出血倾向。冠脉内注射时先做冠脉造影,经导管向闭塞的冠状动脉内注入硝酸甘油 0.2~0.5 mg,后注入 SK 2 万 U,继之每分钟 2000~4000 U,共 30~90 min,至再通后继用每分钟 2000 U,共 30~60 min。患者胸痛突然消失,ST 段恢复正常,心肌酶峰值提前出现为再通征象,可每分钟注入 1 次造影剂观察是否再通。

尿激酶(UK):作用于纤溶酶原使之转变为纤溶酶。本品无抗原性,作用较 SK 弱。50~100 万 U 静脉滴注,60 min 滴完。冠状动脉内应用时每分钟 6000 U 持续 1 h 以上至溶栓后再维持 0.5~1 h。

组织型重组纤维蛋白溶酶原激活剂(rt-PA):本品对血凝块有选择性,故疗效高于 SK。冠脉内滴注 0.375 mg/kg,持续 45 min。静脉滴注用量为 0.75 mg/kg,持续 90 min。

其他制剂还有单链尿激酶型纤维蛋白溶酶原激活剂(SCUPA),异化纤维蛋白溶酶原链激酶激活剂复合物(APSAC)等。

(3)以上溶栓剂的选择:文献资料显示,用药 2~3 h 的开通率 rt-PA 为 65%~80%,SK 为 65%~75%,UK 为 50%~68%,APSAC 为 68%~70%。究竟选用哪一种溶栓剂,不能根据以上的数据武断的选择,而应根据患者的病变范围、部位、年龄、起病时间的长短以及经济情况等因素选择。比较而言,如患者年轻(年龄小于 45 岁)、大面积前壁 AMI、到达医院时间较早(2 h 内)、无高血压,应首选 rt-PA。如果年龄较大(大于 70 岁)、下壁 AMI、有高血压,应选 SK 或 UK。由于 APSAC 的半衰期最长(70~120 min),因此它可在患者家中或救护车上一次性快速静脉注射;rt-PA 的半衰期最短(3~4 min),需静脉持续滴注 90~180 min;SK 的半衰期为 18 min,给药持续时间为 60 min;UK 半衰期为 40 min,给药时间为 30 min。SK 与 APSAC 可引起低血压和变态反应,UK 与 rt-PA 无这些不良反应。rt-PA 需要联合使用肝素,SK、UK、APSAC 除具有纤溶作用外,还有明显的抗凝作用,不需要积极使用静脉肝素。另外,rt-PA 价格较贵,SK、UK 较低廉。以上这些因素在临床选用溶栓剂时应予以考虑。

(4)溶栓治疗的并发症。

出血:①轻度出血:皮肤、黏膜、肉眼及显微镜下血尿、或小量咯血、呕血等(穿刺或注射部位少量瘀斑不作为并发症)。②重度出血:大量咯血或消化道大出血,腹膜后出血等引起失血性休克或低血压,需要输血者。③危及生命部位的出血:颅内、蛛网膜下隙、纵隔内或心包出血。

再灌注心律失常,注意其对血流动力学的影响。

一过性低血压及其他的变态反应。

溶栓治疗急性心梗的价值是肯定的。加速血管再通,减少和避免冠脉早期血栓性再堵塞,可望进一步增加疗效。已证实有效的抗凝治疗可加速血管再通和有助于保持血管通畅。今后研究应着重于改进治疗方法或使用特异性溶栓剂,以减少纤维蛋白分解、防止促凝血活动和纤溶酶原偷窃;研制合理的联合使用的药物和方法。如此,可望使现已明显降低的急性心梗死亡率进一步下降。

2.经皮腔内冠状动脉成形术(PTCA)

(1)直接 PTCA:急性心肌梗死发病后直接做 PTCA。指征:静脉溶栓治疗有禁忌证者;合并心源性休克者(急诊 PTCA 挽救生命是作为首选治疗);诊断不明患者,如急性心肌梗死病史不典型或左束支传导阻滞(LBBB)者,可从直接冠状动脉造影和 PTCA 中受益;有条件在发病后数小时内行 PTCA 者。

(2)补救性 PTCA:在发病 24 h 内,静脉溶栓治疗失败,患者胸痛症状不缓解时,行急诊 PTCA,以挽救存活的心肌,限制梗死面积进一步扩大。

(3)半择期 PTCA:溶栓成功患者在梗死后 7～10 d 内,有心肌缺血指征或冠脉再闭塞者。

(4)择期 PTCA:在急性心肌梗死后 4～6 周,用于再发心绞痛或有心肌缺血客观指征,如运动试验、动态心电图、^{201}Tl 运动心肌断层显像等证实有心肌缺血。

(5)冠状动脉旁路移植术(CABG):适用于溶栓疗法及 PTCA 无效,而仍有持续性心肌缺血;急性心肌梗死合并有左房室瓣关闭不全或室间隔穿孔等机械性障碍需要手术矫正和修补,同时进行 CABG;多支冠状动脉狭窄或左冠状动脉主干狭窄。

(五)缩小梗死面积

AMI 是心肌氧供/氧需的严重失衡,纠正这种失衡,就能挽救濒死的心肌,限制梗死的扩大,有效地减少并发症和改善患者的预后。控制心律失常,适当补充血容量和治疗心力衰竭,均有利于减少梗死区。目前多主张采用以下几种药物。

1.扩血管药物

扩血管药物必须应用于梗死初期的发展阶段,即起病后 4～6 h 内。一般首选硝酸甘油静脉滴注或消心痛舌下含化,也可在皮肤上用硝酸甘油贴片或软膏。使用时应注意:静脉给药时,最好有血流动力学监测,当肺动脉楔嵌压小于 2～2.4 kPa,动脉压正常或增高时,其疗效较好,反之,则可使病情恶化;应从小剂量开始,在应用过程中保持肺动脉楔嵌压不低于 2 kPa(2～2.4 kPa),且动脉压不低于正常低限,以保证必需的冠状动脉灌注。

2.β 受体阻滞剂

大量临床资料表明,在 AMI 发生后的 4～12 h 内,给普萘洛尔或阿普洛尔、阿替洛尔、美托洛尔等药治疗(最好是早期静脉内给药),常能达到明显降低患者的最高血清酶(CPK,CK-MB 等)水平,提示有限制梗死范围扩大的作用。但因这些药的负性肌力、负性频率作用,临床应用时,当心率低于每分钟 60 次,收缩压≤14.6 kPa,有心衰及下壁心梗者应慎用。

3.低分子右旋糖酐及复方丹参等活血化瘀药物

一般可选用低分子右旋糖酐每天静脉滴注 250～500 mL,7～14 d 为 1 个疗程。在低分子右旋糖酐内加入活血化瘀药物如血栓通 4～6 mL、川芎嗪 80～160 mg 或复方丹参注射液 12～30 mL,疗效更佳。心功能不全者低分子右旋糖酐者慎用。

4.极化液(GIK)

可减少心肌坏死,加速缺血心肌的恢复。但近几年因其效果不显著,已趋向不用,仅用于 AMI 伴有低血容量者。其他改善心肌代谢的药物有维生素 C(3～4 g)、辅酶 A(50～100 U)、肌苷(0.2～0.6 g)、维生素 B_6(50～100 mg),每天 1 次静脉滴注。

5.其他

有人提出用大量激素(氢化可的松 150 mg/kg)或透明质酸酶(每次 500 U/kg,每 6 h1 次,每天 4 次),或用钙拮抗剂(硝苯地平 20 mg,每 4 h 1 次)治疗 AMI,但对此分歧较大,尚无统一结论。

(六)严密观察,及时处理并发症

1.左心功能不全

AMI 时左心功能不全因病理生理改变的程度不同,可表现轻度肺淤血、急性左心衰(肺水肿)、心源性休克。

(1)急性左心衰(肺水肿)的治疗:可选用吗啡、利尿剂(呋塞米等)、硝酸甘油(静脉滴注),尽早口服 ACEI 制剂(以短效制剂为宜)。肺水肿合并严重高血压时应静脉滴注硝普钠,由小剂量(10 μg/min)开始,据血压调整剂量。伴严重低氧血症者可行人工机械通气治疗。洋地黄制剂在 AMI 发病 24 h 内不主张使用。

(2)心源性休克:在严重低血压时应静脉滴注多巴胺 5～15 μg/(kg·min),一旦血压升至 90 mmHg 以上,则可同时静脉滴注多巴酚丁胺 3～10 μg/(kg·min),以减少多巴胺用量。如血压不升应使用大剂量多巴胺[≥15 μg/(kg·min)]。大剂量多巴胺无效时,可静脉滴注去甲肾上腺素 2～8 μg/min。轻度低血压时,可用多巴胺或与多巴酚丁胺合用。药物治疗无效者,应使用主动脉内球囊反搏(IABP)。AMI 合并心源性休克提倡 PTCA 再灌注治疗。中药可酌情选用独参汤、参附汤、生脉散等。

2.抗心律失常

急性心肌梗死约有 90%以上的患者出现心律失常,绝大多数发生在梗死后 72 h 内,不论是快速性或缓慢性心律失常,对急性心肌梗死患者均可引起严重后果。因此,及早发现心律失常,特别是严重的心律失常前驱症状,并给予积极的治疗。

(1)对出现室性早搏的急性心肌梗死患者,均应严密心电监护及处理。频发的室性早搏或室速,应以利多卡因 50～100 mg 静脉注射,无效时 5～10 min 可重复,控制后以每分钟 1～3 mg静脉滴注维持,情况稳定后可改为药物口服;美西律 150～200 mg,普鲁卡因胺 250～500 mg,溴苄胺 100～200 mg 等,6 h1 次维持。

(2)对已发生室颤应立即行心肺复苏术,在进行心脏按压和人工呼吸的同时争取尽快实行电除颤,一般首次即采取较大能量(200～300 J)争取 1 次成功。

(3)对窦性心动过缓如心率小于每分钟 50 次,或心率在每分钟 50～60 次但合并低血压或室性心律失常,可以阿托品每次 0.3～0.5 mg 静脉注射,无效时 5～10 min 重复,但总量不超过 2 mg。也可以氨茶碱 0.25 g 或异丙基肾上腺素 1 mg 分别加入 300～500 mL 液体中静脉滴注,但这些药物有可能增加心肌氧耗或诱发室性心律失常,故均应慎用。以上治疗无效症状严重时可采用临时起搏措施。

(4)对房室传导阻滞Ⅰ度和Ⅱ度量型者,可应用肾上腺皮质激素、阿托品、异丙肾上腺素治疗,但应注意其不良反应。对Ⅲ度及Ⅱ度Ⅱ型者宜行临时心脏起搏。

(5)对室上性快速心律失常可选用β阻滞剂、洋地黄类(24 h内尽量不用)、维拉帕米、胺碘酮、奎尼丁、普鲁卡因胺等治疗,对阵发性室上性、房颤及房扑药物治疗无效可考虑直流同步电转复或人工心脏起搏器复律。

3.机械性并发症的处理

(1)心室游离壁破裂:可引起急性心包填塞致突然死亡,临床表现为电一机械分离或心脏停搏,常因难以即时救治而死亡。亚急性心脏破裂应积极争取冠状动脉造影后行手术修补及血管重建术。

(2)室间隔穿孔:伴血流动力学失代偿者,提倡在血管扩张剂和利尿剂治疗及IABP支持下,早期或急诊手术治疗。如穿孔较小,无充血性心衰,血流动力学稳定,可保守治疗,6周后择期手术。

(3)急性二尖瓣关闭不全:急性乳头肌断裂时突发左心衰和(或)低血压,主张用血管扩张剂、利尿剂及IABP治疗,在血流动力学稳定的情况下急诊手术。因左心室扩大或乳头肌功能不全者,应积极应用药物治疗心衰,改善心肌缺血并行血管重建术。

(七)恢复期处理

住院3～4周后,如病情稳定,体力增进,可考虑出院。近年主张出院前做症状限制性运动负荷心电图、放射性核素和(或)超声显像检查,如显示心肌缺血或心功能较差,宜行冠状动脉造影检查考虑进一步处理。心室晚电位检查有助于预测发生严重室性心律失常的可能性。

七、护理

(一)护理评估

1.病史

发病前常有明显诱因,如精神紧张、情绪激动、过度体力活动、饱餐、高脂饮食、糖尿病未控制、感染、手术、大出血、休克等。少数在睡眠中发病。约有半数以上的患者过去有高血压及心绞痛史。部分患者则无明确病史及先兆表现,首次发展即是急性心肌梗死。

2.身体状况

(1)先兆:约半数以上的患者在梗死前数日至数周,有乏力、胸部不适、活动时心悸、气急、心绞痛等,最突出为心绞痛发作频繁,持续时间较长,疼痛较剧烈,甚至伴恶心、呕吐、大汗、心动过缓,硝酸甘油疗效差等,特称为梗前先兆。应警惕近期内发生心肌梗死的可能,要及时住院治疗。

(2)症状:急性心肌梗死的临床表现与梗死的大小、部位、发展速度及原来心脏的功能情况等有关。①疼痛:是最常见的起始症状。典型的疼痛部位和性质与心绞痛相似,但疼痛更剧烈,诱因多不明显,持续时间较长,多在30 min以上,也可达数小时或更长,休息和含服硝酸甘油多不能缓解。患者常烦躁不安、出汗、恐惧,或有濒死感。老年人、糖尿病患者以及脱水、休克患者常无疼痛。少数患者以休克、急性心力衰竭、突然晕厥为始发症状。部分患者疼痛位于上腹部,或者疼痛放射至下颌、颈部、背部上方,易被误诊,应与相关疾病鉴别。②全身症状:有发热和心动过速等。发热由坏死物质吸收所引起,一般在疼痛后24～48 h出现,体温一般在

38 ℃左右，持续约1周。③胃肠道症状：常伴有恶心、呕吐、肠胀气和消化不良，特别是下后壁梗死者。重症者可发生呃逆。④心律失常：见于75%～95%的患者，以发病24 h内最多见，可伴心悸、乏力、头晕、晕厥等症状。其中以室性心律失常居多，可出现室性期前收缩、室性心动过速、心室颤动或加速性心室自主心律。如出现频发的、成对的、多源的和R落在T的室性期前收缩，或室性心动过速，常为心室颤动的先兆。室颤是急性心肌梗死早期主要的死因。室上性心律失常则较少，多发生在心力衰竭者中。缓慢型心律失常中以房室传导阻滞最为常见，束支传导阻滞和窦性心动过缓也较多见。⑤低血压和休克：见于20%～30%的患者。疼痛期的血压下降未必是休克。如疼痛缓解后收缩压仍低于10.7 kPa(80 mmHg)，伴有烦躁不安、面色苍白、皮肤湿冷、大汗淋漓、脉细而快、少尿、精神迟钝、甚或昏迷者，则为休克表现。休克多在起病后数小时至1周内发生，主要是心源性，为心肌收缩力减弱、心排血量急剧下降所致，尚有血容量不足、严重心律失常、周围血管舒缩功能障碍和酸中毒等因素参与。⑥心力衰竭：主要为急性左心衰竭。可在发病最初的几天内发生，或在疼痛、休克好转阶段出现。是因为心肌梗死后心脏收缩力显著减弱或不协调所致。患者可突然出现呼吸困难、咳泡沫痰、发绀等，严重时可发生急性肺水肿，也可继而出现全心衰竭。

(3)体征。①一般情况：患者常呈焦虑不安或恐惧，手抚胸部，面色苍白，皮肤潮湿，呼吸增快；如左心功能不全时呼吸困难，常采半卧位或咯粉红色泡沫痰；发生休克时四肢厥冷，皮肤有蓝色斑纹。多数患者于发病第2 d体温升高，一般在38 ℃左右，1周内退至正常。②心脏：心脏浊音界可轻至中度增大；心率增快或减慢；可有各种心律失常；心尖部第一心音常减弱，可出现第三或第四音奔马律；一般听不到心脏杂音，二尖瓣乳头肌功能不全或腱索断裂时心尖部可听到明显的收缩期杂音；室间隔穿孔时，胸骨左缘可闻及响亮的全收缩期杂音；发生严重的左心衰竭时，心尖部也可闻及收缩期杂音；1%～20%的患者可在发病1～3 d内出现心包摩擦音，持续数天，少数可持续1周以上。③肺部：发病早期肺底可闻及少数湿啰音，常在1～2 d内消失，啰音持续存在或增多常提示左心衰竭。

3.实验室及其他检查

(1)心电图：可起到定性、定位、定期的作用。透壁性心肌梗死典型改变是：出现异常、持久的Q波或QS波。损伤型ST段的抬高，弓背向上与T波融合形成单向曲线，起病数小时之后出现，数天至数周回到基线。T波改变：起病数小时内异常增高，数天至2周左右变为平坦，继而倒置。但有5%～15%的患者心电图表现不典型，其原因：小灶梗死，多处或对应性梗死，再发梗死，心内膜下梗死以及伴室内传导阻滞，心室肥厚或预激综合征等。以上情况可不出现坏死性Q波，只表现为QRS波群高度、ST段、T波的动态改变。另外，右心心肌梗死，真后壁和局限性高侧壁心肌梗死，常规导联中不显示梗死图形，应加做特殊导联以明确诊断。

(2)心向量图：当心电图不能肯定诊断为心肌梗死时，往往可通过心向量图得到证实。

(3)超声心动图：超声心动图并不用来诊断急性心肌梗死，但对探查心肌梗死的各种并发症极有价值，尤其是室间隔穿孔破裂，乳头肌或腱索断裂或功能不全造成的二尖瓣关闭不全、脱垂、室壁瘤和心包积液。

(4)放射性核素检查：放射性核素心肌显影及心室造影锝^{99m}及碘^{131}等形成热点成像或铊^{201}钾^{42}等冷点成像可判断梗死的部位和范围。用门电路控制γ闪烁照相法进行放射性核素血池显像，可观察壁动作及测定心室功能。

(5)心室晚电位(LPs):心肌梗死时 LPs 阳性率为 28%～58%,其出现不似陈旧性心肌梗死稳定,但与室速与室颤有关,阳性者应进行心电监护及予以有效治疗。

(6)磁共振成像(MRI 技术):易获得清晰的空间隔像,故对发现间隔段运动障碍、间隔心肌梗死并发症较其他方法优越。

(7)血常规:白细胞计数上升,达(10～20)×10^9/L,中性粒细胞增至 75%～90%。

(8)红细胞沉降率:增快,可持续 1～3 周。

(9)血清酶学检查:心肌细胞内含有大量的酶,受损时这些酶进入血液,测定血中心肌酶谱对诊断及估计心肌损害程度有十分重要的价值。常用的有:①血清肌酸磷酸激酶(CPK):发病 4～6 h 在血中出现,24 h 达峰值,后很快下降,2～3 d 消失。②乳酸脱氢酶(LDH)在起病 8～10 h 后升高,达到高峰时间在 2～3 d,持续 1～2 周恢复正常。其中 CPK 的同工酶 CPK-MB 和 LDH 的同工酶 CDH,诊断的特异性最高,其增高程度还能更准确地反映梗死的范围。

(10)肌红蛋白测定:血清肌红蛋白升高出现时间比 CPK 略早,约在 4 h,多数 24 h 即恢复正常;尿肌红蛋白在发病后 5～40 h 开始排泄,持续时间平均达 83 h。

(二)护理目标

(1)患者疼痛减轻。

(2)患者能遵医嘱服药,说出治疗的重要性。

(3)患者的活动量增加、心率正常。

(4)生命体征维持在正常范围。

(5)患者看起来放松。

(三)护理措施

1.一般护理

(1)安置患者于冠心病监护病房(CCU),连续监测心电图、血压、呼吸 5～7 d,对行漂浮导管检查者做好相应护理,询问患者有无心悸、胸闷、胸痛、气短、乏力、头晕等不适。

(2)病室保持安静、舒适,限制探视,有计划地护理患者,减少对患者的干扰,保证患者充足的休息和睡眠时间,防止任何不良刺激。据病情安置患者于半卧位或平卧位。第一至三天绝对卧床休息,翻身、进食、洗漱、排便等均由护理人员帮助料理;第四至六天日可在床上活动肢体,无并发症者可在床上坐起,逐渐过渡到坐在床边或椅子上,每次 20 min,每天 3～5 次,鼓励患者深呼吸;第一至两周后开始在室内走动,逐步过渡到室外行走;第三至四周可试着上下楼梯或出院。病情严重或有并发症者应适当延长卧床时间。

(3)介绍本病知识和监护室的环境。关心、尊重、鼓励、安慰患者,以和善的态度回答患者提出的问题,帮助其树立战胜疾病的信心。

(4)给予低钠、低脂、低胆固醇、无刺激、易消化的饮食,少量多餐,避免进食过饱。

(5)心肌梗死患者由于卧床休息、消化功能减退、哌替啶或吗啡等止痛药物的应用,使胃肠功能和膀胱收缩无力抑制,易发生便秘和尿潴留。应予以足够的重视,酌情给予轻泄剂,嘱患者排便时勿屏气,避免增加心脏负担和导致附壁血栓脱落。排便不畅时宜加用开塞露,对 5 d 无大便者可保留灌肠或给低压盐水灌肠。对排尿不畅者,可采用物理或诱导法,协助排尿,必要时行导尿。

(6)吸氧:氧治疗可提高改善低氧血症,有利于心肌梗死的康复。急性期给患者高流量吸氧,持续 48 h。氧流量在每分钟 3～5 L,病情变化可延长吸氧时间。待疼痛减轻,休克解除,可减低氧流量。注意鼻导管的通畅,24 h 更换 1 次。如果合并急性左心衰竭,出现重度低氧血症时。死亡率较高,可采用加压吸氧或乙醇除泡沫吸氧。

(7)防止血栓性静脉炎或深部静脉血栓形成:血栓性静脉炎表现为受累静脉局部红、肿、痛,可延伸呈条索状,多因反复静脉穿刺输液和多种药物输注所致。所以行静脉穿刺时应严格无菌操作,患者感觉输液局部皮肤疼痛或红肿,应及时更换穿刺部位,并予以热敷或理疗。下肢静脉血栓形成一般在血栓较大引起阻塞时才出现患肢肤色改变,皮肤温度升高和可凹性水肿。应注意每天协助患者做被动下肢活动 2～3 次,注意下肢皮肤温度和颜色的变化避免选用下肢静脉输液。

2.病情观察与护理

急性心肌梗死系危重疾病、应早期发现危及患者生命的先兆表现,如能得到及时处理,可使病情转危为安。故需严密观察以下情况。

(1)血压:始发病时应 0.5～1 h 测量 1 次血压,随血压恢复情况逐步减少测量次数为每天 4～6 次,基本稳定后每天 1～2 次。若收缩压在 12 kPa(90 mmHg)以下,脉压减小,且音调低落,要注意患者的神志状态、脉搏、面色、皮肤色泽及尿量等,是否有心源性休克的发生。此时,在通知医师的同时,对休克者采取抗休克措施,如补充血容量,应用升压药、血管扩张剂以及纠正酸中毒,避免脑缺氧,保护肾功能等。有条件者应准备好中心静脉压测定装备或漂浮导管测定肺微血管楔嵌压设备,以正确应用输液量及调节液体滴速。

(2)心率、心律:在冠心病监护病房(CCU)进行连续的心电、呼吸监测,在心电监测示波屏上,应注意观察心率及心律变化。及时检出可能作为恶性心动过速先兆的任何室性期前收缩,以及室颤或完全性房室传导阻滞,严重的窦性心动过缓,房性心律失常等,如发现室性期前收缩为:①每分钟 5 次以上。②呈二、三联律。③多元性期前收缩。④室性期前收缩的 R 波落在前一次主搏的 T 波之上,均为转变阵发性室性心动过速及心室颤动的先兆,易造成心搏骤停。遇有上述情况,在立即通知医师的同时,需应用相应的抗心律失常药物,并准备好除颤器和人工心脏起搏器,协同医师抢救处理。

(3)胸痛:急性心肌梗死患者常伴有持续剧烈的胸痛,因此,应注意观察患者的胸痛程度,因剧烈胸痛可导致低血压,加重心肌缺氧,扩大梗死面积,引起心力衰竭、休克及心律失常。常用的止痛剂有罂粟碱肌内注射或静脉滴注,硝酸甘油 0.6 mg 含服,疼痛较重者可用哌替啶或吗啡。在护理中应注意可能出现的药物不良反应,同时注意观察血压、尿量、呼吸及一般状态,确保用药的安全。

(4)呼吸急促:注意观察患者的呼吸状态,对有呼吸急促的患者应注意观察血压,皮肤黏膜的血循环情况,肺部体征的变化以及血流动力学和尿量的变化。发现患者有呼吸急促,不能平卧,烦躁不安,咳嗽,咯泡沫样血痰时,立即取半坐位,给予吸氧,准备好快速强心、利尿剂,配合医师按急性心力衰竭处理。

(5)体温:急性心肌梗死患者可有低热,体温在 37～38.5 ℃,多持续 3 d 左右。如体温持续升高,1 周后仍不下降,应疑有继发肺部或其他部位感染,及时向医师报告。

(6)意识变化:如发现患者意识恍惚,烦躁不安,应注意观察血流动力学及尿量的变化。警惕心源性休克的发生。

(7)器官栓塞:在急性心肌梗死第1、2周内,注意观察组织或脏器有无发生栓塞现象。因左心室内附壁血栓可脱落,而引起脑、肾、四肢、肠系膜等动脉栓塞,应及时向医师报告。

(8)心室膨胀瘤:在心肌梗死恢复过程中,心电图表现虽有好转,但患者仍有顽固性心力衰竭或心绞痛发作,应疑有心室膨胀瘤的发生。这是由于在心肌梗死区愈合过程中,心肌被结缔组织所替代,成为无收缩力的薄弱纤维瘢痕区。该区内受心腔内的压力而向外呈囊状膨出,造成心室膨胀瘤。应配合医师进行X线检查以确诊。

(9)心肌梗死后综合征:需注意在急性心肌梗死后2周、数月甚至2年内,可并发心肌梗死后综合征。表现为肺炎、胸膜炎和心包炎征象,同时也有发热、胸痛、血沉和白细胞升高现象,酷似急性心肌梗死的再发。这是由于坏死心肌引起机体自身免疫变态反应所致。如心肌梗死的特征性心电图变化有好转现象又有上述表现时,应做好X线检查的准备,配合医师做出鉴别诊断。因本病应用激素治疗效果良好,若因误诊而用抗凝药物,可导致心腔内出血而发生急性心包填塞。故应严密观察病情,在确诊为本病后,应向患者及家属做好解释工作,解除顾虑,必要时给患者应用镇痛及镇静剂;做好休息、饮食等生活护理。

(四)健康教育

(1)注意劳逸结合,根据心功能进行适当的康复锻炼。

(2)避免紧张、劳累、情绪激动、饱餐、便秘等诱发因素。

(3)节制饮食,禁忌烟酒、咖啡、酸辣刺激性食物,多吃蔬菜、蛋白质类食物,少食动物脂肪、胆固醇含量较高的食物。

(4)按医嘱服药,随身常备硝酸甘油等扩张冠状动脉药物,定期复查。

(5)指导患者及家属,病情突变时,采取简易应急措施。

第二章 外科疾病护理

第一节 胸外科手术前后护理

一、术前护理常规

(一)术前评估

术前充分评估患者,了解患者病情及全身营养情况、自理能力等。

(二)心理护理

护士态度热情,加强与患者的沟通,宣教入院须知、探视制度、作息时间,以及讲解手术前的注意事项,建立良好的护患关系,消除患者的紧张与恐惧。

(三)卫生处置

协助患者洗头、理发、剪指(趾)甲、沐浴,带好手腕带更换病员服。

(四)术前呼吸道的准备

(1)戒烟:术前2周戒烟,减少气管分泌物,预防肺部并发症。

(2)维持呼吸道通畅:痰多者行体位引流,必要时应用雾化祛痰剂及支气管舒张剂,以改善呼吸状况。

(3)预防和控制感染:保持口腔清洁。有肺部感染者,术前3~5 d起应用抗生素。

(4)呼吸功能训练:指导患者进行呼吸功能训练,教会患者有效咳嗽。

(五)补充营养

改善营养状况,增强机体抵抗力,对于食管疾病患者尤其重要。

(六)胃肠道准备

食管疾病患者积极准备胃肠道。保持口腔清洁,每日认真刷牙,必要时给予漱口液漱口。术前3 d改流质饮食,餐后饮温开水漱口,以冲洗食管,减轻食管黏膜的炎症和水肿。不能进食者,做口腔护理每日2次。手术当日早晨常规留置胃管,通过梗阻部位时不能强行进入,以免穿破食管。

(七)其他准备

1.术前检查

手术前,协助医师采集标本,完成各项术前检查,做好血型鉴定和交叉配血试验。

2.物品

准备手术需要的医疗物品,如胸带、水封瓶、术中用药、X线片。

3.皮肤准备

根据手术方式,完成术前皮肤准备。

(1)后外切口:手术侧的前胸正中线至后脊柱线,包括腋下,上从锁骨水平至剑突下。

(2)正中切口:前胸左腋后线至右腋后线,包括双侧腋下。

(3)食管三切口:左颈部、右胸部(同后外切口)、腹部(包括脐孔、会阴部)。

(4)胸腹联合切口:左胸部(同后外侧切口)、左上腹部。

4.宣教指导

给予讲解手术前注意事项及术后所需生活用品。

5.肠道准备

手术前一晚给予开塞露或磷酸钠盐灌肠液(辉力)1 支灌肠,术前 6～8 h 禁食水。

6.保证睡眠

手术前一晚,为保证患者的睡眠,按医嘱给予安眠药,给予 10%水合氯醛 10 mL 口服。

7.病情监测

手术当日早晨测体温、脉搏、呼吸、血压、体重,观察有无病情变化,如遇有感冒发热或女患者月经来潮应报告医师择期手术。

8.术前用药

术前 30 min 遵医嘱给予术前镇静药肌内注射。

二、术后护理常规

(一)环境

创造整洁、安静、舒适、安全的病区环境。

(二)手术交接

妥善安置患者回病房,与手术室(或麻醉术后苏醒室)护士认真交接。认真进行术后病情、危险因素、皮肤状况评估并记录。向医师及麻醉师了解术中病情及术后注意事项,认真填写手术交接记录单。

(三)体位

应根据疾病性质、全身状况和麻醉方式,选择有利于患者康复及舒适的体位。全麻患者取去枕平卧位,头偏向一侧,避免口腔分泌物或呕吐物误吸,清醒且病情稳定后取半坐卧位,有利于引流。全肺切除术后平卧位或 1/4 侧卧位。

(四)生命体征观察

根据手术大小、方式及术中情况,给予持续心电、血压及血氧饱和度监护,密切观察体温、脉搏、呼吸、血压及氧饱和度的变化并记录。

(五)吸氧

持续氧气吸入,维持血氧饱和度 90%以上,必要时面罩吸氧。

(六)呼吸道的管理

麻醉未清醒前头偏向一侧,防止呕吐物吸入呼吸道,24 h 内每 1～2 h 叫醒患者翻身、咳嗽、做腹式深呼吸运动,避免肺部并发症。给予指导有效的咳嗽、咳痰方法,必要时给予叩背咳痰,遵医嘱给予雾化吸入,咳痰无力、气道梗阻者可给予吸痰。

(七)引流管的护理

妥善固定各种引流管。做好胸腔闭式引流护理,保持胃肠减压通畅,保持十二指肠营养管或空肠造瘘管通畅。认真观察记录引流液的颜色、量及性质,及时更换引流瓶(袋)。

(八)预防肺栓塞

大手术后或手术时间超过 45 min,或患者年龄大于 60 岁术后,指导穿抗血栓弹力袜,给予双下肢气压治疗预防下肢深静脉血栓。鼓励患者早期下床活动,如果生命体征平稳,术后第一天常规下床床边活动。

(九)疼痛的护理

给予心理护理,加强护患沟通,耐心倾听患者的诉说,分散患者的注意力;给予安置舒适体位;咳嗽时协助患者按压手术切口减轻疼痛,必要时遵医嘱应用止痛药物。

(十)胃肠道不适

患者出现恶心、呕吐、腹胀、呃逆等。鼓励患者早下床活动,给予腹部按摩,必要时给予肛管排气、灌肠或胃肠减压。镇痛药物敏感所致者,给予减慢镇痛药泵速或暂停用镇痛泵,必要时遵医嘱给予甲氧氯普胺等药物治疗。

(十一)健康宣教

有针对性地进行健康宣教,向患者及家属说明术后饮食、活动等有关注意项,食管患者告知胃肠减压与肠内营养的重要性,严防脱管发生。

第二节　胸腔闭式引流术护理

一、概述

胸腔闭式引流术是指在胸腔内插入引流管,引流管置于水封瓶的液面下,将胸膜腔内的气体和(或)液体引流到体外,以重建胸膜腔负压的一种方法。

(一)目的

(1)引流胸膜腔内的积气、积液、积血、积脓,重建胸膜腔内负压。

(2)保持纵隔的正常位置。

(3)促使术侧肺膨胀,防止感染。

(二)插管位置与引流装置

(1)插管位置:排除胸膜腔积气时,插管位置在患侧锁骨中线第2肋间;引流血胸或胸腔积液时,插管位置在患侧腋中线或腋后线第6~8肋间;脓胸常选择脓液积累的最低位置放置引流管。

(2)引流装置:胸腔闭式引流装置有单腔、双腔、三腔装置三种。

二、护理措施

(一)保持管道的密闭

(1)引流管安装准确,随时检查引流装置是否密闭及引流管衔接紧密,有无脱落。

(2)水封瓶长管没入水中3~4 cm,并始终保持直立。

(3)搬动患者或更换引流瓶时,需双重夹闭引流管,以防空气进入。

(4)引流管连接处脱落或引流瓶损坏,应立即双钳夹闭胸壁引流导管,并按无菌操作原则更换引流装置。

(5)若引流管从胸腔滑脱,立即用手捏紧伤口处皮肤,消毒处理后,用凡士林纱布封闭伤口,并协助医师做进一步处理。

(二)严格无菌操作,防止逆行感染

(1)引流装置应保持无菌。

（2）保持胸壁引流口处敷料清洁干燥，一旦渗湿，及时更换。

（3）引流瓶应低于胸壁引流口 60～100 cm，以防瓶内液体逆流入胸膜腔。

（4）按规定时间更换引流瓶，更换时严格遵守无菌操作规程。单腔水封瓶每日更换生理盐水，单腔、双腔和三腔水封瓶均需每周更换水封瓶 1 次。

（三）保持引流管通畅

（1）体位：患者取半坐卧位。

（2）挤压：定时挤压胸膜腔引流管，防止引流管阻塞、扭曲、受压。

（3）深呼吸、咳嗽：鼓励患者做咳嗽、深呼吸运动及变换体位，以利胸腔内液体、气体排出，促进肺扩张。

（四）观察和记录

1.观察水柱波动

一般情况下水柱上下波动 4～6 cm。若水柱波动过高，可能存在肺不张；若无波动，则提示引流管不畅或肺组织已完全扩张；但若患者出现胸闷气促、气管向健侧偏移等肺受压的状况，应疑为引流管被血块堵塞，需设法捏挤或使用负压间断抽吸，促使其通畅，并立即通知医师处理。

2.观察引流液情况

注意观察引流液的量、性质、颜色，并准确记录。若引流液≥100 mL/h，连续≥3 h，引流液呈鲜红色且有血凝块，同时伴有低血容量表现，提示有活动性出血，及时报告医师协助处理。

（五）拔管

1.拔管指征

一般置引流管 48～72 h 后，临床观察无气体逸出；引流量明显减少且颜色变浅，24 h 引流液＜50 mL，脓液＜10 mL；X 线胸片示肺膨胀良好无漏气；患者无呼吸困难，即可拔管。

2.拔管的方法

拔管时患者取健侧卧位或坐在床边，在拔管时应先嘱患者先深吸气后屏气，在屏气时迅速拔管，并立即用凡士林纱布封闭胸壁伤口，外加包扎固定。

3.拔管后注意事项

观察患者有无胸闷、呼吸困难、切口漏气、渗液、皮下气肿等，如发现异常应及时通知医师处理。

三、健康指导

（一）休息与运动

适当活动，根据患者的病情指导患者进行深呼吸及有效咳嗽。

（二）饮食指导

加强营养，进食高热量、高维生素、高蛋白饮食。

（三）用药指导

遵医嘱用药。

（四）心理指导

了解患者思想状况，解除顾虑，讲解胸腔引流管的目的及重要性，增强战胜疾病信心。

（五）康复指导

指导患者及家属在活动或搬动患者时注意保护引流管，勿脱出、打折。引流瓶应低于胸部水平，避免引流瓶过高，瓶内引流液倒流造成逆行感染。

第三节　颅脑损伤

颅脑损伤在战时和平时都比较常见，占全身各部位伤的10%～20%，仅次于四肢损伤，居第2位。但颅脑损伤所造成的病死率则居第1位。重型颅脑伤患者病死率高达60%。颅脑火器伤的阵亡率占全部阵亡率的40%～50%，居各部位伤的首位。及早诊治和加强护理是提高颅脑伤救治效果的关键。

一、颅脑损伤的分类

(一)开放性颅脑损伤

1.火器性颅脑损伤

头皮伤、颅脑非穿透伤、颅脑穿透伤(非贯通伤、贯通伤、切线伤)。

2.非火器性颅脑损伤

锐器伤、钝器伤(头皮开放伤、颅骨开放伤、颅脑开放伤)。

(二)闭合性颅脑损伤

1.头皮伤

头皮挫伤、头皮血肿(头皮下血肿、帽状腱膜下血肿、骨膜下血肿)。

2.颅骨骨折

颅盖骨骨折(线形骨折、凹陷性骨折、粉碎性骨折)、颅底骨折(颅前窝、颅中窝、颅后窝骨折)。

3.脑损伤

原发性(脑震荡、脑挫裂伤、脑干伤)、继发性(颅内血肿、硬膜外血肿、硬膜下血肿、脑内血肿、多发性血肿)、脑疝。

二、头皮损伤

(一)头皮的解剖特点

(1)头皮分为5层:表皮层、皮下层、帽状腱膜层、帽状腱膜下层及颅骨外膜层。①表皮层:含有汗腺、皮脂腺和毛囊，并长满头发，易藏污纳垢，易造成创口感染。②皮下层:具大量纵形纤维隔，紧密牵拉皮层与帽状腱膜层，使头皮缺乏收缩能力。③帽状腱膜层:坚韧并有一定张力，断裂时可使创口移开。④帽状腱膜下层:疏松结缔组织，没有间隔，损伤时头皮撕脱，出血易感染，沿血管侵犯颅内。⑤颅骨外膜层:在骨缝处与骨缝相连，并嵌入缝内。

(2)头皮血供丰富，伤口愈合及抗感染能力较强，但伤时出血多，皮肤收缩力差，不易自止，出血过多，易发生出血性休克，儿童更应提高警惕。

(二)临床表现

1.擦伤

擦伤是表皮层的损伤，仅为表皮受损脱落，有少量渗血或渗液，疼痛明显。

2.挫伤

除表皮局限擦伤外，损伤延及皮下层，可见皮下血肿、肿胀或有淤血，并发血肿。

3.裂伤

头皮组织断裂，帽状腱膜完整者，皮肤裂口小而浅;帽状腱膜损伤者，裂口可深达骨膜，多伴有挫伤。

4.头皮血肿

头皮血肿分为3种。①皮下血肿：一般局限于头皮伤部，质地硬，波动感不明显。②帽状腱膜下血肿：可以蔓及整个头部，不受颅缝限制，有波动感，严重出血可致休克。③骨膜下血肿：血肿边缘不超过颅缝，张力大，有波动感，常伴有颅骨骨折。

5.撕脱伤

大片头皮自帽状腱膜下撕脱，头皮自帽状腱膜下部分甚至整个头皮连同额肌、颞肌、骨膜一并撕脱，多为头皮强烈暴力牵拉所致。此撕脱伤，伤情重，可因大量出血而发生休克。可缺血、感染、坏死，后果严重。

（三）治疗原则

（1）头皮损伤，出血不易自止，极小的裂伤，仍多需缝合。

（2）头皮表皮层损伤，易隐匿细菌，清创要彻底。

（3）头皮血肿：除非过大，一般加压包扎，自行吸收；血肿巨大，时间长不吸收，可在严密消毒下做穿刺，吸除血液，并加压包扎，一旦感染应切开引流。

（4）大片缺损者：①可酌情采用成形手术修复。②止痛、止血、加压包扎。③必要时给予输血，补液抗休克。④防治感染。

三、颅骨骨折

颅骨骨折分为颅盖和颅底骨折。其分界线为眉间、眶上缘、颧弓、外耳孔、上项线及枕外隆凸。分界线以上为颅盖，以下为颅底。颅骨骨折常反映脑损伤部位和程度。按解剖分类为颅盖骨折、颅底骨折和颅缝分离。按骨折形态分为线性骨折、粉碎性骨折、凹陷骨折和洞形骨折。

（一）颅盖骨折

1.临床表现

（1）线形骨折：骨折线长短不一，单发或多发，需X线摄片明确诊断，无并发损害时，常无特殊临床表现。

（2）凹陷骨折：颅骨内板或全颅板陷入颅内，成人者凹陷骨折片周围有环形骨折线，中心向颅内陷入。

（3）粉碎性骨折：两条以上骨折线及骨折线相互交叉，将颅骨分裂为数块。

2.治疗原则

（1）骨折本身不需特殊处理。

（2）发生于婴幼儿，其骨板薄而有弹性，无骨折线，在生长发育过程中可自行复位。

（3）一般凹陷骨折均需手术治疗，而骨片无错位或无凹陷者无须手术。

（二）颅底骨折

单纯颅底骨折比较少见，常由颅盖骨折延续而引起。颅底骨折的诊断主要依靠临床表现。根据解剖部位分为颅前窝骨折、颅中窝骨折和颅后窝骨折。

1.临床表现

（1）颅前窝骨折：眼睑青紫肿胀，呈“熊猫眼”，可有脑脊液鼻漏，常伴有额叶损伤和Ⅰ、Ⅱ对颅神经损伤。

（2）颅中窝骨折：颞肌下出血压痛、耳道流血，可有脑脊液耳漏或脑脊液鼻漏，常伴有颞叶损伤和Ⅲ～Ⅶ对颅神经损伤。

(3)颅后窝骨折:乳突皮下出血,咽后壁黏膜下出血,常伴有脑干损伤和Ⅸ～Ⅻ对颅神经损伤。

2.治疗原则

(1)脑脊液漏,一般在伤后3～7 d自行停止。若2周后仍不停止或伴颅内积气经久不消失,应行硬膜修补术。脑脊液漏患者注意事项:严禁堵塞,冲洗鼻腔、外耳道;避免擤鼻等动作,以防逆行感染;保持鼻部与耳部清洁卫生;应用适量抗生素预防感染;禁忌腰穿。

(2)颅底骨折本身无须特殊处理,重点是预防感染。

(3)口鼻大出血,应及时行气管切开,置入带气囊的气管导管。鼻出血可行鼻腔填塞暂时压迫止血,有条件可行急症颈内外动脉血管造影及血管内栓塞治疗,闭塞破裂血管。

(4)颅神经损伤:视神经管骨折压迫视神经时,应争取在伤后4～5 d内开颅行视神经管减压术;大部分颅神经损伤为神经挫伤,属部分性损伤,应用促神经功能恢复药物,如维生素B族、地巴唑、神经节苷脂等,配合针灸理疗,可以逐步恢复。完全性神经断裂恢复困难,常留有神经功能缺损症状。严重面神经损伤,可暂时缝合眼睑以防止角膜溃疡发生。吞咽困难及饮水呛咳者,置鼻饲管,长期不恢复时可做胃造瘘。

3.治愈标准

(1)软组织肿胀、淤血已消退。

(2)脑脊液漏已愈,无颅内感染征象。

(3)脑局灶症状和颅神经功能障碍基本消失。

四、脑损伤

(一)脑震荡

头部伤后,脑功能发生的短暂性障碍,称为脑震荡。

1.临床表现

(1)意识障碍:一般不超过30 min。

(2)近事遗忘:清醒后不能叙述受伤经过,伤前不久之事也失去记忆,但往事仍能清楚回记。

(3)全身症状:醒后有头痛、耳鸣、失眠、健忘等症状,多于数日逐渐消失。

(4)生命体征:无明显改变。

(5)神经系统检查:无阳性体征,腰穿脑脊液正常。

2.治疗原则

(1)多数经过严格休息7～14 d即可恢复正常工作,完全康复,无须特殊治疗处理。

(2)对症治疗:诉头痛者,可给予罗通定、索米痛片等。有恶心呕吐可给予异丙嗪,每次12.5 mg,每日3次;维生素C 10 mg,每日3次。心情烦躁、忧虑失眠者可服镇静剂,如阿普唑仑(佳静安定),每次0.4 mg,每日3次。

(二)脑挫裂伤

脑挫裂伤为脑实质损伤,发生在着力部位称冲击伤,发生在对冲部位称对冲伤,两者可单独发生,也可同时存在。肉眼可见脑组织点状、片状出血及脑组织挫裂等。显微镜下皮层失去正常结构,神经元轴突碎裂,胶质细胞变性坏死及有点状或片状出血灶等。脑挫裂伤昏迷时间不超过12 h，有轻度生命体征改变和神经系统阳性体征，而无脑受压症状者属中度脑损伤。广泛脑挫裂伤昏迷时间超过12 h，有较明显生命体征改变或脑受压症状者属重型脑损伤。

1.临床表现

（1）意识障碍：持续时间较长，甚至持续昏迷。

（2）生命体征改变：轻、中度局灶性脑挫裂伤患者生命体征基本平稳，重度脑挫裂伤患者可发生明显的生命体征改变；急性颅内压增高的典型生命体征变化特点是"两慢一高"，即呼吸慢、脉搏慢、血压升高。

（3）定位症状：伤灶位于脑功能区会出现偏瘫、失语及感觉障碍等。

（4）精神症状：多见于双侧额颞叶挫裂伤，表现为情绪不稳定、烦躁、易怒、骂人或淡漠、痴呆等。

（5）癫痫发作：多见于运动区挫裂伤。

（6）脑膜刺激征：蛛网膜下隙出血所致，表现为颈项强直、克氏征阳性，腰穿为血性脑脊液。

（7）颅内压增高症状：意识恢复后仍有头痛、恶心、呕吐及定向力障碍等。

（8）CT扫描：挫裂伤区呈点状、片状高密度区，常伴有脑水肿或脑肿胀、脑池和脑室受压、变形、移位等。

2.治疗原则

（1）保持呼吸道通畅，防治呼吸道感染。

（2）严密观察意识、瞳孔、颅内压、生命体征的变化，有条件时对重症患者进行监护。

（3）伤后早期行CT扫描，病情严重时应该行动态CT扫描。

（4）头部抬高15°～30°。

（5）维持水、电解质平衡。

（6）给予脱水利尿剂，目前最常用的药物包括20%甘露醇、呋塞米、人体清蛋白。用法：每次20%甘露醇0.5～1.0 g/kg，静脉滴注2～3次/d；呋塞米20～40 mg/次，静脉注射2～3次/d；人体清蛋白5～10 g/次，静脉滴注1～2次/d。

（7）应用抗自由基及钙离子通道阻滞剂，如大剂量维生素C 10～20 mg/d，25 %硫酸镁10～20 mL/d，尼莫地平10～20 mg/d等。

（8）防治癫痫，应用地西泮、苯妥英钠、苯巴比妥等药物。

（9）脑细胞活化剂，主要包括：腺苷三磷酸、辅酶A、脑活素及胞磷胆碱。

（10）亚低温疗法，对于严重挫裂伤、脑水肿、脑肿胀患者宜采用正规亚低温疗法，使体温维持在32～34 ℃，持续1周左右，在降温治疗过程中，可给予适量冬眠药物和肌松剂。

（11）病情平稳后及时腰穿，放出蛛网膜下隙积血，必要时椎管内注入氧气。

3.治愈标准

（1）神志清楚，症状基本消失，颅内压正常。

（2）无神经功能缺失征象，能正常生活和从事工作。

4.好转标准

（1）意识清醒，但言语或智能仍较差。

（2）尚存在某些神经损害，如部分性瘫痪症状和体征或尚存在某些精神症状。

（3）生活基本自理或部分自理。

(三)脑干损伤

脑干损伤是指中脑、脑桥、延髓部分的挫裂伤。脑干伤分原发性和继发性两种。原发性脑干伤是指外力直接损伤脑干,伤后立即发生,常为脑干与天幕裂孔疝或斜坡相撞,或脑干移位扭转牵拉所造成的损伤,也可能是直接贯通伤所致。继发性脑干伤是指伤后由继发性颅内血肿或脑水肿引起的颅内压增高致脑疝形成压迫脑干,临床主要表现为长时间昏迷和双侧锥体束征阳性。伤后立即出现明显脑干损伤症状或脑疝晚期,脑干损伤严重者,属特重型脑损伤。

1.临床表现

(1)意识障碍:通常表现为伤后立即昏迷,昏迷持续长短不一,可长达数月或数年,甚至呈植物生存状态。

(2)眼球和瞳孔变化:可表现为瞳孔大小不一,形态多变且不规则,眼球偏斜或眼球分离。

(3)生命体征改变:伤后出现呼吸循环功能紊乱或呼吸循环衰竭,中枢性高热或体温不升。

(4)双侧锥体束征阳性:表现为双侧肌张力增高,腱反射亢进及病理征阳性,严重者呈弛缓状态。

(5)出现去皮层或去大脑强直。

(6)各部分脑干损伤可出现以下不同特点:中脑损伤见瞳孔大小,形态多变且不规则,对光反射减弱或消失,眼球固定、四肢肌张力增高。损伤在红核以上呈上肢屈曲、下肢伸直的去皮层强直。脑桥损伤见双瞳孔极度缩小,对光反射消失,眼球同向偏斜或眼球不在同一轴线上,损伤累及红核和前庭核间,则四肢张力均增高,呈伸直的去脑强直痉挛。延髓损伤突出表现为呼吸循环功能障碍,如呼吸不规则、潮式呼吸或呼吸停止;血压下降、心律不齐或心搏骤停。

(7)CT 扫描:基底池、环池、四叠体池、四脑室受压变小或闭塞,可见脑干点状、片状密度增高区。

(8)MRI 扫描:可见脑干肿胀、点状或片状出血等改变。

2.治疗

(1)严密观察意识、生命体征及瞳孔变化,有条件时在重症监护病房监护。

(2)保持呼吸道通畅,尽早行气管插管或气管切开。气管切开指征为:有颌面部伤、颅底骨折、合并上消化道出血、脑脊液漏较多;合并有严重胸部伤,尤其是多发性肋骨骨折和反常呼吸;昏迷较深,术后短时间内不能清醒;有慢性呼吸道疾患,呼吸道分泌物多不易咳出;术前有呕吐物或血液等气管内反流误吸。

(3)下列情况下应该行人工控制呼吸:$PaO_2<8.0$ kPa;$PaCO_2>6.0$ kPa;无自主呼吸或呼吸节律不规则,呼吸频率慢(<10 次/min)或呼吸浅快(>40 次/min);弥漫性脑损伤,颅内压>5.33 kPa,呈去脑或去皮层强直。

(4)维持水、电解质平衡,适当控制输入液体量和速度,防止高血糖,尽量少用含糖液体并加用胰岛素。

(5)脱水利尿,激素治疗,抗自由基和钙超载等处理方法同脑挫裂伤。

(6)预防消化道出血,早期行胃肠道减压,应用奥美拉唑、雷尼替丁等药物。

(7)亚低温治疗,体温宜控制在 32～34 ℃,维持 3～10 d,应用亚低温治疗时应该使用适量镇静剂和肌松剂。

(8)预防肺部并发症:雾化吸入,注意翻身、拍背及吸痰,加强气管切开后的呼吸道护理,应用生理盐水、庆大霉素和糜蛋白酶等气管冲洗液定时适量冲洗，也可根据痰细菌培养和药敏试验配制气管冲洗液。根据痰细菌培养和药敏试验选用敏感抗生素治疗。

(9)中枢性高热处理：使用冰袋、冰帽降温；50%酒精擦浴；退热剂；复方阿司匹林及吲哚美辛等；冬眠合剂；氯丙嗪 25 mg＋异丙嗪 25 mg，肌内注射 1 次/6～8 h；采用全身冰毯机降温，通常能收到肯定的退热效果。

(10)长期昏迷处理，目前常用的催醒和神经营养药物，包括吡硫醇、吡拉西坦、脑活素、胞磷胆碱及纳洛酮等。通常同时使用两种以上药物。另外，高压氧是促进患者苏醒的行之有效的措施，一旦生命体征稳定，应该尽早采用高压氧治疗，疗程一般为 30 d。

3.治愈标准

同脑挫裂伤。

4.好转标准

(1)神志清醒，可存有智力障碍。

(2)尚遗有某些脑损害征象。

(3)生活尚不能自理。

(四)颅内血肿

颅脑损伤致颅内出血，使血液在颅腔内聚集到一定体积称为颅内血肿。一般幕上血肿量在20 mL以上，幕下血肿量 10 mL 以上，即可引起急性脑受压症状。颅内血肿引起脑受压的程度主要与血肿量、出血速度及出血部位有关。

1.分类

根据血肿在颅腔内的解剖部位可分为以下几种。

(1)硬脑膜外血肿：血肿位于颅骨与硬脑膜之间，出血来源包括脑膜中动脉、板障血管、静脉窦及蛛网膜颗粒等，以脑膜中动脉出血最常见，多为加速伤，常伴有颅盖骨骨折。可出现中间清醒期。

(2)硬脑膜下血肿：硬脑膜与蛛网膜之间的血肿，出血来源于脑挫裂伤血管破裂、皮层血管、桥静脉、静脉窦撕裂，多为减速伤，血肿常发生于对冲部位。通常伴有脑挫裂伤。

(3)脑内血肿：脑伤后在脑实质内形成的血肿，常与对冲性脑挫裂伤和急性硬膜下血肿并存。多为减速伤，血肿常发生在对冲部位，均伴有不同程度脑挫裂伤。脑内血肿是一种较为常见的致命的，却又是可逆的继发性病变，血肿压迫脑组织引起颅内占位和颅内高压，若得不到及时处理，可导致脑疝，危及生命。

(4)多发性血肿：颅内同一部位或不同部位形成两个或两个以上的血肿。

(5)颅后窝血肿：由于颅后窝代偿容积很小，易发生危及生命的枕骨大孔疝。

(6)迟发性外伤性颅内血肿：伤后首次 CT 扫描未发现血肿，再次 CT 扫描出现的颅内血肿，随着 CT 扫描的普及，迟发性外伤性颅内血肿检出率明显增加。

根据血肿在伤后形成的时间可分为：特急性颅内血肿，伤后 3 h 形成；急性颅内血肿，伤后 3 h～3 d形成；亚急性颅内血肿，伤后 3 d～3 周形成；慢性颅内血肿，伤后 3 周以上形成。

2.临床表现

(1)了解伤后意识障碍变化情况，昏迷程度和时间，有无中间清醒或好转期。

(2)颅内压增高症状：头痛、恶心、呕吐、视盘水肿等，生命体征变化，典型患者出现“二慢一高”，即脉搏慢、呼吸慢、血压升高；意识障碍进行性加重。

(3)局灶症状：可出现偏瘫、失语、局灶性癫痫等，通常在伤后逐渐出现，与脑挫裂伤后立即出现上述症状有所区别。

(4)脑疝症状：一侧瞳孔散大，直、间接对光反射消失，对侧偏瘫，腱反射亢进及病理征阳性等，通常提示小脑幕切迹疝；双侧瞳孔散大，光反射消失及双侧锥体束征阳性，提示双侧小脑幕切迹疝晚期，病情危重；突然出现病理性呼吸困难，很快出现呼吸、心搏停止，提示枕骨大孔疝。

3.诊断

(1)了解病史，详细了解受伤时间、原因，以及头部着力部位等。

(2)了解伤后意识变化情况，是否有中间清醒期。

(3)症状：头痛呕吐，典型“二慢一高”。

(4)局灶症状：可出现偏瘫、失语、局灶性癫痫等。通常在伤后逐渐出现，与脑挫裂伤后立即出现上述症状有所区别。

(5)X线检查：颅骨平片为常规检查，颅骨骨折对诊断颅内血肿有较大的参考价值。CT扫描是诊断颅内血肿的首要措施，它具有准确率高、速度快及无损伤等优点，已成为颅脑损伤诊断的常规方法，对于选择治疗方案有重要意义。急性硬脑膜外血肿主要表现为颅骨下方梭形高密度影，常伴有颅骨骨折或颅内积气；急性硬膜下血肿常表现为颅骨下方新月形高密度影，伴有点状或片状脑挫裂伤灶；急性脑内血肿表现为脑高密度区，周围常伴有点状、片状高密度出血灶及低密度水肿区；亚急性颅内血肿常表现为等密度或混合密度影；慢性颅内血肿通常表现为低密度影。

(6)MRI扫描：对于急性颅内血肿诊断价值不如CT扫描。对亚急性和慢性颅内血肿特别是高密度血肿诊断价值较大。

4.治疗

(1)非手术治疗：适应证主要包括无意识进行性恶化；无新的神经系统阳性体征出现或原有神经系统阳性体征无进行性加重；无进行性加重的颅内压增高；CT扫描显示除颞区外大脑凸面血肿量＜30 mL，无明显占位效应(中线结构移位＜5 mm)，环池和侧裂池＞4 mm，颅后窝血肿量＜10 mL；颅腔容积压力反应良好。非手术治疗基本同脑挫裂伤，但需要特别注意观察患者意识、瞳孔和生命体征变化，动态作头颅CT扫描观察。若病情恶化或血肿增大，应立即行手术治疗。

(2)手术治疗：适应证主要包括有明显临床症状和体征的颅内血肿；CT扫描提示明显脑受压的颅内血肿；幕上血肿量＞30 mL，颞区血肿＞20 mL，幕下血肿＞10 mL；患者意识障碍进行性加重或出现再昏迷；颅内血肿诊断一旦明确应尽快手术，解除脑受压，并彻底止血；脑水肿严重者，可同时进行减压手术或去除骨瓣。

五、颅脑损伤的分型

目前国际上通用的是格拉斯哥昏迷量表(glasgow coma scale，GCS)方法。这是1974年英国格拉斯哥市一些学者设计的一种脑外伤昏迷评分法，经改进后被推广，现成为国际上公认评判脑外伤严重程度的准绳，它统一了对脑外伤严重程度的目标标准(表2-1)。根据GCS对昏迷患者检查睁眼、言语和运动反应进行综合评分。正常总分为15分，病情越重，积分越低，最低为3分。总分越低表明意识障碍越重，伤情越重。总分在8分以下表明已处于昏迷阶段。

表2-1　脑外伤严重程度目标标准

项目	记分	项目	记分	项目	记分
睁眼反应		言语反应		运动反应	
正常睁眼	4	回答正确	5	按吩咐动作	6
呼唤睁眼	3	回答错乱	4	刺痛时能定位	5
刺痛时睁眼	2	词句不清	3	刺痛时躲避	4
无反应	1	只能发音	2	刺痛时肢体屈曲	3
		无反应	1	刺痛时肢体伸直	2
				无反应	1

我国的颅脑损伤分型大致划分为：轻型、中型、重型(其中包括特重型)。轻型13～15分，意识障碍时间在30 min内；中型9～12分，意识模糊至浅昏迷状态，意识障碍时间在12 h以内；重型5～8分，意识呈昏迷状态，意识障碍时间大于12 h；特重型3～5分，伤后持续深昏迷。

(一)轻型(单纯脑震荡)

(1)原发意识障碍时间在30 min内。

(2)只有轻度头痛、头晕等自觉症状。

(3)神经系统和脑脊液检查无明显改变。

(4)可无或有颅骨骨折。

(二)中型(轻度脑挫裂伤)

(1)原发意识障碍时间不超过12 h。

(2)生命体征可有轻度改变。

(3)有轻度神经系统阳性体征，可有或无颅骨骨折。

(三)重型(广泛脑挫伤和颅内血肿)

(1)昏迷时间在12 h以上，意识障碍逐渐加重或有再昏迷的表现。

(2)生命体征有明显变化，即出现急性颅内压增高症状。

(3)有明显神经系统阳性体征。

(4)可有广泛颅骨骨折。

(四)特重型(有严重脑干损伤和脑干衰竭现象)

(1)伤后持续深昏迷。

(2)生命体征严重紊乱或呼吸已停止。

(3)出现去大脑强直,双侧瞳孔散大等体征。

六、重型颅脑损伤的急救和治疗原则

(一)急救

及时有效的急救,不仅可使当时的某些致命威胁得到缓解,而且是抢救颅脑损伤患者取得效果的关键。急救处置需视患者所在地点,所需救治器材及伤情而定。

1.维持呼吸道通畅

如患者受伤即来就诊或在现场急救,在重点了解受伤过程后,即刻观察呼吸情况,清除呼吸道梗阻,使呼吸道畅通,对颅脑伤严重者,在救治时应早做气管切开。

2.抗休克

在清理呼吸道同时,测量脉搏和血压,观察有无休克情况,如出现休克,应立即检查头部有无创伤、胸腹脏器及四肢有无大出血,及时静脉补液。

3.止血

对活动性出血能及时止血者,如头皮软组织出血,表浅可见,可即刻钳夹缝扎。

4.早期诊断治疗

患者昏迷加深,脉搏慢而有力,血压升高,则提示有颅内压增高,应尽早脱水治疗,限制摄入液量每日 1500～2000 mL,以葡萄糖水和半张(0.5%)盐水为主,不可过多,以免脑水肿加重。有 CT 的医院对患者宜行 CT 扫描,确定有无颅内血肿,如有颅内血肿,应尽早手术治疗。

5.正确及时记录

正确记录内容包括受伤经过,初步检查所见,急救处理及伤员的意识、瞳孔、生命体征、肢体活动等,为进一步抢救治疗提供依据。意识状态记录包括以下几点。①清醒:回答问题正确,判断力和定向力正确。②模糊:意识蒙眬,可回答简单问话但不一定确切,判断和定向力差。③浅昏迷:意识丧失,对痛刺激尚有反应,角膜反射、吞咽反射和病理反射均存在。④深昏迷:对痛的刺激已无反应,生理反射和病理反射均消失,可出现去脑强直、尿潴留或充溢性尿失禁。

如发现伤者由清醒转为嗜睡或躁动不安,或有进行性意识障碍加重,应考虑可能有颅内血肿形成,要及时采取措施。

(二)治疗原则

1.最初阶段

(1)急救必须争分夺秒。

(2)解除呼吸道梗阻。

(3)及早清创,紧急开颅清除血肿。

(4)及早防治急性脑水肿。

(5)及时纠正水、电解质平衡紊乱,防治感染。

2.第 2 阶段

第 2 阶段即过渡期,经过血肿清除、减压术与脱水疗法等治疗,脑部伤情初步趋向稳定,这个阶段,多数患者可能仍处于昏迷状态。

(1)加强支持疗法,如鼻饲营养(包括多种维生素及高蛋白食品);酌情使用促进神经营养与代谢的药物,如脑活素及中医中药等。

(2)积极防治并发症,如肺炎、胃肠道出血、水与电解质平衡失调、肾衰竭等。

(3)在过渡期患者出现谵妄、躁动,精神症状明显者,酌情使用冬眠、镇静药,保持患者安静。

3.第3阶段

第3阶段即恢复阶段,患者可能遗留精神障碍,神经功能缺损,如失语、瘫痪等或处于长期昏睡状态,可采用体疗、理疗、新针、中西医药等综合治疗,以促进康复。

七、重型颅脑损伤的护理

(一)卧位

依患者伤情取不同卧位。

(1)低颅压患者适取平卧位,如头高位时则头痛加重。

(2)颅内压增高时,宜取头高位,以利颈静脉回流,减轻颅内压。

(3)脑脊液漏时,取平卧位或头高位。

(4)重伤昏迷患者取平卧、侧卧与侧俯卧位,以利口腔与呼吸道分泌物向外引流,保持呼吸道通畅。

(5)休克时取平卧或头低卧位,时间不宜过长,避免增加颅内淤血。

(二)营养的维持与补液

重型颅脑损伤的患者由于创伤修复、感染和高热等原因,机体消耗量增加,维持营养及水、电解质平衡极为重要。

(1)伤后2～3 d内一般予以禁食,每日静脉输液量1 500～2 000 mL,不宜过多或过快,以免加重脑水肿与肺水肿。

(2)应用脱水剂甘露醇时应快速输入。

(3)出血性休克的患者宜先输血。严重脑水肿患者先用脱水剂后酌情输液,补液需缓慢,限制入液量,以免脑水肿加重。

(4)脑损伤患者输浓缩人血清蛋白与血浆,既能增高血浆蛋白,也有利于减轻脑水肿。

(5)长期昏迷,营养与水分摄入不足,可输入氨基酸、脂肪乳剂,间断小量输血。

(6)准确记录出入量。

(7)颅脑伤可致消化吸收功能减退,肠鸣音恢复后,可用鼻饲给予高蛋白、高热量、高维生素和易于消化的流食,常用混合奶(每1 000 mL所含热量约4.6 kJ)或要素饮食,用输液泵维持。

(8)患者吞咽反射恢复后,即可试行喂食,开始少量饮水,确定吞咽功能正常后,可喂少量流质饮食,逐渐增加,使胃肠功能逐渐适应,防止发生消化不良或腹泻。

(三)呼吸系统护理

(1)保持呼吸道通畅,防止缺氧、窒息及预防肺部感染。

(2)氧疗:术后(或入监护室后)常规持续吸氧3～7 d,中等浓度吸氧(氧流量2～4 L/min)。

(3)观察呼吸音和呼吸频率、节律并准确描述记录。

(4)深昏迷或长期昏迷、舌后坠影响呼吸道通畅者,早期行气管切开术。

(5)做好切开后护理,监护室做好空气消毒隔离,保持一定温度和湿度(温度 22~25 ℃,相对湿度约 60%)。

(6)吸痰要及时,按无菌操作,吸痰要充分和有效,动作要轻,防止损伤支气管黏膜,一次性吸痰管可防止交叉感染。一人一盘,每吸一次都要戴无菌手套,气管内滴入稀释的糜蛋白酶+生理盐水+庆大霉素,有利于黏稠痰液的排出。

(7)做好给氧,辅助呼吸:呼吸异常,可给氧或进行辅助呼吸,呼吸频率每分钟少于 9 次或超过 30 次,血气分析氧分压过低,$PaCO_2$ 过高,呼吸无力及呼吸不整等都是呼吸异常的征象。通过吸氧及浓度调整,使 PaO_2 维持在 1.3 kPa 以上,$PaCO_2$ 保持在 3.3~4 kPa。代谢性酸中毒者静脉补充碳酸氢钠,代谢性碱中毒者可静脉补生理盐水给予纠正。

(四)颅内伤情监护

监护重点是防治继发病理变化,在颅内血肿清除后脑水肿是颅脑损伤后最突出的继发变化,在伤后 48~72 h达到高峰,采用甘露醇或呋塞米+血清蛋白 1 次/6 h 交替使用。

1.意识的判断

(1)清醒:回答问题正确,判断力和定向力正确。

(2)模糊:意识蒙胧,可回答简单问话但不一定确切,判断力和定向力差,患者呈嗜睡状。

(3)浅昏迷:意识丧失,对痛刺激尚有反应,角膜反射、吞咽反射和病理反射均存在。

(4)深昏迷:对痛的刺激已无反应,生理反射和病理反射均消失,可出现去脑强直、尿潴留或充溢性失禁。如发现伤员由清醒转为嗜睡或躁动不安,或有进行性意识障碍,可考虑有颅内压增高表现,可能有颅内血肿形成,要及时采取措施。尽早行 CT 扫描确定有无颅内血肿,对判断原发损伤的程度和继发性损伤的发生、发展均是最可靠的指标。避免过度刺激和连续护理操作,以免引起颅内压持续升高。

2.严密观察瞳孔(大小、对称、对光反射)变化

病情变化往往可在瞳孔细微变化中发现,如瞳孔对称性缩小并有颈项强直、头剧痛等脑膜刺激征,常为伤后出现的蛛网膜下隙出血,可作腰椎穿刺放出 1~2 mL 脑脊液证实。如双侧瞳孔针尖样缩小、光反射迟钝,伴有中枢性高热、深昏迷则多为脑桥损害。如瞳孔光反射消失、眼球固定,伴深昏迷和颈项强直,多为原发性脑干伤。伤后伤侧瞳孔先短暂缩小继之散大,伴对侧肢体运动障碍,则往往提示伤侧颅内血肿。如一侧瞳孔进行性散大,光反射逐渐消失,伴意识障碍加重、生命体征紊乱和对侧肢体瘫痪,是脑疝的典型改变。如瞳孔对称性扩大、对光反射消失则伤员已濒危。

3.生命体征对颅内继发伤的反映

颅脑损伤对呼吸功能的影响主要有:①脑损伤直接导致中枢性呼吸障碍。②间接影响呼吸道发生支气管黏膜下水肿出血。意识障碍者,呼吸道分泌物不能主动排出,咳嗽和吞咽功能降低,引起呼吸道梗阻性通气障碍。③可引起肺部充血、淤血、水肿和神经源性肺水肿致换气障碍,伤后脑细胞脆弱,血氧供给不足将加重脑细胞损害。呼吸功能障碍是颅脑外伤最常见的死亡原因,加强呼吸功能的监护对脑保护是至关重要的。

4.护理操作时避免引起颅内压变化

头部抬高30°，保持中位，避免前屈、过伸、侧转（均影响脑部静脉回流），避免胸腹腔压升高，如咳嗽、吸痰、抽搐（胸腹腔内压增高可致脑血流量增高）。

5.掌握和准确执行脱水治疗

颅脑外伤的病员在抢救治疗中，常用的脱水剂有甘露醇。该药静脉快速注射后，血中浓度迅速增高，产生一时性血中高渗压，将组织间隙中水分吸入血管中，由于脱水剂在体内不易代谢，仍以原形经肾脏排泄而利尿且能使组织脱水。颅脑外伤使用脱水剂后，可明显降低颅内压力，一般注射后10 min可产生利尿作用，2～3 h血中达到高峰，维持4～6 h。甘露醇脱水静脉滴注时要求15～30 min内滴完，必要时进行静脉推注，及时准确收集记录尿量。

(五)消化系统护理

重型颅脑损伤对消化系统的影响，一般认为可能有两个方面：一是交感神经麻痹使胃肠血管扩张、淤血，同时迷走神经兴奋使胃酸分泌增加，损害胃黏膜屏障，使黏膜缺血，局部糜烂。二是重型颅脑损伤均有不同程度缺氧，胃肠道黏膜也受累，缺氧水肿，影响胃肠道正常消化功能。对消化道功能监护主要是观察和防治胃肠道出血和腹泻，尤其是亚低温状态下，伤员胃肠道蠕动恢复慢。伤后几日内应放置胃管，待肠鸣音恢复后给予胃肠道营养。

重型颅脑损伤，特别是丘脑下部损伤的患者，可并发神经源性应激性胃肠道出血。出血之前患者多有呼吸异常、缺氧或并发肺炎、呃逆，随之出现咖啡色胃液及柏油样便，多次大量柏油样便，可导致休克和衰竭。在处理上，要改善缺氧，稳定生命体征，记录出血情况，禁食，药物止血，如给予西咪替丁、酚磺乙胺、氨甲苯酸、云南白药等。必要时胃内注入少量去甲肾上腺素稀释液，对止血有帮助。同时采取抗休克措施、输血或血浆，注意水、电解质平衡，对于便秘3 d以上者可给予缓泻剂、润肠剂或开塞露，必要时戴手套掏出干结大便块。

(六)五官护理

(1)注意保护角膜，由于外伤造成眼睑闭合不全，故要防止角膜干燥坏死。一般可戴眼罩，眼部涂眼药膏，必要时暂时缝合上下眼睑。

(2)脑脊液漏及耳漏，宜将鼻、耳血迹擦尽，禁用水冲洗，禁加纱条、棉球填塞。患者取半卧位或平卧位多能自愈。

(3)及时做好口腔护理，清除鼻咽与口腔内分泌物与血液。用3%过氧化氢或生理盐水或0.1%呋喃西林清洗口腔4次/d，长期应用多种抗生素者，可并发口腔霉菌，发现后宜用制霉菌素液每天清洗3～4次。

(七)皮肤护理

昏迷及长期卧床，尤其是衰竭患者易发生褥疮，预防要点如下。

(1)勤翻身，至少1次/2 h，避免皮肤连续受压，采用气垫床、海绵垫床。

(2)保持皮肤清洁干燥，床单平整，被大小便浸湿后随时更换。

(3)交接班时，要检查患者皮肤，如发现皮肤发红，只要避免再受压即可消退。

(4)昏迷患者如需应用热水袋，一定按常规温度50 ℃，避免烫伤。

(八)泌尿系统护理

(1)留置导尿，每天冲洗膀胱1～2次，每周更换导尿管。

(2)注意会阴部护理,防止泌尿系统感染,观察有无尿液含血,重型颅脑伤者每日记尿量。

(九)血糖监测

高血糖在脑损伤 24 h 后发生较为常见,它可进一步破坏脑细胞功能,因此对高血糖的监测防治也是必需的。监测方法应每日采血查血糖,应用床边血糖监测仪和尿糖试纸监测血糖和尿糖 4 次/d,脑外伤术后预防性应用胰岛素 12～24 U 静脉滴注,每日 1 次。

护理要点是:①正确掌握血糖、尿糖测量方法。②掌握胰岛素静脉点滴的浓度,每 500 mL 液体中不超过 12 U,滴速<60 滴/min。

(十)伤口观察与护理

(1)开放伤或开颅术后,观察敷料有无血性浸透情况,及时更换,头下垫无菌巾。

(2)注意是否有脑脊液漏。

(3)避免患侧伤口受压。

(十一)躁动护理

颅脑伤急性期因颅内出血,血肿形成,颅内压急剧增高,常引起躁动。此外,缺氧、休克兴奋期、尿潴留、膀胱过度膨胀、脑外伤恢复期也可有躁动。对患者躁动应适当将四肢加以约束,防止自伤、防止坠床,分析躁动原因并针对原因加以处理。

(十二)高热护理

当颅脑损伤患者出现高热时,急性期体温可在 38～39 ℃,经过 5～7 d 逐渐下降。

(1)如体温持续不退或下降后又高热,要考虑伤口、颅内、肺部或泌尿系统并发感染。

(2)颅内出血,尤其脑室出血也常引起高热。

(3)丘脑下部损伤发生的高热可以持续较长时间,体温可高至 41 ℃以上,部分患者因高热不退而死亡。

高热处理:①一般头部枕冰袋或冰帽,酌用冬眠药。②小儿及老年人应着重预防肺部并发症。③长期高热要注意补液。④冬眠低温是治疗重型颅脑伤、防治脑水肿的措施,也用于高热时。⑤目前我们采用亚低温,使患者体温降至 34 ℃左右,一般 3～5 d 可自然复温。⑥冰袋降温时要外加包布,避免发生局部冻伤。⑦在降温时,观察患者需注意区别药物的作用与伤情变化引起的昏迷。

(十三)癫痫护理

颅骨凹陷骨折、急性脑水肿、蛛网膜下隙出血、颅内血肿、颅内压增高、高热等均可引起癫痫发作,应注意以下几点。

(1)防止误吸与窒息;有专人守护,将患者头转向一侧,上下牙之间加牙垫防舌咬伤。

(2)自动呼吸停止时,应立即行辅助呼吸。

(3)大发作频繁,连续不止,称为癫痫持续状态,可造成脑缺氧而加重脑损伤,一旦发现应及时通知医师做有效处理。

(4)详细记录癫痫发作的形式与频度及用药剂量。

(5)癫痫持续状态用药,常用地西泮、冬眠药、苯妥英钠。

(6)癫痫发作和发作后不安的患者,要倍加防范,避免坠床而发生意外。

(十四)亚低温治疗的护理

亚低温治疗重型颅脑伤是近几年临床开展的有效新方法。大量动物实验研究和临床应用结果都表明,亚低温对脑缺血和脑外伤具有肯定的治疗效果,但亚低温保护的确切机制尚不十分清楚,可能包括以下几个方面。

(1)降低脑组织氧耗量,减少脑组织乳酸堆积。

(2)保护血脑屏障,减轻脑水肿。

(3)抑制内源性毒性产物对脑细胞的损害作用。

(4)减少钙离子内流,阻断钙对神经元的毒性作用。

(5)减少脑细胞结构蛋白破坏,促进脑细胞结构和功能修复。

(6)减轻弥漫性轴索损伤,弥漫性轴索损伤是颅脑伤死残的主要病理基础,尤其是脑干网状上行激活系统轴索损伤是长期昏迷的确切因素。

亚低温能显著地控制脑水肿,降低颅内压,减少脑组织细胞耗能,减轻神经毒性产物过度释放等。目前临床常用半导体冰毯制冷与药物降温相结合的方法,使患者肛温一般维持在30～34 ℃,持续3～10 d。

亚低温治疗状态下护理要点如下所示。

(1)生命体征监测:亚低温状态下会引起血压降低和心率缓慢,护理工作中应该严密观察伤员心率、心律、血压等,尤其是儿童和老年患者及心脏病、高血压伤员应该予以重视,采用床边监护仪连续监测。

(2)降温毯置于患者躯干部,背部和臀部皮肤温度较低,血循环减慢,容易发生褥疮,每小时翻身一次,避免长时间压迫,血运减慢而发生褥疮。

(3)防治肺部感染。亚低温状态下,患者自身抵抗力降低,气管切开后较易发生肺部感染。加强翻身、叩背、吸痰,呼吸道冲洗时将冲洗液吸净是关键护理措施。

(十五)精神与心理护理

不论伤情轻重,患者都可能对脑损伤存在一定的忧虑,担心今后的工作能否适应、生活是否受影响。护士对患者从机体的代偿功能和可逆性方面多做解释,给患者安慰和鼓励,以增强自信心。对饮食、看书、学习等不宜过分限制,早期锻炼有利康复。因器质性损伤引起失语、瘫痪者,宜早期进行训练与功能锻炼。

(十六)康复催醒治疗的护理

目前认为颅脑伤患者伤后持续昏迷1个月以上为长期昏迷。长期昏迷催醒治疗应包括:预防各种并发症、使用催醒药物,减少或停用苯妥英钠和巴比妥类药物,交通性脑积水外科治疗等。

高压氧是目前用于长期昏迷患者催醒的行之有效的方法之一,颅脑伤昏迷患者一旦伤情平稳,应该尽早接受高压氧治疗,疗程通常30 d。对于高热、高血压、心脏病和活动性出血的昏迷患者应该慎用此类治疗以防发生意外。

长期昏迷的正规康复治疗包括早期和后期康复治疗。早期康复治疗是指患者在伤后住院期间由医护人员进行的康复治疗;后期康复治疗是指患者出院后转至康复中心,在康复体疗、心理等方面的医护人员指导下进行的康复训练和治疗。康复治疗的原则包括以下几点。

(1)从简单基本功能训练开始循序渐进。

(2)放大效应:如收录机音量适当放大,选用大屏幕电视机、放大康复训练器材和生活用具,选择患者喜爱的音像带等。

(3)反馈效应:在整个训练康复过程中,医护人员要经常给患者鼓励、称赞和指导性批评。有条件时将患者整个康复治疗过程进行录像并定期放给患者看,使其感受到康复的过程中,神经功能较前逐渐恢复,增强自信心。

(4)替代方法:若患者不能行走,则教会患者如何使用各种辅助工具行走。

(5)重复训练:在相当长的康复训练过程中,既要让患者反复训练以促进运动功能重建,又要不断改进训练方法和器材,才能不使患者产生厌倦情绪。迄今已经有大量随机双盲前瞻性临床观察结果表明,正规康复治疗对重型颅脑伤患者运动神经功能的恢复,相较于未接受正规康复治疗患者明显。早期(<35 d)较晚期(>35 d)开始正规康复治疗的患者神经功能恢复快1倍以上。对正规康复治疗伤后7 d内开始与7 d以上开始者进行评分,前者明显高于后者。一般情况下,早期康复治疗疗程1～3个月,重残颅脑伤患者需要1～2年。

目前,临床治疗颅脑伤患者智能障碍的主要药物包括三大类:儿茶酚胺类、胆碱能类和智能增强剂。近年来发现神经节苷脂和促甲状腺释放激素对颅脑伤患者智能的恢复也有促进作用。

颅脑伤患者伤后智力障碍的主要临床表现为:记忆力障碍、语言障碍和计数能力障碍。记忆力障碍主要包括视觉记忆力障碍、听觉记忆力障碍、空间记忆力障碍和颞叶定向障碍,语言障碍主要包括阅读理解障碍、失认症、失写症、语言理解障碍、发音和拼音障碍等。近年来采用智力训练和药物结合的方式治疗颅脑伤患者智力障碍已受到人们的重视。智力康复训练加药物治疗有助于颅脑伤患者的智力恢复。然而,智力康复训练应与体能康复训练同期进行。目前我们的智力康复训练主要包括仪器工具训练、反复操作程度训练及帮助记忆力的技巧训练等。

康复期伤病员需加强心理护理。对于轻型伤员应鼓励尽早自理生活,防止过度依赖医务人员。要鼓励他们树立战胜伤病的信心,消除对"脑外伤后综合征"的顾虑。脑外伤后综合征是指脑外伤后患者所出现的临床精神神经症,主要包括头痛、眩晕、记忆力减退、软弱无力、四肢麻木、恶心、复视和听力障碍等。应该向伤员做适当解释,让伤员知道有些症状属于功能性的,可以恢复。对于遗留神经功能残疾伤员的今后生活、工作问题,偏瘫失语的锻炼等问题,应该积极向伤员及家属提出合理建议和提供正确指导,帮助伤员恢复,鼓励伤员面对现实、树立争取完全康复的信心。

第四节　颅内压增高症

颅内压增高是颅内任何一种主要内容物(血液、脑脊液、脑组织)容积增加或者有占位性病变时,其所增加的容积超过代偿限度所致。正常人侧卧位时,测定颅内压为0.8～1.8 kPa(6～13.5 mmHg),大于2.0 kPa(15 mmHg)为颅内压增高,2.0～2.6 kPa(15～20 mmHg)为轻度增高,2.6～5.3 kPa(20～40 mmHg)为中度增高,大于 5.3 kPa(>40 mmHg)为重度增高。

一、病因与发病机制

引起颅内压增高的疾病很多,发生颅内压增高的主要因素如下。

(一)脑脊液增多

(1)分泌过多,如脉络丛乳头状瘤。

(2)吸收减少,如交通性脑积水,蛛网膜下隙出血后引起蛛网膜粘连。

(3)循环交通受阻,如脑室及脑中线部位的肿瘤引起的梗阻性脑积水或先天性脑畸形。

(二)脑血液增多

(1)脑外伤后 24 h 内的脑血管扩张、充血,以及呼吸道梗阻、呼吸中枢衰竭引起的二氧化碳蓄积,高碳酸血症和丘脑下部、鞍区或脑干部位手术,使自主神经中枢或血管运动中枢受刺激引起的脑血管扩张充血。

(2)颅内静脉回流受阻。

(3)出血。

(三)脑容积增加

正常情况下颅内容积除颅内容物体积外有 8%～10%的缓冲体积,即代偿容积。所以颅内容积很大,但代偿调节作用很小。如脑水肿可引起脑容积增加,是引发颅内高压增高症的重要原因之一。常见脑水肿分类如下。①血管源性脑水肿:多见于颅脑损伤、脑肿瘤、脑手术后。②细胞毒性脑水肿:多见于低氧血症、高碳酸血症、脑缺血和缺氧。③渗透性脑水肿:常见于严重电解质紊乱(Na^+丢失)渗透压降低,水中毒。

(四)颅内占位病变

病变常见于颅内血肿、颅内肿瘤、脑脓肿和脑寄生虫等。

二、临床表现

(一)头痛

头痛是颅内压增高最常见的症状,有时是唯一的症状。可呈持续性或间歇性发作,当用力、咳嗽、负重,早晨清醒时和较剧烈活动时加重,其原因是颅内压增高使脑膜、血管或神经受挤压、牵扯或炎症变化的刺激。急性和重度的颅内压增高可引起剧烈的头痛并常伴喷射性呕吐。

(二)恶心呕吐

多数颅内压增高患者都伴有恶心、不思饮食,重度颅内压增高可引起喷射性呕吐,呕吐之后头痛随之缓解,小儿较成人多见,其原因是迷走神经中枢和神经受刺激。

(三)视力障碍和眼底变化

长期颅内压增高,使视神经受压,眼底静脉回流受阻。引起视神经萎缩造成视力下降、模糊和复视,眼底视盘水肿,严重者出现失明和眼底出血。头痛、恶心呕吐、视盘水肿为颅内压增高的 3 大主要症状。

(四)意识障碍

意识障碍是反映脑受压的可靠及敏感指标,当大脑皮质、脑干网状结构广泛受压和损害即可出现意识障碍。颅内压增高早期患者可出现烦躁、嗜睡和定向障碍等意识不清的表现,晚期则出现朦胧和昏迷；末期出现深昏迷，梗阻性脑积水所引起的颅内压增高一般无意识障碍。

(五)瞳孔变化

颅内压不断增高而引起脑移位，中脑和脑干移位压迫和牵拉动眼神经可引起瞳孔对光反射迟钝。瞳孔不圆，瞳孔忽大忽小，一侧瞳孔逐渐散大，光反射消失；末期出现双侧瞳孔散大、固定。

(六)生命体征变化

颅内压增高，早期一般不会出现生命体征变化，急性或重度的颅内压增高可引起血压增高，脉压增大，呼吸、脉搏减慢综合征，随时有呼吸骤停及生命危险。常见于急性脑损伤患者，而脑肿瘤患者则很少出现血压升高。

(七)癫痫发作

约有20%的颅内压增高患者发生癫痫，为局限性癫痫小发作，如口角及单侧上、下肢抽搐，或癫痫大发作，大发作时可引起呼吸道梗阻，加重脑缺氧、脑水肿而加剧颅内压增高。

(八)颅内高压危象(脑疝形成)

1.颞叶钩回疝

由幕上肿瘤、水肿、血肿引起急剧的颅内压力增高，挤压颞叶向小脑幕裂孔或下方移位，同时压迫动眼神经、大脑后动脉和中脑，使脑干移位，产生剧烈的头痛、呕吐，血压升高，呼吸、脉搏减慢、不规则，很快进入昏迷，一侧瞳孔散大，光反射消失，对侧肢体偏瘫，去脑强直。此时如未进行及时的降颅压处理则会出现呼吸停止，双侧瞳孔散大、固定、血压下降、心跳停止。

2.枕骨大孔疝

枕骨大孔疝又称小脑扁桃体疝，主要是幕下肿瘤、血肿、水肿致颅内压力增高，挤压小脑扁桃体进入压力偏低的枕骨大孔，压迫延脑和颈1～2颈髓，患者出现剧烈头痛、呕吐、呼吸不规则、血压升高、心跳缓慢，随之很快出现昏迷、瞳孔缩小或散大、固定、呼吸停止。

三、护理

(一)护理目标

(1)了解引起颅内压增高的原因，及时对症处理。

(2)通过监测及早发现病情变化，避免意识障碍发生。

(3)颅内压得到控制，脑疝危象得以解除。

(4)患者主诉头痛减轻，自觉舒适，头脑清醒，睡眠改善。

(5)体液恢复平衡，尿比重在正常范围，无脱水症状和体征。

(二)护理措施

(1)观察神志、瞳孔变化1次/h。如出现神志不清及瞳孔改变，预示颅内压力增高，需及时报告医师进行降颅内压处理。

(2)观察头痛的程度、有无伴随呕吐，对剧烈头痛应及时对症降颅压处理。

(3)监测血压、脉搏、呼吸1次/(1～2)h，观察有无呼吸、脉搏慢，血压高，即“两慢一高”征。

(4)保持呼吸道通畅：呼吸道梗阻时，患者呼吸困难，可致胸腔内压力增高、$PaCO_2$增高致脑血管扩张、脑血流量增多进而使颅内压增高。护理时应及时清除呼吸道分泌物和呕吐物。抬高床头15°～30°，持续或间断吸氧，改善脑缺氧，减轻脑水肿。

(5)脱水治疗的护理:应用高渗性脱水剂,使脑组织间的水分通过渗透作用进入血循环再由肾脏排出,可达到降低颅内压的目的。常用20%甘露醇250 mL,15～30 min滴完,2～4次/d;呋塞米20～40 mg,静脉或肌内注射,2～4次/d。脱水治疗期间,应准确记录24 h出入液量,观察尿量、色,监测尿素氮和肌酐含量,注意有无水、电解质紊乱和肝肾功能损害。脱水药物应严格按医嘱执行,并根据病情及时调整脱水药物的用量。

(6)激素治疗的护理:肾上腺皮质激素通过稳定血脑屏障,预防和缓解脑水肿,改善患者症状。常用地塞米松5～10 mg静脉注射或氢化可的松100 mg静脉注射,1～2次/d;由于激素有引起消化道应激性溃疡出血、增加感染机会等不良反应,故用药的同时应加强观察,预防感染,避免发生并发症。

(7)颅内压监护。①监护方法:颅内压监护有植入法和导管法两种。植入法:将微型传感器植入颅内,传感器直接与颅内组织(硬脑膜外、硬脑膜下、蛛网膜下隙、脑实质等)接触而测压。导管法:以引流出的脑脊液或生理盐水充填导管,将传感器(体外传感器)与导管相连接,借导管内的液体与传感器接触而测压。两种方法的测压原理均是利用压力传感器将压力转换为与颅内压力成正比的电信号,再经信号处理装置将信号放大后记录下来。植入法中的硬脑膜外法及导管法中的脑室法优点较多,使用较广泛。②颅内压监护的注意事项:监护的零点参照点一般位于外耳道的位置,患者需平卧或头抬高10°～15°;监护前注意记录仪与传感器的零点校正,并注意大气压改变而引起的“零点漂移”;脑室法时在脑脊液引流期间每4～6 h关闭引流管测压,了解颅内压真实情况;避免非颅内情况而引起的颅内压增高,如出现呼吸不畅、躁动、高热或体位不舒适、尿潴留,应及时对症处理;监护过程严格无菌操作,监护时间以72～96 h为宜,防止颅内感染。③颅内压监护的优点:颅内压增高早期,由于颅内容积代偿作用,患者无明显颅内压增高的临床表现,而颅内压监护时可发现颅内压提高和基线不平稳;较重的颅内压升高(ICP>40 mmHg)时,颅内压监护基线水平与临床症状出现及其严重程度一致;有些患者临床症状好转,但颅内压逐渐上升,预示迟发性(继发性)颅内血肿的形成;根据颅内压监护使用脱水剂,可以避免盲目使用脱水剂及减少脱水剂的用量,减少急性肾衰竭及电解质紊乱等并发症的发生。

(8)降低耗氧量:对严重脑挫裂伤、轴索损伤、脑干损伤的患者进行头部降温,降低脑耗氧量。有条件者行冬眠低温治疗。①冬眠低温的目的:降低脑耗氧量,维持脑血流和脑细胞能量代谢,减轻乳酸堆积,降低颅内压;保护血脑屏障功能,抑制白三烯B_4生成及内源性有害因子的生成,减轻脑水肿反应;调节脑损伤后钙调蛋白酶Ⅱ活性和蛋白激酶活性,保护脑功能;当体温降至30 ℃,脑的耗氧量约为正常的55%,颅内压力较降温前低56%。②降温方法:根据医嘱首先给予足量冬眠药物,如冬眠Ⅰ号合剂(包括氯丙嗪、异丙嗪及哌替啶)或冬眠Ⅱ号合剂(哌替啶、异丙嗪、双氢麦角碱),待自主神经充分阻滞,御寒反应消失,进入昏睡状态后,方可加用物理降温措施。物理降温方法可采用头部戴冰帽,在颈动脉、腋动脉、肱动脉、股动脉等主干动脉表浅部放置冰袋,此外还可采用降低室温、减少被盖、体表覆盖冰毯等方法。降温速度以每小时下降1 ℃为宜,体温降至肛温33～34 ℃,腋温31～33 ℃较为理想。体温过低易诱发心律失常、低血压、凝血障碍等并发症;体温>35 ℃,则疗效不佳。③缓慢复温:冬眠低温治疗一般为3～5 d,复温应先停物理降温,再逐步减少药物剂量或延长相同剂量的药物维持时间直至停用;加盖被毯,必要时用热水袋复温,严防烫伤;复温不可过快,以免出现颅内压“反跳”、体温过高或中毒等。④预防并发症:定时翻身拍背、吸痰,雾化吸入,防止肺部感染;低温使心排出量减少,冬眠约物使外周血管阻力降低,在搬动患者或为其翻身时,动作应轻稳,以防发生直立性低血压;观察皮肤及肢体末端,冰袋外加用布套,并定时更换部位,定时局部按摩,以防冻伤。

(9)防止颅内压骤然升高:查明患者烦躁不安的原因,对症处理,必要时给予镇静剂,避免患者剧烈咳嗽和用力排便;控制液体摄入量,成人每日补液量<2 000 mL,输液速度应控制在30～40 滴/min;保持病室安静,避免情绪紧张,以免血压骤升而增加颅内压。

第五节　脑出血

脑出血是指原发于脑实质内的出血,主要发生于高血压和动脉硬化的患者。脑出血多发生于 55 岁以上的老年人,多数患者有高血压史。常在情绪激动或活动用力时突然发病,出现头痛、呕吐、偏瘫及不同程度昏迷等。

一、护理措施

(一)术前护理

(1)密切监测病情变化,包括意识、瞳孔、生命体征变化及肢体活动情况,定时监测呼吸、体温、脉搏、血压等,发现异常(瞳孔不等大、呼吸不规则、血压高、脉搏缓慢),及时报告医师立即抢救。

(2)绝对卧床休息,取头高位,15°～30°,头置冰袋可控制脑水肿,降低颅内压,利于静脉回流。吸氧可改善脑缺氧,减轻脑水肿。翻身时动作要轻,尽量减少搬动,加床档以防坠床。

(3)神志清楚的患者谢绝探视,以免情绪激动。

(4)脑出血昏迷的患者 24～48 h 禁食,以防止呕吐物反流至气管而造成窒息或吸入性肺炎,以后按医嘱进行鼻饲。

(5)加强排泄护理:若患者有尿潴留或不能自行排尿,应进行导尿,并留置尿管,定时更换尿袋,注意无菌操作,每日冲洗会阴 1～2 次,便秘时定期给予通便药或食用一些粗纤维的食物,嘱患者排便时勿用力过猛,以防再出血。

(6)遵医嘱静脉快速输注脱水药物,降低颅内压,适当使用降压药,使血压保持在正常水平,防止高血压引起再出血。

(7)预防并发症:①加强皮肤护理,每日擦浴 1～2 次,定时翻身,每 2 h 翻身 1 次,床铺干净平整,对骨隆突处的皮肤要经常检查和按摩,防止发生压力性损伤。②加强呼吸道管理,保持口腔清洁,口腔护理每日 1～2 次;患者有咳痰困难,要勤吸痰,保持呼吸道通畅;若患者呕吐,应使其头偏向一侧,以防发生误吸。③急性期应保持偏瘫肢体的生理功能位。恢复期应鼓励患者早期进行被动活动和按摩,每日2～3 次,防止瘫痪肢体的挛缩畸形和关节的强直疼痛,以促进神经功能的恢复,对失语的患者应进行语言方面的锻炼。

(二)术后护理

1.卧位

患者清醒后抬高床头 15°～30°,以利于静脉回流,减轻脑水肿,降低颅内压。

2.病情观察

严密监测生命体征,特别是意识及瞳孔的变化。术后 24 h 内易再次脑出血,如患者意识障碍继续加重、同时脉搏缓慢、血压升高,要考虑再次脑出血可能,应及时通知医师。

3.应用脱水剂的注意事项

临床常用的脱水剂一般是 20%甘露醇,滴注时注意速度,一般 20%甘露醇 250 mL 应在 20～30 min 输完,防止药液渗漏于血管外,以免造成皮下组织坏死;不可与其他药液混用;血压过低时禁止使用。

4.血肿腔引流的护理

注意引流液量的变化,若引流量突然增多,应考虑再次脑出血。

5.保持出入量平衡

术后注意补液速度不宜过快,根据出量补充入量,以免入量过多,加重脑水肿。

6.功能锻炼

术后患者常出现偏瘫和失语,加强患者的肢体功能锻炼和语言训练。协助患者进行肢体的被动活动,进行肌肉按摩,防止肌肉萎缩。

(三)健康指导

1.清醒患者

(1)应避免情绪激动,去除不安、恐惧、愤怒、忧虑等不利因素,保持心情舒畅。

(2)饮食清淡,多吃含水分、含纤维素多的食物;多食蔬菜、水果。忌烟、酒及辛辣、刺激性强的食物。

(3)定期测量血压,复查病情,及时治疗可能并存的动脉粥样硬化、高脂血症、冠心病等。

(4)康复活动。应规律生活,避免劳累、熬夜、暴饮暴食等不利因素,保持心情舒畅,注意劳逸结合。坚持适当锻炼。康复训练过程艰苦而漫长(一般为 1～3 年,长者需终生训练),需要信心、耐心、恒心,在康复医师指导下,循序渐进、持之以恒。

2.昏迷患者

(1)昏迷患者注意保持皮肤清洁、干燥,每日床上擦浴,定时翻身,防止压力性损伤形成。

(2)每日坚持被动活动,保持肢体功能位置。

(3)防止气管切开患者出现呼吸道感染。

(4)不能经口进食者,应注意营养液的温度、保质期,以及每日的出入量是否平衡。

(5)保持大小便通畅。

(6)定期高压氧治疗。

二、主要护理问题

(1)疼痛:与颅内血肿压迫有关。

(2)生活自理能力缺陷:与长期卧床有关。

(3)脑组织灌注异常:与术后脑水肿有关。

(4)有皮肤完整性受损的危险:与昏迷、术后长期卧床有关。

(5)躯体移动障碍:与出血所致的脑损伤有关。

(6)清理呼吸道无效:与长期卧床所致的机体抵抗力下降有关。

(7)有受伤的危险:与术后癫痫发作有关。

第六节　关节脱位

一、概述

关节稳态结构受到损伤，使关节面失去正常的对合关系，称为关节脱位。除骨端对合失常外，其病理表现还有相应的骨端骨折、关节周围软组织损伤、关节腔的血肿及后期关节粘连异位骨化，丧失功能，可并发神经、血管损伤。创伤性脱位最多见，上肢脱位较下肢脱位常见。发生脱位的部位以肩关节、肘关节、髋关节多见。

(一)护理评估

1.健康史

(1)一般情况：如年龄、出生时的情况、对运动的喜好等。

(2)外伤史：评估患者有无突发外伤史，受伤后的症状和疼痛的特点、受伤后的处理方法。

(3)既往史：患者以前有无类似外伤病史、有无关节脱位的习惯、既往脱位后的治疗和回复情况等。

2.身体状况

(1)局部情况：患肢疼痛程度，有无血管和神经受压的表现、皮肤有无受损。

(2)全身情况：生命体征、躯体活动能力、生活自理能力等。

(3)辅助检查：X线检查有无阳性结果发现。

3.心理一社会状况

患者的心理状态，对本次治疗有无信心。患者所具有的疾病知识和对治疗、护理的期望。

(二)常见护理诊断/问题

(1)疼痛：与关节脱位引起局部组织损伤及神经受压有关。

(2)躯体功能障碍：与关节脱位、疼痛、制动有关。

(3)有皮肤完整受损的危险：与外固定压迫局部皮肤有关。

(4)潜在并发症：血管、神经受损。

(三)护理目标

(1)患者疼痛逐渐减轻直至消失，感觉舒适。

(2)患者关节活动能力和舒适度得到改善。

(3)患者皮肤完整，未出现压疮。

(4)患者未出现血管、神经损伤，若发生能被及时发现和处理。

(四)护理措施

1.体位

抬高患肢并保持患肢处于关节的功能位，以利于回流，减轻肿胀。

2.缓解疼痛

(1)局部冷热敷：受伤24 h内局部冷敷，达到消肿止痛目的；受伤24 h后，局部热敷以减轻肌肉痉挛引起的疼痛。

(2)镇痛：应用心理暗示、转移注意力或放松治疗法等非药物镇痛方法缓解疼痛，必要时遵医嘱给予镇痛剂。

3.病情观察

定时观察患肢远端血运、皮肤颜色、温度、感觉和活动情况等，若发现患肢苍白、发冷、疼痛加剧、感觉麻木等，及时通知医师。

4.保持皮肤完整性

使用石膏固定或牵引的患者，避免因固定物压迫而损伤皮肤。对皮肤感觉功能障碍的肢体，防止烫伤和冻伤。

5.心理护理

关节脱位多由意外事故造成，患者常焦虑、恐惧，在生活上给予帮助，加强沟通，使之心情舒畅，从而愉快地接受并配合治疗。

(五)护理评价

(1)疼痛得到有效控制。

(2)关节功能得以恢复，满足日常活动需要。

(3)皮肤完整，无压疮或感染发生。

(4)发生血管、神经损伤，若发生能被及时发现和处理。

二、肩关节脱位

肩关节脱位最为常见，约占全身关节脱位的1/2。肩胛盂关节面小而浅，关节囊和韧带松大薄弱，有利于肩关节活动，但缺乏稳定性，容易脱位。

(一)病因与发病机制

肩关节脱位分为前脱位、后脱位、下脱位、盂上脱位，前脱位又分为喙突下脱位、盂下脱位、锁骨下脱位(图2-1)，由于肩关节前下方组织薄弱，以前脱位最为多见。

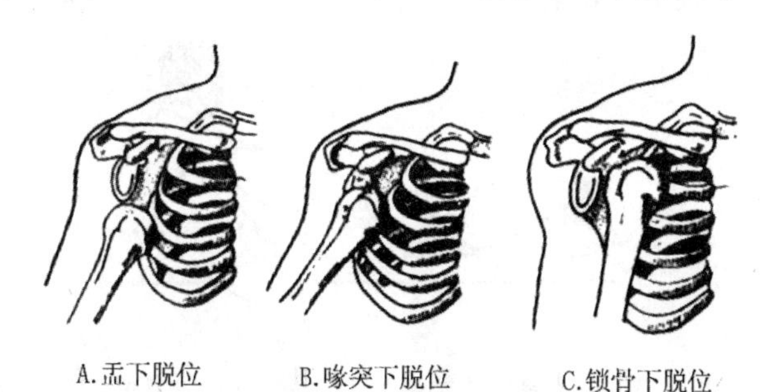

图2-1　脱位类型

导致肩关节脱位最常见的暴力形式为间接外力。摔倒时肘或手撑地，肩关节处于外展、外旋和后伸位，肱骨头滑出肩胛盂窝，位于喙突的下方，发生最常见的喙突下脱位。当肩关节极度外展、外旋和后伸，以肩峰作为支点通过上肢的杠杆作用发生盂下脱位。前脱位除了前关节囊损伤，可有前缘的盂缘软骨撕脱，称Bankart损伤。也可造成肩胛下肌近止点处肌腱损伤，造成关节不稳定，成为脱位复发的潜在因素，肱骨头后上骨软骨塌陷骨折称Hill-Saehs损伤，肩关节脱位还常合并肱骨大结节撕脱骨折和肩袖损伤。

(二)临床表现

1.一般表现

外伤性肩关节前脱位主要表现为肩关节疼痛、周围软组织肿胀、关节活动受限。健侧手常用以扶持患肢前臂，头倾向患肩，以减少活动及肌牵拉，减轻疼痛。

2.局部特异体征

(1)弹性固定：上臂保持固定在轻度外展前屈位，任何方向上的活动都导致疼痛。

(2)搭肩试验阳性：患肢肘部贴近胸壁，患手不能触及对侧肩部，反之，患手放到对侧肩，患肘不能贴近胸壁。

(3)畸形：从前方观察患者，患肩失去正常饱满圆钝的外形，呈"方肩"畸形，患肢较健侧长，是肱骨头脱出喙突下所致。

(4)关节窝空虚：除方肩畸形外，触诊肩峰下有空虚感，可在肩关节盂外触到脱位肱骨头。

(三)诊断要点

结合外伤病史，如跌倒时手掌撑地，肩部出现外展外旋，或肩关节后方直接受到剧烈撞击，就诊时患者特有的体态和临床表现，以及X线检查可以确诊。

(四)实验室及其他检查

X线检查可以了解脱位的类型，还能明确是否合并骨折。必要时行MRI检查，可进一步了解关节囊、韧带及肩袖损伤。

(五)治疗要点

要点包括急性期的复位、固定和恢复期的功能锻炼。

1.复位

(1)手法复位：新鲜脱位应尽早进行复位，以便早期解除病痛。切忌暴力强行手法复位，以免损伤神经、血管、肌肉，甚至造成骨折。经典方法如下。

Hippocrates法：医师站于患者的患侧，沿患肢畸形方向缓慢持续牵引的同时以足蹬于患侧腋窝，逐渐增加牵引力量，轻柔旋转上臂，借用足作为支点，内收上臂，完成复位(图2-2)。

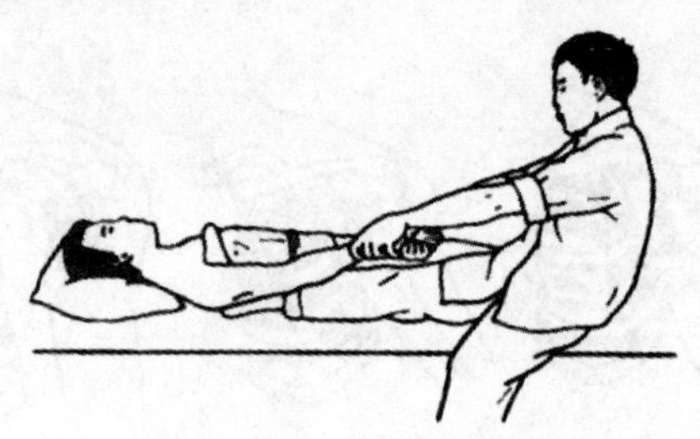

图2-2　肩关节前脱位Hippocrates法复位

Stimson法：患者俯卧于床，患肢垂于床旁，用布带将2.3～4.5 kg重物悬系患肢手腕自然牵拉10～15 min，肱骨头可在持续牵引中自动复位。该法安全、有效(图2-3)。

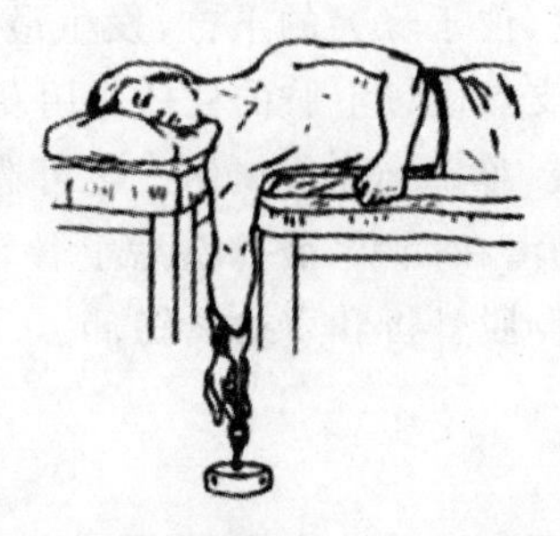

图2-3　肩关节脱位Stimson法复位

(2)切开复位:如手法正确仍不能完成复位者,可采用切开复位。切开复位指征:软组织阻挡、肩胛盂骨折移位、合并大结节骨折、肱骨头移位明显,影响复位和稳定者。

2.固定

复位成功后,损伤的关节囊、韧带、肌腱、骨与软骨必须通过制动来修复。应使患肢内旋肘关节屈曲90°于胸前,腋窝垫棉垫,以三角巾悬吊或将上肢以绷带与胸壁固定。关节囊破损明显或仍有肩关节半脱位者,将患侧手置于对侧肩上,上肢贴胸壁,腋窝垫棉垫,用绷带固定于胸壁前。40岁以下患者宜制动3～4周;40岁以上患者,制动时间可相应缩短,因为年长者复发性肩关节脱位发生率相对较低,而肩关节僵硬却常有发生。

3.功能锻炼

肩关节的活动锻炼应开始于制动解除以后,而且应循序渐进,切忌操之过急。固定期间,活动腕部和手指,症状缓解后指导患者用健手被动外展和内收患肢。3周后指导患者锻炼患肢。方法:弯腰90°,患肢自然下垂,以肩为顶点做圆锥环转,范围逐渐增大。4周后,指导患者手指爬墙外展、举手摸头顶、借力臂上举等,使肩关节功能恢复。

(六)护理要点

1.心理护理

给予患者生活上的照顾,及时解决困难,精神安慰,缓解紧张心理。

2.病情观察

移位的骨端可压迫邻近的血管和神经,引起患肢缺血、感觉、运动障碍。对皮肤感觉功能障碍的肢体要防止烫伤。定时检查患肢末端的血液循环状况,若发现患肢苍白、发冷、大动脉搏动消失,提示有大动脉损伤的可能,应及时处理。动态观察患肢的感觉和运动,以了解患肢神经损伤的程度和恢复情况。

3.复位

做好复位前的身体与心理准备。复位前给予适当的麻醉,以减轻疼痛,同时使用肌肉松弛剂,利于复位。复位成功后被动活动。

4.固定

向患者及家属讲解复位后固定的目的、方法、意义、注意事项,使之充分了解关节脱位后复位固定的重要性。固定期间,要保持固定有效,经常观察患者肢体位置是否正确;固定时间不宜过长,固定时间过长易发生关节僵硬;固定时间过短,损伤得不到充分修复,易发生再脱位。一般固定3周左右,若合并骨折、陈旧性脱位、习惯性脱位,应适当延长固定的时间。由于肩关节脱位患肢固定于胸壁,注意腋窝下要垫棉垫以保护腋窝胸壁皮肤。40岁以上患者可适当缩短制动时间,注意肩关节僵硬的发生。

5.缓解疼痛

早期正确复位固定可使疼痛缓解或消失。移动患者时,帮患者托扶固定患肢,动作轻柔,避免因活动患肢加重疼痛。指导患者和家属应用心理暗示、松弛疗法等转移注意力而缓解疼痛。遵医嘱应用镇痛剂,促进患者舒适与睡眠。

6.健康指导

向患者及家属讲解关节脱位治疗和康复知识,讲述功能锻炼的重要性和必要性,指导并使患者能自觉地按计划进行正确的功能锻炼,减少盲目性。

三、肘关节脱位

全身大关节中，肘关节脱位的发生率相对低，约占总发病数的 1/5。脱位后如不及时复位，容易导致前臂缺血性痉挛。

(一)病因与脱位机制

肘关节脱位可有后脱位、外侧方脱位、内侧方脱位和前脱位，其中后脱位最常见(图 2-4)，多为间接暴力所致。摔倒时前臂旋后位手掌撑地，由于肱骨滑车横轴线向外倾斜，所传达的暴力达到肘部时转成肘外翻及前臂旋后过伸的应力，尺骨鹰嘴突在鹰嘴窝内呈杠杆作用，导致尺、桡骨近端同时被推向后外侧，产生后脱位。肘前关节囊及肱前肌撕裂，后关节囊及内侧副韧带损伤，可合并肱骨内上髁骨折、正中神经和尺神经损伤。晚期可发生骨化性肌炎。

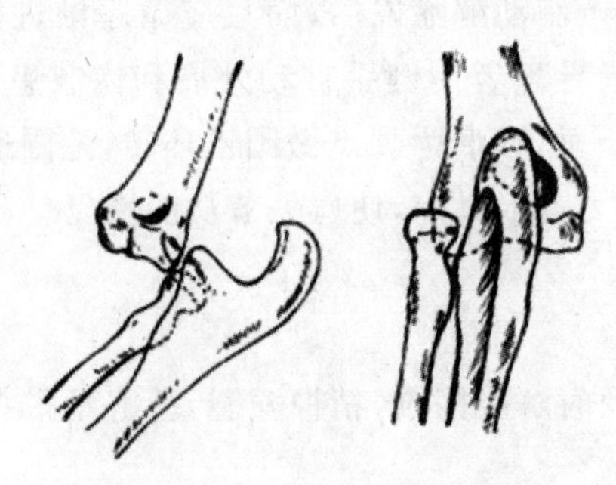

图 2-4　肘关节后脱位

(二)临床表现

1.一般表现

伤后局部疼痛、肿胀、功能和活动受限。

2.特异体征

(1)畸形：肘后突，前臂短缩，肘后三角相互关系改变，鹰嘴突出内外髁，肘前皮下可触及肱骨下端。

(2)弹性固定：肘处于半屈近于伸直位，屈伸活动有阻力。

(3)关节窝空虚：肘后侧可触及鹰嘴的半月切迹。

3.并发症

脱位后，由于肿胀而压迫周围神经、血管。后脱位时可伤及正中神经、尺神经、肱动脉。

(1)正中神经损伤：呈“猿手”畸形，拇指、示指、中指感觉迟钝或消失，不能屈曲，拇指不能外展和对掌。

(2)尺神经损伤：呈“爪状手”畸形，表现为手部尺侧皮肤感觉消失，小鱼际及骨间肌萎缩，掌指关节过伸，拇指不能内收，其他四指不能外展及内收。

(3)动脉受压：患肢血循环障碍，表现为患肢苍白、发冷、大动脉搏动减弱或消失。

(三)实验室及其他检查

X 线检查用以证实脱位及发现合并的骨折。

(四)诊断要点

有外伤史，以跌倒手掌撑地最常见，根据临床表现和 X 线检查可明确诊断。

(五)治疗要点

1.复位

一般均能通过闭合方法完成复位。助手沿畸形关节方向对前臂和上臂做牵引和反牵引，术者从肘后用双手握住肘关节，以指推压尺骨鹰嘴向前下，同时矫正侧方移位，助手在复位过程中配合维持牵引并逐渐屈肘，出现弹跳感则表示复位成功。

2.固定

用长臂石膏或超关节夹板固定肘关节于功能位，3 周后去除固定。

3.功能锻炼

要求主动渐进活动关节，避免超限和被动牵拉关节。固定期间，可主动伸掌、握拳、屈伸手指等，去除固定后练习肘关节屈伸旋转以利功能恢复。

(六)护理要点

1.固定

注意观察固定的正确有效，固定期间保持肘关节的功能位，不可随意放松。

2.保持清洁、平整

肘关节周围皮肤保持清洁，石膏夹板内衬物保持平整。

3.指导活动

指导患者活动患侧掌指，按摩患肢，防止肌肉萎缩。

四、桡骨头半脱位

桡骨头半脱位是小儿多见的日常损伤，俗称牵拉肘，多发生在 5 岁以内，以 2～3 岁最常见。

(一)损伤机制与病理

患儿肘关节处于伸直位，前臂旋前时突然受到牵拉致伤。前臂旋前时，桡骨头容易从环状韧带的撕裂处脱出，使环状韧带嵌于肱桡关节间隙内。一般环状韧带滑脱不到桡骨头周径的一半，所以屈肘和前臂旋后容易复位。5 岁以后，环状韧带增厚，附着力渐强，不易发生半脱位。

(二)临床表现

患儿被牵拉受伤后，因疼痛哭闹，不让触动患部，不肯使用患肢，特别是举起前臂。检查发现前臂多呈旋前位，半屈；桡骨头处可有压痛，但无肿胀和畸形；肘关节活动受限。

(三)辅助检查与诊断

X 线检查无阳性发现。诊断主要依靠牵拉病史、症状和体征。

(四)治疗要点

1.复位

闭合复位多能成功。方法是一手握住患儿的前臂和腕部，另一手握住肘关节，拇指压住桡骨头，使前臂旋后多能获得复位。

2.固定

复位后无须特殊固定，用三角巾或布带悬吊患肢于功能位 1 周即可。

(五)护理要点

嘱患儿家属勿强力牵拉患儿手臂,复位后症状不能立即消除者,要密切观察一段时间来明确复位是否成功。

五、髋关节脱位

髋关节是身体最大的杵臼关节,结构稳固,周围有强大韧带和肌肉附着,只有高能暴力才能导致脱位,如车祸中高速暴力撞击。按股骨头的移位方向,髋关节脱位分为前脱位、后脱位和中心脱位,其中后脱位最多见,占85%～90%。以髋关节后脱位为例详细阐述。

(一)病因、病理与分类

1.脱位机制

髋关节后脱位一般发生于交通事故时,患者处于髋关节屈曲内收和屈膝体位,强力使大腿急剧内收、内旋时,迫使股骨颈前缘抵于髋臼前缘形成支点,因杠杆作用股骨头冲破后关节囊,滑向髋臼后方形成后脱位。如暴力自前方作用于屈曲的膝,沿股骨纵轴传达到髋,也可使股骨头向后方脱位。

2.分类

临床上按有无合并骨折分型。①Ⅰ型:无骨折伴发,复位后无临床不稳定。②Ⅱ型:闭合手法不可复位,无股骨头或髋臼骨折。③Ⅲ型:不稳定,合并关节面、软骨或骨碎片骨折。④Ⅳ型:脱位合并髋臼骨折,需重建,恢复稳定和外形。⑤Ⅴ型:合并股骨头或股骨颈骨折。

(二)临床表现

脱位后出现髋部疼痛,髋关节活动受限。患肢呈屈曲、内收、内旋及短缩畸形,臀部可触及向后上突出移位的股骨头。可合并坐骨神经损伤,表现为大腿后侧、小腿后侧及外侧和足部全部感觉消失,膝关节屈曲,小腿和足部全部肌瘫痪,足部出现神经营养性瘫痪。

(三)实验室及其他检查

X线检查的X线正位、侧位和斜位像可明确诊断。应注意是否合并骨折,特别是容易漏诊的股骨干骨折。CT可清楚显示髋臼后缘及关节内骨折情况。

(四)诊断要点

根据明显暴力外伤史,临床表现有疼痛、髋关节不能活动等确定诊断。

(五)治疗要点

对于Ⅰ型损伤可采取24 h内闭合复位治疗。对于Ⅱ～Ⅴ型损伤,多主张早期切开复位和对并发的骨折进行内固定。

1.闭合复位方法

应充分麻醉,使肌肉松弛。

(1)Allis法(图2-5):患者仰卧于地面垫上,助手双手向下按压两侧髂前上棘以固定骨盆。术者一手握住患肢踝部,另一前臂置于小腿上端近腘窝处,使髋、膝关节屈曲90°,再向上用力提拉持续牵引。待肌松弛后,再缓慢内旋、外旋,当听到或感到弹响,表示股骨头滑入髋臼,然后伸直患肢。若局部畸形消失、关节活动恢复,表示复位成功。

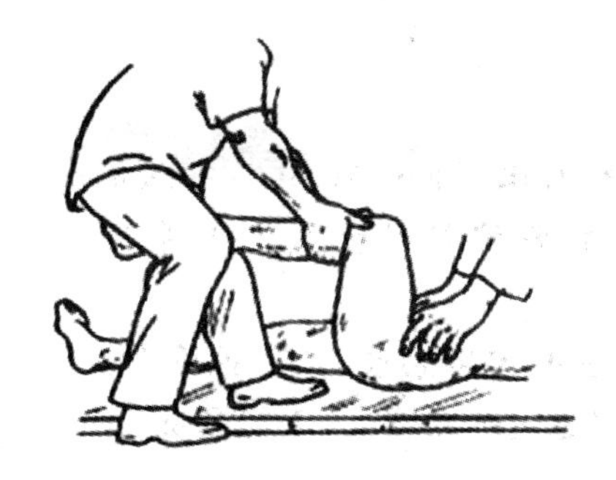

图 2-5　Allis 法复位

(2)Stimson 法(图 2-6):患者俯卧于检查床上,患侧下肢悬空,髋及膝各屈曲 90°。助手固定骨盆,术者一手握住患者的踝部,另一手置于小腿近侧,靠近腘窝部,沿股骨纵轴向下牵拉,即可复位。

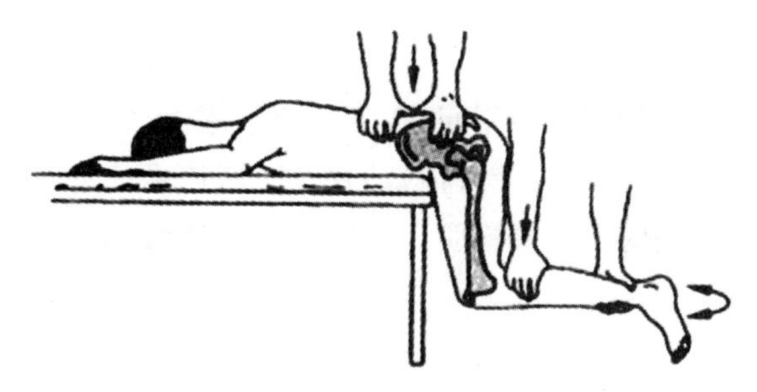

图 2-6　Stimson 法复位

2.切开复位术

当有梨状肌阻挡、关节囊嵌闭或骨软骨碎片卷入关节时,手法复位多失败。合并髋臼骨折片较大,影响关节稳定时,应手术切开复位,同时将骨折复位内固定。

3.固定

复位后患肢皮牵引 3 周。4 周后可持腋杖下地活动,3 个月后可负重活动。

4.功能锻炼

固定期间进行股四头肌收缩训练、未固定关节的活动。3 周后,活动关节。4 周后,皮牵引去除,指导患者拄双拐下地活动。3 个月内患肢不负重,以防股骨头缺血坏死及受压变形。3 个月后,经 X 线证实股骨头血供良好者,尝试去拐步行。

(六)护理要点

1.指导活动

髋关节脱位后常需皮牵引,牵引期间指导患者行股四头肌收缩训练,防止肌肉萎缩。

2.预防压疮

需长期卧床者注意做好皮肤护理,预防压疮。

3.饮食护理

注意合理膳食,保持排便规律,预防便秘。

第七节　脊柱骨折

一、疾病概述

(一)概念

脊柱骨折又称脊椎骨折，占全身各类骨折的5%～6%。脊柱骨折可以并发脊髓或马尾神经损伤，特别是颈椎骨折－脱位合并有脊髓损伤时能严重致残，甚至丧失生命。

(二)相关病理生理

脊柱分为前、中、后三柱。中柱和后柱包裹了脊髓和马尾神经，该区的损伤可以累及神经系统，特别是中柱损伤，碎骨片和髓核组织可以突入椎管的前半部而损伤脊髓。胸腰段脊柱(T_{10}～L_2)处于两个生理弧度的交汇处，是应力集中之处，也是常见骨折之处。

(三)病因与诱因

主要原因是暴力，多数由间接暴力引起，少数由直接暴力所致。当从高处坠落时，头、肩、臀部或足部着地，地面对身体的阻挡，使身体猛烈屈曲，所产生的垂直分力可导致椎体压缩性骨折，水平分力较大时则可同时发生脊椎脱位。直接暴力所致的脊椎骨折，多见于战伤、爆炸伤、直接撞伤等。

1.病理和分类

暴力的方向可以通过 X、Y、Z 轴，牵拉和旋转。在 X 轴上有屈、伸和侧方移动；在 Z 轴上则有侧屈和前后方向移动。因此，胸腰椎骨折和颈椎骨折分别可以有6种类型损伤。

2.胸、腰椎骨折的分类

(1)单纯性楔形压缩性骨折：脊柱前柱损伤，椎体成楔形，脊柱仍保持稳定。

(2)稳定性爆破型：前柱，中柱损伤。通常是高处坠落时，脊柱保持正直，胸腰段脊柱的椎体因受力、挤压而破碎；后柱不损伤，脊柱稳定。但破碎的椎体与椎间盘可突出于椎管前方，损伤脊髓而产生神经症状。

(3)不稳定性爆破型：前柱、中柱、后柱同时损伤，由于脊柱不稳定，可出现创伤后脊柱后突和进行性神经症状。

(4)Chance骨折：椎体水平状撕裂性损伤，如从高空仰面落下，背部被物体阻挡，脊柱过伸，椎体横形裂开；脊柱不稳定。

(5)屈曲－牵拉型：前柱部分因受压缩力而损伤，而中柱、后柱同时因牵拉的引力而损伤，造成后纵韧带断裂，脊椎关节囊破裂，关节突脱位，半脱位或骨折；是潜在性不稳定型骨折。

(6)脊柱骨折－脱位：又名移动性损伤，脊柱沿横面移位，脱位程度重于骨折。此类损伤较严重，伴脊髓损伤，预后差。

3.颈椎骨折的分类

(1)屈曲型损伤：前柱因受压缩力而损伤，而后柱因牵拉的张力而损伤。前方半脱位(过屈型扭伤)，后柱韧带完全或不完全性破裂。完全性者可有棘突上韧带、棘间韧带、脊椎关节囊破裂和横韧带撕裂。不完全性者仅有棘上韧带和部分棘间韧带撕裂。双侧脊椎间关节脱位，因过度屈曲，中后柱韧带断裂，脱位的关节突超越至下一个节段小关节的前方与上方。大多数患者伴有脊髓损伤。单纯椎体楔形(压缩性)骨折，较常见，除椎体压缩性骨折外，还有不同程度的后方韧带结构破裂。

(2)垂直压缩损伤：多数发生在高空坠落或高台跳水者。第一颈椎双侧前、后弓骨折，也称Jefferson骨折。爆破型骨折，颈椎椎体粉碎骨折，多见于第C_5、C_6椎体。破碎的骨折片可凸向椎管内，瘫痪发生率高达80%。

(3)过伸损伤：过伸性脱位，前纵韧带破裂，椎体横行裂开，椎体向后脱位。损伤性枢椎椎弓骨折，暴力来自颏部，使颈椎过度仰伸，枢椎椎弓垂直状骨折。

(4)齿状突骨折：机制不清，暴力可能来自水平方向，从前向后经颅骨至齿状突。

(四)临床表现

有严重的外伤史，如高空坠落、重物撞击腰背部、塌方事件被泥土或矿石掩埋等。胸腰椎损伤后，主要症状为局部疼痛，站立及翻身困难。腹膜后血肿刺激了腹腔神经节，合并肠蠕动减慢，常出现腹痛、腹胀，甚至肠麻痹症状。

检查时要详细询问病史、受伤方式、受伤时姿势、伤后有无感觉及运动障碍。注意多发伤，多发伤患者往往合并有颅脑、胸、腹脏器的损伤。要先处理紧急情况，抢救生命。检查脊柱时暴露面应足够，必须用手指从上至下逐个按压棘突，如发现位于中线部位局部肿胀和明显的局部压痛，提示后柱已有损伤，胸腰段脊柱骨折常可摸到后凸畸形。

(五)辅助检查

1.影像学检查

(1)X线检查：有助于明确脊椎骨折的部位、类型和移位情况。

(2)CT检查：用于检查椎体的骨折情况，椎管内有无出血及碎骨片。

(3)MRI检查：有助于观察及确定脊髓损伤的程度和范围。

2.肌电图

测量肌的电传导情况，鉴别脊髓完整性的水平。

3.实验室检查

除常规检查外，血气分析检查可判断有通气不足危险患者的呼吸状况。

(六)治疗原则

1.抢救生命

脊柱损伤患者伴有颅脑、胸、腹脏器损伤或并发休克时，首先处理紧急问题，抢救生命。

2.卧硬板床

胸腰椎骨折和脱位，单纯压缩骨折椎体压缩不超过1/3者，可仰卧于木板床，在骨折部加枕垫，使脊柱过伸。

3.复位固定

较轻的颈椎骨折和脱位者用枕颌带做卧位牵引复位；明显压缩移位者做持续颅骨牵引复位。牵引重量3～5 kg，复位后用头颈胸支具固定3个月。胸腰椎复位后用腰围支具固定，也可用两桌法或双踝悬吊法复位，复位后不稳定或关节交锁者，可手术治疗，做植骨和内固定。

4.腰背肌锻炼

胸腰椎单纯压缩骨折,椎体压缩不超过1/3者,在受伤后1～2 d开始进行,利用背伸肌的肌力及背伸姿势,使脊柱过伸,借椎体前方的前纵韧带和椎间盘纤维环的张力,使压缩的椎体自行复位,恢复原形状。严重的胸、腰椎骨折和骨折脱位,可通过腰背肌功能锻炼,使骨折获一定程度的复位。

二、护理评估

(一)一般评估

1.健康史

(1)一般情况:了解患者的年龄、职业特点、运动爱好、日常饮食结构、有无酗酒等。

(2)受伤情况:了解患者受伤的原因、部位和时间,受伤时的体位、症状和体征,搬运方式、现场及急诊室急救情况,有无昏迷史和其他部位复合伤等。

(3)既往史与服药史:有无脊柱受伤或手术史。

2.生命体征(T、P、R、BP)与意识

评估患者的呼吸、血压、脉搏、体温及意识情况。这包括呼吸型态、节律、频率、深浅、呼吸道是否通畅、患者能否有效咳嗽和排除分泌物;有无心动过缓和低血压;有无出汗,患者皮肤的颜色、温度;有无体温调节障碍。对伴有颅脑损伤的患者,可用格拉斯昏迷量表评估患者的意识情况。排尿和排便情况,患者有无尿潴留或充盈性尿失禁;尿液颜色、量和比重;有无便秘或大便失禁。

3.患者主诉

受伤的时间、原因和部位,受伤时的体位、症状和体征,搬运方式,现场及急诊室急救的情况,有无昏迷史和其他部位的合并伤。患者既往健康情况,有无脊柱受伤或手术史,近期有无因其他疾病而服用药物,应用剂量、时间和疗程。

4.相关记录

疼痛评分、全身皮肤及其他外伤情况。

(二)身体评估

1.视诊

受伤部位有无皮肤组织破损,局部肤色和温度,有无活动性出血及其他复合性损伤的迹象。

2.触诊

评估感觉和运动情况,患者的痛、温、触及位置觉的丧失平面及程度。

3.叩诊

叩诊患肢神经反射是否正常。

4.动诊

肢体感觉,活动和肌力的变化,双侧有无差异,有无腹胀和麻痹性肠梗阻征象。

(三)心理—社会评估

评估患者有无恐惧、紧张心理;评估患者和亲属对疾病的心理承受能力和对相关康复知识的认知程度,家庭及社会支持情况。

(四)辅助检查阳性结果评估

评估患者的影像学检查和实验室检查结果有无异常，以帮助判断病情和预后。

(五)治疗效果的评估

1.术前评估要点

(1)术前实验室检查结果评估：血常规及血生化、腰椎片、心电图等。

(2)术前术区皮肤、饮食、肠道、用药准备情况。

(3)患者准备：评估患者对手术过程的了解程度，有无过度焦虑或者担忧；对预后的期望值等。

2.术后评估要点

(1)生命体征的评估：术后 24 h 内，密切观察生命体征的变化，进行床边心电监护，每 30 min 或1 h记录一次，观察有无因术中出血、麻醉等引起血压下降。

(2)体位评估：是否采取正确的体位，以保持脊柱功能位及舒适为标准。

(3)术后感觉，运动和各项功能恢复情况。

(4)功能锻炼情况，如患者是否按计划进行功能锻炼及有无活动障碍引起的并发症出现。

三、主要护理诊断

(一)有皮肤完整性受损的危险

皮肤受损与活动障碍和长期卧床有关。

(二)潜在并发症

潜在并发症，如脊髓损伤。

(三)有失用综合征的危险

失用综合征与脊柱骨折长期卧床有关。

四、护理措施

(一)病情观察与并发症预防

1.脊髓损伤的观察和预防

观察患者肢体感觉、运动、反射和括约肌功能是否随着病情发展而变化，及时发现脊髓损伤征象，报告医师并协助处理。尽量减少搬动患者，搬运时保持患者的脊柱中立位，以免造成或加重脊髓损伤。对已发生脊髓损伤者做好相应护理。

2.疼痛护理

及时评估患者疼痛程度，遵医嘱给予止痛药物。

3.预防压疮

(1)定时翻身：间歇性解除压迫是有效预防压疮的关键，故在卧床期间应每 2～3 h 翻身 1 次。翻身时采用轴线翻身法，胸腰段骨折者双臂交叉放于胸前，2 人分别托扶患者肩背部和腰腿部翻至侧卧位；颈段骨折者还需 1 人托扶头部，使其与肩同时翻动。患者自行翻身时，应先挺直腰背部再翻身，以利用绷紧的躯干肌肉形成天然内固定夹板。侧卧时，患者背后从肩到臀用枕头抵住以免腰胸部脊柱扭转，上腿屈髋屈膝而下腿伸直。两腿间垫枕以防髋内收，颈椎骨折患者不可随意低头、抬头或转动颈部，遵医嘱决定是否垫枕及枕头放置位置。避免在床上拖拽患者，以减少局部皮肤剪切力。

(2)合适的床铺:床单清洁干燥和舒适,有条件的可使用特制翻身床、明胶床垫、充气床垫、波纹气垫等。注意保护骨突出部位,使用垫枕将各肢体保持良肢位并使骨突部位悬空,定时对受压的骨突部位进行按摩。保持个人清洁卫生和床单清洁干燥。

(3)增加营养:保证足够的营养素摄入,提高机体抵抗力。

4.牵引护理

(1)颅骨牵引时,每班检查牵引,并拧紧螺母,防止牵引弓脱落。

(2)牵引重锤保持悬空,不可随意增减或移去牵引重量,定期测量下肢的长度和力线,以免造成过度牵引和骨端旋转。

(3)注意牵引针是否有移位,若有移位应消毒后调整。

(4)保持对抗牵引力:颅骨牵引时,应抬高床头,若身体移位,抵住了床头,及时调整,以免失去反牵引作用。

(5)告知患者和家属牵引期间牵引方向与肢体方向应成直线,以达到有效牵引。

(二)饮食

给予患者高热量、高蛋白、高纤维素、高钙、富含维生素及果胶成分的饮食,如牛奶、鸡蛋、海米、虾皮、鱼汤、骨头汤、新鲜蔬菜和水果等。

(三)用药护理

了解药物不良反应,对症处理用药时观察其用药后效果。根据疼痛程度使用止痛药,并评估不良反应。

(四)心理护理

向患者和家属解释骨折的愈合是一个循序渐进的过程,充分固定能为骨折断端连接提供良好的条件。正确的功能锻炼可以促进断端生长愈合和患肢功能恢复。鼓励患者表达自己的思想,减轻患者及其家属的心理负担。

(五)健康指导

1.指导功能锻炼

脊柱损伤后长期卧床可导致失用综合征,故应根据骨折部位、程度和康复治疗计划,指导和鼓励患者早期活动和功能锻炼。单纯压缩骨折患者卧床 3 d 后开始腰背部肌肉锻炼,开始臀部左右活动,然后要求做背伸动作,使臀部离开床面,随着腰背肌力量的增加,臀部离开床面的高度也逐渐增高。2 个月后骨折基本愈合,第 3 个月可以下地少量活动,但仍以卧床休息为主,3 个月后逐渐增加下地活动时间。除了腰背肌锻炼,还应定时进行全身各个关节的全范围被动或主动活动,每日数次,以促进血液循环,预防关节僵硬和肌萎缩。鼓励患者适当进行日常活动能力的训练,以满足其生活需要。

2.复查

告知患者及家属局部疼痛明显加重,或不能活动,应立即到医院复查并评估功能恢复情况。

3.安全指导

指导患者及家属评估家庭环境的安全性,妥善放置可能影响患者活动的障碍物。

五、护理效果评估

(1)患者是否主诉骨折部位疼痛减轻或消失,感觉舒适。

(2)患者皮肤是否保持完整,能否避免压疮发生。

(3)能否避免脊髓损伤等并发症的发生,一旦发生,能否及时发现和处理。

(4)患者在指导下能否按计划进行有效的功能锻炼,能否避免失用综合征的发生。

第三章　妇产科疾病护理

第一节　外阴炎及阴道炎

一、外阴炎

外阴炎是妇科常见病，是外阴部的皮肤与黏膜的炎症，可发生于任何年龄，以生育期及绝经后妇女多见。

(一)护理评估

1.健康史

(1)病因评估：外阴炎主要指外阴部的皮肤与黏膜的炎症，以大、小阴唇为多见。由于外阴与尿道、肛门、阴道邻近且暴露，同时，阴道分泌物、月经血、产后的恶露、尿液、粪便的刺激、糖尿病患者的糖尿的长期浸渍，均可引起外阴不同程度的炎症，此外，穿化纤内裤、紧身内裤、使用卫生巾使局部透气性差等，均可诱发外阴部的炎症。

(2)病史评估：评估有无外阴炎的因素存在，有无糖尿病、阴道炎病史。

2.身心状况

(1)症状：外阴瘙痒、疼痛、红、肿、灼热，性交及排尿时加重。

(2)体征：局部充血、肿胀、糜烂，常有抓痕，严重者形成溃疡或湿疹。慢性炎症者，外阴局部皮肤或黏膜增厚、粗糙、皲裂等。

(3)心理-社会状况：了解病程，了解患者对症状的反应，有无烦躁、不安等心理。

(二)护理诊断及合作性问题

(1)皮肤或黏膜完整性受损：与皮肤黏膜炎症有关。

(2)舒适改变：与外阴瘙痒、疼痛、分泌物增多有关。

(3)焦虑：与性交障碍、行动不便有关。

(三)护理目标

(1)患者皮肤与黏膜完整。

(2)患者病情缓解或好转，舒适感增加。

(3)患者情绪稳定，积极配合治疗与护理。

(四)护理措施

1.一般护理

炎症期间宜进食清淡且富含营养的食物，禁食辛辣、刺激性食物。

2.心理护理

患者常出现烦躁不安、焦虑紧张，应帮助患者树立信心，减轻心理负担，坚持治疗，讲究患者常出现烦躁不安、焦虑紧张，应帮助患者树立信心，减轻心理负担，坚持治疗，讲究卫生。

3.病情监护

积极寻找病因，消除刺激原。

4.治疗护理

(1)治疗原则：去除病因，积极治疗原发病，如阴道炎、尿瘘、粪瘘、糖尿病等。

(2)治疗配合：保持外阴清洁干燥，局部使用约 40 ℃的 1∶5000 高锰酸钾溶液坐浴，每天 2 次，每次 15～30 min，5～10 次为 1 个疗程。如有破溃，可涂抗生素软膏或紫草油，急性期可用物理治疗。

(五)健康指导

(1)卫生宣教，指导妇女穿棉质内裤，减少分泌物刺激，对公共场所，如游泳池、公共浴室等谨慎出入，注意经期、孕期、产期及流产后的生殖道清洁，防止感染。

(2)定期妇科检查，积极参与普查与普治。

(3)指导用药方法及注意事项。

(4)加强性道德教育，纠正不良性行为。

(六)护理评价

(1)患者诉说外阴瘙痒症状减轻，舒适感增加。

(2)患者焦虑缓解或消失，掌握了卫生保健常识，能养成良好卫生习惯。

二、前庭大腺炎

细菌侵入前庭大腺腺管内致腺管充血、水肿称为前庭大腺炎。

(一)护理评估

1.健康史

(1)病因评估前庭大腺腺管开口位于小阴唇与处女膜之间，在性交、流产、分娩或其他情况污染外阴部时，病原体易侵入引起炎症，因此，以育龄妇女多见，主要病原体为葡萄球菌、链球菌、大肠杆菌、淋病奈瑟菌及沙眼衣原体等。急性炎症发作时，细菌先侵犯腺管，腺管口因炎症肿胀阻塞，渗出物不能排出，积存而形成脓肿，称为前庭大腺脓肿(又称巴氏腺脓肿)，多发于一侧。如急性炎症消退，腺管口粘连阻塞，分泌物不能外流，脓液转清，则形成前庭大腺囊肿，多为单侧，大小不等，可持续数年不增大。患者往往无自觉症状。

(2)病史评估了解患者有无反复的外阴感染史及卫生习惯。

2.身心状况

(1)症状：初起时局部肿胀、疼痛、烧灼感，行走不便，可伴有大小便困难等。有时可出现发热等全身症状(表 3-1)。

表 3-1　前庭大腺炎临床类型及身体状况

临床类型	身体状况
急性期	(1)大阴唇下 1/3 处疼痛、肿胀，严重时行走受限。检查局部可见皮肤红、肿、热、压痛。 (2)脓肿形成时，可触及波动感，脓肿直径可达 5～6 cm，可自行破溃。如破口大，引流通畅，脓液流出后炎症消退；如破口小，引流欠佳，炎症持续不退或反复发作。 (3)可出现全身不适、发热等全身症状
慢性期	慢性期囊肿形成，患者感到外阴部有坠胀感或性交不适。检查时局部可触及囊性肿物，大小不一，有时可反复急性发作

(2)体征:外阴部皮肤红肿、压痛明显。当脓肿形成时,疼痛加剧,并可触及波动感,脓肿直径可达5~6 cm。

(3)心理-社会状况:了解病程,了解患者对症状的反应,有无烦躁、不安等心理,患者常有因害羞或怕痛而未及时诊治的心理障碍。

(二)辅助检查

取前庭大腺开口处分泌物做细菌培养,确定病原体。

(三)护理诊断及合作性问题

(1)皮肤完整性受损:与脓肿自行破溃或手术切开引流有关。

(2)疼痛:与局部炎症刺激有关。

(四)护理目标

(1)患者皮肤保持完整。

(2)疼痛缓解或好转。

(五)护理措施

1.一般护理

急性期患者应卧床休息,饮食易消化,富含营养。

2.心理护理

患者常常烦躁不安、焦虑紧张,应尊重患者,为患者保密,以解除其忧虑,使其积极治疗,帮助其建立治愈疾病的信心和生活的勇气。

3.病情监护

观察患者的生命体征,重点观察体温变化,观察伤口愈合情况。

4.治病护理

(1)治疗原则:急性期局部热敷或坐浴,抗生素消炎治疗;脓肿形成或囊肿较大时,切开引流或行囊肿造口术,保持腺体功能,防止复发。

(2)治疗配合:急性炎症发作时,取前庭大腺开口处分泌物做细菌培养,确定病原体。根据细菌培养结果和药物敏感试验选用抗生素口服或肌内注射。脓肿形成或囊肿较大时,切开引流或行囊肿造口术,并放置引流条。术后保持局部清洁,引流条每天更换 1 次,外阴用 1:5000 氯己定棉球擦拭,每天擦洗外阴2 次,也可用清热解毒中药热敷或坐浴,每天 2 次。

(六)健康指导

(1)向患者及家属讲解此病的病因及预防措施,指导患者注意外阴清洁卫生。

(2)告知患者及家属月经期、产褥期禁止性交;月经期应使用消毒卫生巾预防感染;术后注意事项及正确用药。告知患者相关卫生保健常识,养成良好卫生习惯。

(七)护理评价

(1)患者诉说外阴不适症状减轻,舒适感增加。

(2)患者接受医护人员指导,焦虑缓解或消失。

阴道炎是阴道黏膜及黏膜下结缔组织的炎症,是妇科常见病。正常健康妇女由于解剖结构、组织特点,阴道对病原体的侵入有自然防御功能。当各种因素导致自然防御功能降低,阴道内生态平衡遭到破坏时,病原体侵入导致阴道炎症。幼女及绝经后妇女由于雌激素缺乏,阴道上皮薄，阴道抵抗力低，比青春期及育龄期妇女更易受感染。

三、滴虫性阴道炎

滴虫性阴道炎是由阴道毛滴虫引起的最常见的阴道炎。阴道毛滴虫主要寄生于女性阴道，也可存在于尿道、尿道旁腺及膀胱。男性可存在于包皮皱襞、尿道及前列腺内。滴虫适宜生长在温度为25～40 ℃，pH为5.2～6.6的潮湿环境。月经前后，阴道内酸性减弱，接近中性，隐藏在腺体及阴道皱襞中的滴虫常得以繁殖，而发生滴虫性阴道炎。此病的传播途径有经性交的直接传播及经游泳池、浴盆、厕所、衣物、器械等途径的间接传播。

（一）护理评估

1.健康史

（1）病因评估：阴道毛滴虫呈梨形，体积为多核白细胞的2～3倍。滴虫顶端有4根鞭毛，体部有波动膜，后端尖并有轴柱凸出。活的滴虫透明无色，如水滴，鞭毛随波动膜的波动而活动（图3-1）。阴道毛滴虫极易传播，pH在4.5以下时便受到抑制甚至致死。pH上升至7.5时，其繁殖可完全被抑制。在妊娠期和月经来潮前后，阴道pH升高，可使阴道毛滴虫的感染率和发病率升高。

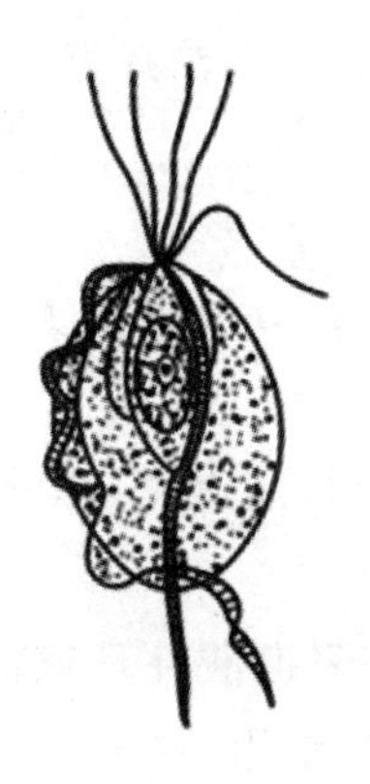

图3-1　滴虫模式图

（2）病史评估：评估发作与月经周期的关系，既往阴道炎病史，个人卫生情况；分析感染经过；了解治疗经过。

2.身心状况

（1）症状：主要症状为白带呈稀薄泡沫状，量多及伴有外阴、阴道口瘙痒。如有其他细菌混合感染，白带可呈黄绿色、血性、脓性且有臭味。局部可有灼热、疼痛、性交痛。合并尿路感染，可有尿频、尿痛、血尿。阴道毛滴虫能吞噬精子，阻碍乳酸生成，影响精子在阴道内存活，可致不孕。

（2）体征：妇科检查时可见阴道黏膜充血，严重时有散在的出血点。有时可见阴道后穹隆处有液性或脓性泡沫状分泌物。

（3）心理-社会状况：患者常因炎症反复发作而烦恼，出现无助感。

（二）辅助检查

（1）悬滴法：在玻片上加1滴温生理盐水，自阴道后穹隆处取少许分泌物混于生理盐水中，用低倍镜检查，如有滴虫，可见其活动。阳性率可达80%～90%。取分泌物检查前24～48 h，避免性交、阴道灌洗及阴道上药。

(2)培养法:适于症状典型而悬滴法未见滴虫者,可用培养基培养,其准确率可达98%。

(三)护理诊断及合作性问题

(1)知识缺乏:缺乏对疾病传染途径的认识及缺乏阴道炎治疗的知识。

(2)舒适改变:与外阴瘙痒、分泌物增多有关。

(3)组织完整性受损:与分泌物增多、外阴瘙痒、搔抓有关。

(四)护理目标

(1)患者能说出疾病传染的途径、阴道炎的治疗与日常防护知识。

(2)患者分泌物减少.舒适度提高。保持组织完整性,无破损。

(五)护理措施

1.一般护理

注意个人卫生,保持外阴部清洁、干燥,避免搔抓外阴导致皮肤破损。

2.心理护理

解除患者因疾病带来的烦恼,减轻其对确诊后的心理压力,增强治疗疾病的信心。告知患者夫妇滴虫性阴道炎的传播途径、临床表现、治疗方法和注意事项,减轻他们的焦虑心理,同时鼓励他们积极配合治疗。

3.病情观察

观察患者的外阴瘙痒症状、阴道分泌物的量及颜色等。

4.治疗护理

(1)治疗原则:杀灭阴道毛滴虫,保持阴道的自净作用,防止复发,夫妻双方要同时治疗,切断直接传染途径。

(2)治疗配合。①局部治疗:增强阴道酸性环境,用1%乳酸溶液、0.5%醋酸溶液或1:5000高锰酸钾溶液冲洗阴道后,每晚睡前用甲硝唑200 mg,置于阴道后穹隆,每天1次,10 d为1个疗程。②全身治疗:甲硝唑(灭滴灵)200~400 mg/次,每天3次口服,10 d为1个疗程。③指导患者正确用药,按疗程坚持用药,注意冲洗液的浓度、温度。④观察用药后反应:甲硝唑口服后偶见胃肠道反应,如食欲不振、恶心、呕吐及白细胞减少、皮疹等,一旦发现,应报告医师并停药。妊娠期、哺乳期妇女应慎用,因为药能通过胎盘进入胎儿体内,并可由乳汁排泄。

(六)健康指导

(1)做好卫生宣教,积极开展普查普治,消灭传染源,严格禁止滴虫阴道炎或带虫者进入游泳池。医疗单位做好消毒隔离,防止交叉感染。治疗期间勤换内裤,内裤、坐浴及洗涤用物应煮沸消毒5~10 min以消灭病原体,禁止性生活,避免交叉或重复感染的机会。哺乳期妇女在用药期间或用药后24 h内不宜哺乳。经期暂停坐浴、阴道冲洗及阴道用药。

(2)夫妻应双双检查,男方若查出毛滴虫,夫妻应同治,有助于提高疗效,治疗期间应禁止性生活。

(3)治愈标准:治疗后应在每次月经干净后复查1次,连续3次均为阴性,方为治愈。

(七)护理评价

(1)患者自诉外阴不适症状减轻,舒适感增加,悬滴法试验连续3个周期复查为阴性。

(2)患者正确复述预防及治疗此疾病的相关知识。

四、外阴阴道假丝酵母菌病

外阴阴道假丝酵母菌病(VVC)也称外阴阴道念珠菌病,是一种常见的外阴、阴道炎,80%～90%的病原体为白假丝酵母菌,其发病率仅次于滴虫阴道炎。白假丝酵母菌是真菌,不耐热,加热至 60 ℃,持续 1 h,即可死亡;但对干燥、日光、紫外线及化学制剂的抵抗力较强。

(一)护理评估

1.健康史

(1)病因评估:念珠菌为条件致病菌,可存在口腔、肠道和阴道而不引起症状。当阴道内糖原增多、酸度增加、局部细胞免疫力下降时,念珠菌可繁殖并引起炎症,故外阴阴道假丝酵母菌病多见于孕妇、糖尿病患者及接受大量雌激素治疗者。此外,长期应用抗生素、服用类固醇皮质激或免疫缺陷综合征等,可以改变阴道内微生物之间的相互制约关系,易发此症;紧身化纤内裤、肥胖可使会阴局部的温度及湿度增加,也易使念珠菌得以繁殖而引起感染。

(2)传播途径评估:①内源性感染为主要感染,假丝酵母菌除寄生阴道外,还可寄生于人的口腔、肠道,这些部位的假丝酵母菌可互相传染。②通过性交直接传染。③通过接触感染的衣物等间接传染。

(3)病史评估:了解有无糖尿病及长期使用抗生素、雌激素、类固醇皮质激素病史,了解个人卫生习惯及有无不洁性生活史。

2.身心状况

(1)症状:外阴、阴道奇痒,坐卧不安,痛苦异常,可伴有尿痛、尿频、性交痛。阴道分泌物为干酪样或豆渣样。

(2)体征:妇科检查见小阴唇内侧、阴道黏膜红肿并附着白色块状薄膜,容易剥离,下面为糜烂及溃疡。

(3)心理-社会状况:患者常因外阴瘙痒痛苦不堪,由于影响休息与睡眠,产生忧虑与烦躁,评估患者心理障碍及影响疾病治疗的原因。

3.辅助检查

(1)悬滴法:在玻片上加 1 滴温生理盐水,自阴道后穹隆处取少许分泌物混于生理盐水中,用低倍镜检查,若找到白假丝酵母菌的芽孢和假菌丝即可确诊。

(2)培养法:适于症状典型而悬滴法未见白假丝酵母菌者,可用培养基培养。

(二)护理诊断及合作性问题

1.焦虑

与易复发,影响休息与睡眠有关。

2.组织完整性受损

与分泌物增多、外阴瘙痒、搔抓有关。

(三)护理目标

(1)患者情绪稳定,积极配合治疗与护理。

(2)患者病情改善,舒适度提高。

(3)保持组织完整性,组织无破损。

(四)护理措施

1.一般护理

注意个人卫生,保持外阴部清洁、干燥,避免搔抓外阴以免皮肤破损。

2.心理护理

向患者讲解外阴阴道假丝酵母菌病的病因、治疗方法和注意事项等,消除患者的顾虑和焦虑心理,使其积极配合治疗。

3.病情观察

观察患者的外阴瘙痒症状、阴道分泌物的量及颜色等。

4.治疗护理

(1)治疗原则:消除诱因,改变阴道酸碱度,根据患者情况选择局部或全身应用抗真菌药杀灭致病菌。

(2)用药护理。①局部治疗:用2%～4%碳酸氢钠溶液冲洗阴道或坐浴,再选用制霉菌素栓剂、克霉唑栓剂、咪康唑栓剂等置于阴道内,一般7～10 d为1个疗程。②全身用药:若局部用药效果较差或病情顽固者,可选用伊曲康唑、氟康唑、酮康唑等口服。③用药注意:孕妇要积极治疗,否则阴道分娩时新生儿易感染发生鹅口疮。妊娠期坚持局部治疗,禁用口服唑类药物。勤换内裤,内裤、坐浴及洗涤用物应煮沸消毒5～10 min以消灭病原体,避免交叉和重复感染的机会。④用药护理:嘱阴道灌洗或坐浴应注意药液浓度和治疗时间,灌洗药物要充分溶化,温度一般为40 ℃,切忌过烫,以免烫伤皮肤。

(五)健康指导

(1)做好卫生宣教,养成良好的卫生习惯,每天洗外阴、换内裤。切忌搔抓。

(2)约15%的男性与女性患者接触后患有龟头炎,对有症状男性也应进行检查与治疗。

(3)鼓励患者坚持用药,不随意中断疗程。

(4)嘱积极治疗糖尿病等疾病,正确使用抗生素、雌激素,以免诱发外阴阴道假丝酵母菌病。

(六)护理评价

(1)患者分泌物减少,性状转为正常,舒适感增加。

(2)患者正确复述预防及治疗此疾病的相关知识,做到积极配合并坚持治疗。

五、萎缩性阴道炎

萎缩性阴道炎属非特异性阴道炎,常见于绝经后及卵巢切除后或盆腔放射治疗者。绝经后的萎缩性阴道炎又称老年性阴道炎。

(一)护理评估

1.健康史

(1)病因评估:①妇女绝经后;②手术切除卵巢;③产后闭经;④药物假绝经治疗;⑤盆腔放射治疗后等。由于雌激素水平降低,阴道上皮萎缩变薄,上皮细胞内糖原减少,阴道内pH增高,阴道自净作用减弱,局部抵抗力降低,致病菌入侵后易繁殖引起炎症。

(2)病史评估:了解有无糖尿病及长期使用抗生素、雌激素、类固醇皮质激素病史;了解个人卫生习惯及有无不洁性生活史;了解有无进行盆腔放疗等。

2.身心状况

(1)症状:白带增多,多为黄水状,严重感染时可呈脓性,有臭味。黏膜有浅表溃疡时,分泌物可为血性,有的患者可有点滴出血,可伴有外阴瘙痒、灼热、尿频、尿痛、尿失禁等症状。

(2)体征:妇科检查可见阴道皱襞消失,上皮菲薄,黏膜出血,表面可有小出血点或片状出血点;严重时可形成浅表溃疡,阴道弹性消失、狭窄,慢性炎症、溃疡还可引起阴道粘连,导致阴道闭锁。

(3)心理-社会状况:老年人常因思想比较保守,不愿就医而出现无助感。其他患者常因知识缺乏而病急乱投医,因此,应注意评估影响患者不愿就医的因素及家庭支持系统。

3.辅助检查

取分泌物检查,悬滴法排除滴虫性阴道炎和外阴阴道假丝酵母菌病;有血性分泌物时,常需做宫颈刮片或分段诊刮排除宫颈癌和子宫内膜癌。

(二)护理诊断及合作性问题

(1)舒适改变:与外阴瘙痒、疼痛、分泌物增多有关。

(2)知识缺乏:与缺乏绝经后妇女预防保健知识有关。

(3)有感染的危险:与局部分泌物增多、破溃有关。

(三)护理目标

(1)患者分泌物减少,性状转为正常,舒适感增加。

(2)患者正确复述预防及治疗此疾病的相关知识,做到积极配合并坚持治疗。

(3)患者无感染发生或感染被及时发现和控制,体温、血象正常。

(四)护理措施

1.一般护理

嘱患者保持外阴清洁,勤换内裤。穿棉织内裤,减少刺激等。

2.心理护理

使患者了解老年性阴道炎的病因和治疗方法,减轻其焦虑;对卵巢切除、放疗者给予心理安慰与相关医学知识解释,增强其治疗疾病的信心;解释雌激素替代疗法可缓解症状,帮助其建立治愈疾病的信心。

3.病情观察

观察白带性状、量、气味,有无外阴瘙痒、灼热及膀胱刺激症状等。

4.治疗护理

(1)治疗原则:增强阴道黏膜的抵抗力,抑制细菌生长繁殖。

(2)治疗配合。①增加阴道酸度:用0.5%醋酸或1%乳酸溶液冲洗阴道,每天1次。阴道冲洗后,将甲硝唑200 mg或氧氟沙星200 mg,放入阴道深部,每天1次,7～10 d为1个疗程。②增加阴道抵抗力:针对病因给予雌激素制剂,可局部用药,也可全身用药。将己烯雌酚0.125～0.25 mg,每晚放入阴道深部,7 d为1个疗程。③全身用药:可口服尼尔雌醇,首次4 mg,以后每2～4周1次,每晚2 mg,维持2～3个月。

(五)健康指导

(1)对围绝经期、老年妇女进行健康教育,使其掌握预防老年性阴道炎的措施及技巧。

(2)指导患者及其家属阴道灌洗、上药的方法和注意事项。用药前洗净双手及会阴,减少感染的机会。自己用药有困难者,指导其家属协助用药或由医务人员帮助使用。

(3)告知使用雌激素治疗可出现的症状,嘱乳癌或子宫内膜癌患者慎用雌激素制剂。

(六)护理评价

(1)患者分泌物减少,性状转为正常,舒适感增加。

(2)患者正确复述预防及治疗此疾病的相关知识,做到积极配合并坚持治疗。

第二节　慢性宫颈炎

慢性宫颈炎是妇科常见病之一。正常情况下,宫颈具有多种防御功能,但宫颈易受性交、分娩及宫腔操作的损伤,引起感染,一旦发生感染,病原体很难被完全清除,久而导致慢性宫颈炎。近年来随着性传播疾病的增加,宫颈炎已经成为常见疾病。由于长期慢性宫颈炎症可诱发宫颈癌,故应及时诊断与治疗。

一、护理评估

(一)健康史

1.病因评估

主要见于感染性流产、产褥期感染、宫颈损伤和阴道异物并发感染,多由急性宫颈炎未治疗或治疗不彻底导致。主要致病菌是葡萄球菌、链球菌、大肠杆菌和厌氧菌,其次为性传播疾病的病原体,如沙眼衣原体、淋病奈瑟菌,单纯疱疹病毒与慢性宫颈炎的发生也有关系。

2.病史评估

了解婚育史、分娩史、流产及妇科手术后有无损伤;有无性传播疾病的发生;有无急性盆腔炎的感染史及治疗情况;有无不良卫生习惯。

3.病理评估

(1)宫颈糜烂:宫颈糜烂是慢性宫颈炎最常见的病理类型。由于宫颈外口处鳞状上皮坏死脱落,由颈管柱状上皮增生覆盖,宫颈外口处的宫颈阴道部外观呈细颗粒状的红色区,称为宫颈糜烂。根据病理组织形态结合临床,宫颈糜烂可分3种类型。①单纯型糜烂:炎症初期,鳞状上皮脱落后,仅由单层柱状上皮覆盖,表面平坦。②颗粒型糜烂:炎症继续发展,柱状上皮过度增生并伴有间质增生,糜烂面凹凸不平,呈颗粒状。③乳突型糜烂:柱状上皮和间质继续增生,糜烂面高低不平更加明显,呈乳突状突起。根据糜烂面的面积大小,宫颈糜烂分为3度(图3-2):糜烂面积小于宫颈面积1/3的为轻度糜烂;糜烂面积占宫颈面积1/3～2/3的为中度糜烂;糜烂面积大于宫颈面积2/3的为重度糜烂。根据糜烂深度,宫颈糜烂分为:单纯型、颗粒型、乳突型。描写宫颈糜烂时,应同时表示糜烂面积和深度,如中度糜烂颗粒型。

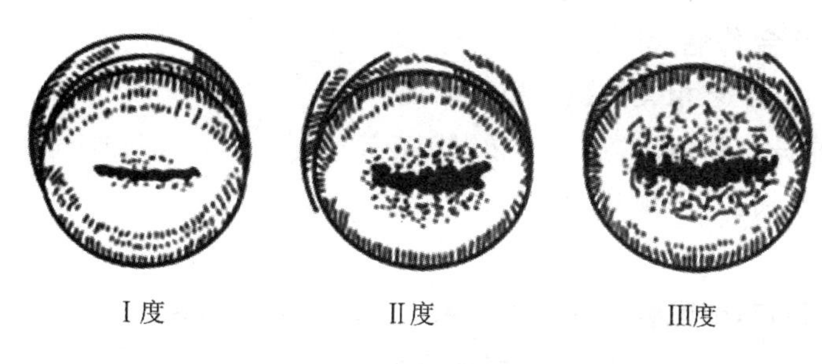

图 3-2　宫颈糜烂分度

(2)宫颈肥大:由于慢性炎症的长期刺激,宫颈组织充血、水肿,腺体及间质增生,使宫颈肥大,但表面光滑,由于结缔组织增生而使宫颈硬度增加。

(3)宫颈息肉:慢性炎症长期刺激使宫颈局部黏膜增生,子宫有排出异物的倾向,使增生的黏膜逐渐自基底层向宫颈外口突出而形成息肉。息肉为一个或多个不等,色鲜红、质脆、易出血(图 3-3)。由于炎症持续存在,息肉去除后常有复发。

(4)宫颈腺囊肿:在宫颈糜烂愈合的过程中,新生的鳞状上皮覆盖宫颈腺管口或伸入腺管,将腺管口堵塞。腺管周围的结缔组织增生或瘢痕形成,压迫腺管,使腺管变窄甚至堵塞,腺体分泌物引流受阻、潴留而形成囊肿(图 3-4)。囊肿表面光滑,呈白色或淡黄色。

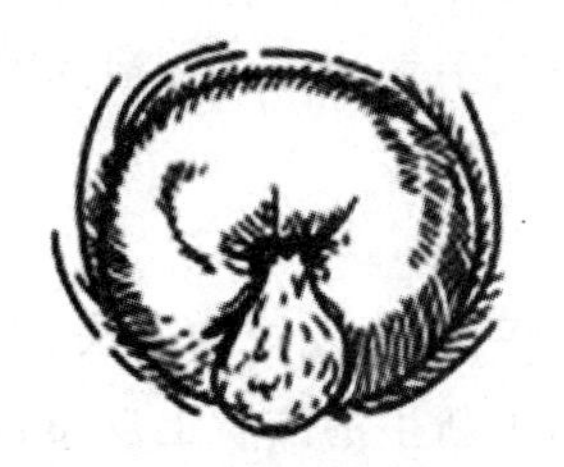

图 3-3　宫颈息肉

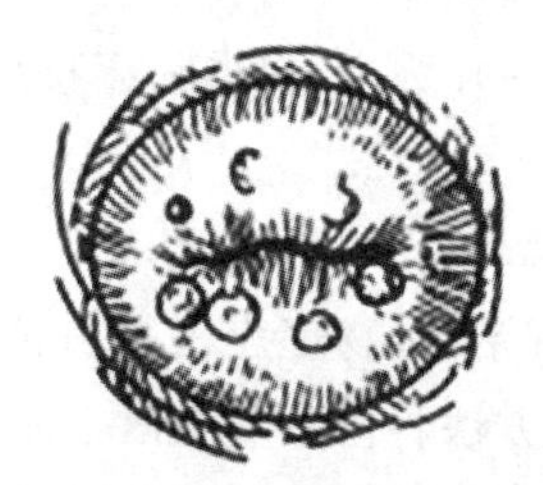

图 3-4　宫颈腺囊肿

(5)宫颈黏膜炎:宫颈黏膜炎又称宫颈管炎,病变局限于宫颈管黏膜及黏膜下组织充血、红、肿,向外突出。

(二)身心状况

1.症状

白带增多,多数呈乳白色黏液状,也可为淡黄色脓性。如有宫颈息肉时为血性白带或性交后出血。一旦炎症沿宫骶韧带扩散至盆腔时,患者可有腰骶部疼痛、下坠感,因黏稠脓性白带不利于精子穿透而致不孕。

2.体征

妇科检查可见宫颈有不同程度的糜烂、囊肿、肥大或息肉。

3.心理-社会状况

由于白带增多、腰骶部不适,加之病程长、有异味及外阴不适等,患者常常焦虑不安,接触性出血者担心癌变,思想压力大,因此,应详细评估患者心理-社会状态及家属态度。

(三)辅助检查

宫颈刮片细胞学检查,排除宫颈癌,必要时宫颈活检,协助明确宫颈病变性质。

二、护理诊断及合作性问题

(1)焦虑及恐惧:与缺乏相关知识及担心癌变有关。

(2)舒适改变:与分泌物增多、下腹及腰骶部不适有关。

(3)组织完整性受损:与宫颈糜烂有关。

三、护理目标

(1)产妇的情绪稳定,能配合护理人员与家人采取有效应对措施。

(2)患者分泌物减少,性状转为正常,舒适感增加。

(3)患者病情得到及时控制,无组织完整性受损。

四、护理措施

(一)一般护理

告知患者注意外阴清洁卫生,每天更换内裤,定期妇科检查。

(二)心理护理

让患者了解慢性宫颈炎的发病原因、临床表现、治疗方法及注意事项,解除患者焦虑心理,鼓励患者积极配合治疗。

(三)治疗护理

1.治疗原则

以局部治疗为主,根据临床特点选用物理治疗、药物治疗、手术治疗。在治疗前先排除宫颈癌。

2.治疗配合

(1)物理治疗:物理疗法是目前治疗慢性宫颈炎效果较好、疗程最短的方法,因而较为常用。用物理方法将宫颈糜烂面上皮破坏。使之坏死脱落后,由新生的鳞状上皮覆盖。常用的方法有宫颈激光、冷冻、红外线凝结疗法及微波疗法等。治疗时间是月经干净后3～7 d内。

(2)手术治疗:宫颈息肉可手术摘除,宫颈肥大、宫颈糜烂较深者且累及宫颈管者可做宫颈锥形切除。

(3)药物治疗:适宜于糜烂面小、炎症浸润较浅者,可局部涂硝酸银、铬酸、中药等,现已少用。目前临床多用康妇特栓剂,简便易行,疗效满意,每天放入阴道1枚,连续7～10 d。

3.病情监护

物理治疗后分泌物增多,甚至有多量水样排液,术后1～2周脱痂时可有少量出血,创口愈合需4～8周。故应嘱患者保持外阴清洁,注意2个月内禁止性生活和盆浴。2次月经干净后复查,效果欠佳者可进行第二次治疗。

五、健康指导

向患者传授防病知识,积极治疗急性宫颈炎;告知患者定期做妇科检查,发现炎症排除宫颈癌后予以积极治疗;避免分娩或器械损伤宫颈;产后发现宫颈裂伤应及时缝合。此外,应注意个人卫生,加强营养,增强体质。

六、护理评价

(1)患者主要症状是否明显改善,甚至完全消失。

(2)患者焦虑情绪是否缓解,是否能正确复述预防及治疗此疾病的相关知识。

第三节　盆腔炎症

女性内生殖器及其周围的结缔组织、盆腔腹膜发生炎症时称为盆腔炎，包括子宫内膜炎、输卵管炎、输卵管卵巢脓肿或囊肿、盆腔腹膜炎。炎症局限于一个部位，也可同时累及几个部位，最常见的是输卵管炎及输卵管卵巢炎，单纯的子宫内膜炎或卵巢炎较少见。盆腔炎分急性和慢性，是妇科常见病，多见于生育妇女。

急性盆腔炎主要病因有：①宫腔内手术操作后感染（如刮宫术、输卵管通液术、子宫输卵管造影术、宫腔镜检查、放置宫内节育器等，由于手术消毒不严格或术前适应证选择不当），引起炎症发作或扩散（生殖器原有慢性炎症经手术干扰也可引起急性发作并扩散）。②产后或流产后感染（分娩或流产后妊娠组织残留、阴道出血时间过长，或手术器械消毒不严格、手术无菌操作不严格，均可发生急性盆腔炎）。③经期卫生不良（使用不洁的月经垫、经期性交等，均可引起病原体侵入而导致炎症）。④不洁性生活史、早年性交、多个性伴侣、性交过频可致性传播疾病的病原体入侵，引起炎症。⑤邻近器官炎症蔓延（阑尾炎、腹膜炎等蔓延至盆腔，致炎症发作）。⑥慢性盆腔炎急性发作。慢性盆腔炎（CPID）常因急性盆腔炎治疗不彻底、不及时或患者体质较弱，病程迁延而致。其病情较顽固。当机体抵抗力较差时，可急性发作。

一、护理评估

（一）健康史

1.病因评估

评估急性盆腔炎的病因。急性盆腔炎如未彻底治疗，病程迁延而发生慢性盆腔炎，当机体抵抗力下降时，容易急性发作。

2.病史评估

了解有无手术、流产、引产、分娩、宫腔操作后感染史。有无经期性生活、使用不洁卫生巾及性生活紊乱；有无急性盆腔炎病史及原发性不孕史等。

3.病理评估

慢性盆腔炎的病理表现主要有以下几点。①慢性子宫内膜炎：多见于产后、流产后或剖宫产后，因胎盘胎膜残留或子宫复旧不良致感染；也可见老年妇女绝经后雌激素低下，子宫内膜菲薄而易受细菌感染，严重者宫颈管粘连形成宫腔积脓。②慢性输卵管炎与输卵管积水：慢性输卵管炎最常见，多为双侧性，输卵管呈轻度或中度肿大，伞端可闭锁并与周围组织粘连。输卵管峡部的黏膜上皮和纤维组织增厚粘连，使输卵管呈结节性增厚，称为结节性输卵管炎。当伞端及峡部粘连闭锁，浆液性渗出物积聚而形成输卵管积水，其表面光滑，管壁薄，形似腊肠。③输卵管卵巢炎及输卵管卵巢囊肿：当输卵管炎症波及卵巢时可互相粘连形成炎性包块，或伞端与卵巢粘连贯通，液体渗出而形成输卵管卵巢脓肿，脓液被吸收后可形成输卵管卵巢囊肿。④慢性盆腔结缔组织炎：炎症蔓延至宫骶韧带，使纤维组织增生、变硬。若蔓延范围广泛，子宫固定，宫颈旁组织也增厚变硬，形成“冰冻骨盆”。

(二)身心状况

1.急性盆腔炎

(1)症状:下腹疼痛伴发热,重者可有寒战、高热、头痛、食欲不振、腹胀等,呈急性病容,体温升高,心率快,呼吸急促、表浅。

(2)体征:下腹部有压痛、反跳痛及腹肌紧张,肠鸣音减弱或消失。妇科检查见阴道充血,可有大量脓性分泌物从宫颈口外流;穹隆触痛明显;宫颈举痛;宫体增大,有压痛,活动受限;子宫两侧压痛明显,若有脓肿形成,可触及包块且压痛明显。

2.慢性盆腔炎

(1)症状:全身症状多不明显,有时可有低热,全身不适,易疲劳。下腹痛、腰痛、肛门坠胀、月经期或性交后症状加重,也可有月经失调,痛经或经期延长。由于输卵管阻塞可致不孕。

(2)体征:子宫常呈后位,活动受限,粘连固定,输卵管炎可在子宫一侧或两侧触到增厚的输卵管,呈条索状,输卵管卵巢积水或囊肿可摸到囊性肿物。

(三)辅助检查

急性盆腔炎做血常规检测白细胞计数增高,尤其是中性白细胞计数升高明显表示已感染。慢性盆腔炎一般无明显异常,急性发作时可出现血象增高。

二、护理诊断及合作性问题

(1)焦虑:与病情严重或病程长、疗效不明显,担心生育功能有关。

(2)体温过高:与盆腔急性感染有关。

(3)疼痛:与急性盆腔炎引起下腹部腹膜炎或慢性盆腔炎导致盆腔淤血及粘连有关。

三、护理目标

(1)产妇的情绪稳定,焦虑缓解,能配合护理人员与家人采取有效应对措施。

(2)患者体温正常,无感染发生,生命体征平稳。

(3)患者疼痛减轻或消失,舒适感增加。

四、护理措施

(一)一般护理

加强健康卫生教育,指导患者安排好日常生活,避免过度劳累。增加营养,提高机体抵抗力。合理锻炼身体,可参加慢跑、散步、打太极拳、各种球类运动等。

(二)心理护理

让患者及家属了解急慢性盆腔炎相关知识,和患者及家属一起商定治疗计划,同时关心患者疾苦,耐心倾听患者诉说,尽可能满足患者需求,除其思想顾虑,减轻其担心、焦虑及恐惧的心理,增强患者对治疗的信心,使之积极配合治疗和护理。

(三)病情监护

观察体温、小腹疼痛、腰痛等症状。

(四)治疗护理

1.治疗原则

(1)急性盆腔炎:以控制感染为主,辅以支持疗法及手术治疗。根据药敏试验选择抗生素,一般通过联合用药以尽快控制感染。手术治疗针对脓肿形成或破裂的患者。

(2)慢性盆腔炎:采用综合治疗包括药物治疗(用抗生素的同时加糜蛋白酶或透明质酸和地塞米松,以防粘连,促进炎症吸收)、中医治疗(清热利湿,活血化瘀,行经止痛为主),手术治疗(盆腔脓肿、输卵管积水或输卵管囊肿)、物理疗法(用短波、超短波、激光等,促进血液循环,提高新陈代谢,利于炎症吸收),同时增强局部和全身的抵抗力。

2.用药护理

按医嘱给予足量有效的抗生素,注意用药的剂量、方法及注意事项,观察输液反应等。

3.对症护理

(1)减轻疼痛:腹痛、腰痛时注意休息,防止受凉,必要时遵医嘱给镇静止痛药以缓解症状。

(2)促进睡眠:若患者睡眠不佳,可在睡前热水泡脚,关闭照明设施,保持室内安静,必要时服用镇静药物。

(3)高热时宜采用物理降温;腹胀行胃肠减压;注意纠正电解质紊乱和酸碱失衡。为手术患者做好术前准备、术中配合及术后护理。

五、健康指导

(1)做好经期、孕期及产褥期卫生宣教;指导患者保持性生活卫生,减少性传播疾病,经期禁止性交。

(2)指导患者保持良好的个人卫生习惯,增加营养,积极锻炼身体,增强体质。

六、护理评价

(1)患者主要症状是否改善,舒适感是否增加。

(2)患者焦虑情绪是否缓解,是否能正确复述此疾病的相关知识。

第四节　子宫颈癌

子宫颈癌又称宫颈浸润癌,是除乳腺癌以外最常见的妇科恶性肿瘤。虽然它的发病率很高,但是宫颈癌有较长的癌前病变阶段,加上近 40 年来国内外已经普遍开展宫颈细胞防癌普查,使宫颈癌和癌前病变得以早期诊断和早期治疗,宫颈癌的发病率和病死率也随之不断下降。

一、分类及病理

宫颈癌的好发部位是位于宫颈外口处的鳞-柱状上皮交界区。根据发生癌变的组织不同,宫颈癌可分为:鳞状细胞浸润癌,占宫颈癌的 80%～85%;腺癌,占宫颈癌的 15%～20%;鳞腺癌,由鳞癌和腺癌混合构成,占宫颈癌的 3%～5%,少见,但恶性度最高,预后最差。

本节原位癌、浸润癌指的都是鳞癌。

鳞癌与腺癌在外观上并无特殊差别,因为鳞状细胞与柱状细胞都可侵入对方领域,所以,两者均可发生在宫颈阴道部或宫颈管内。

(一)巨检

在发展为浸润癌以前,鳞癌肉眼观察无特殊异常,类似一般的宫颈糜烂(主要是环绕宫颈外口有较粗糙的颗粒状糜烂区,或有不规则的溃破面,触之易出血),随着浸润癌的出现,子宫颈可以表现为以下4种不同类型(图3-5)。

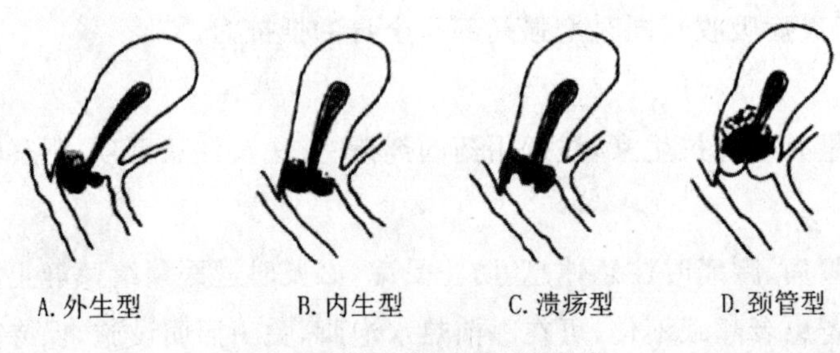

图3-5 子宫颈癌类型(巨检)

1.外生型

外生型又称增生型或菜花型,癌组织开始向外生长,最初呈息肉样或乳头状隆起,继而又发展为向阴道内突出的大小不等的菜花状赘生物,质地脆,易出血。

2.内生型

内生型又称浸润型,癌组织向宫颈深部组织浸润,宫颈变得肥大而硬,甚至整个宫颈段膨大像直筒一样。但宫颈表面还比较光滑或是仅有浅表溃疡。

3.溃疡型

不论外生型还是内生型,当癌进一步发展时,肿瘤组织发生坏死脱落,可形成凹陷性溃疡,有时整个子宫颈都为空洞所代替,形如火山口样。

4.颈管型

癌灶发生在宫颈外口内,隐蔽在宫颈管,侵入宫颈及子宫峡部供血层以及转移到盆壁的淋巴结。不同于内生型,后者是由特殊的浸润性生长扩散到宫颈管。

(二)显微镜检

1.宫颈上皮内瘤样病变(CIN)

在移行带区形成过程中,未分化的化生鳞状上皮代谢活跃,在一些物质(精子、精液组蛋白、人乳头瘤病毒等)的刺激下,可发生细胞分化不良、排列紊乱,细胞核异常、有丝分裂增加,形成宫颈上皮内瘤样病变,包括宫颈不典型增生和宫颈原位癌。这两种病变是宫颈浸润癌的癌前病变。

通过显微镜下的观察,宫颈癌的进展可分为以下几个阶段(图3-6)。

(1)宫颈不典型增生:指上皮底层细胞增生活跃、分化不良,从正常的1～2层增生至多层,甚至占据了大部分上皮组织,而且细胞排列紊乱,细胞核增大、染色加深、染色质分布不均,出现很多核异质改变,称为不典型增生。又可分为轻、中、重3种不同程度。重度时与原位癌不易区别。

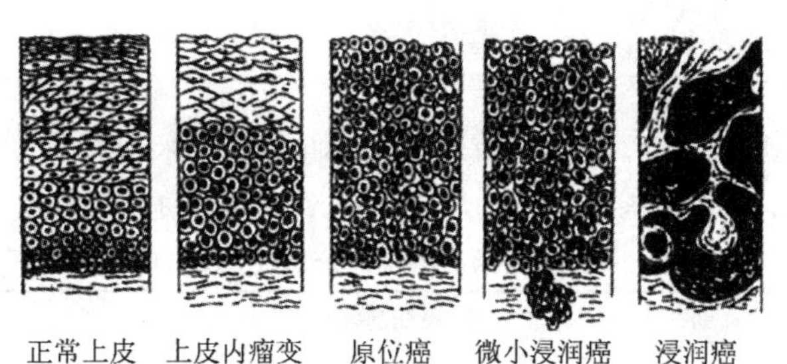

图 3-6　宫颈正常上皮-上皮内瘤变-浸润癌

(2)宫颈原位癌：鳞状上皮全层发生癌变，但是基底膜仍然保持完整，称原位癌。不典型增生和原位癌均局限于上皮内，所以合称子宫颈上皮内瘤样病变(CIN)。

2.宫颈早期浸润癌

原位癌继续发展，已有癌细胞穿过鳞状上皮基底层进入间质，但浸润不深<5 mm，并未侵犯血管及淋巴管，癌灶之间孤立存在未出现融合。

3.宫颈浸润癌

癌继续发展，浸润深度>5 mm，且侵犯血管及淋巴管，癌灶之间呈网状或团块状融合。

二、转移途径

以直接蔓延和淋巴转移为主，血行转移极少见。

(一)直接蔓延

最常见。癌组织直接侵犯邻近组织和器官，向下蔓延至阴道壁。向上累及到子宫腔；向两侧扩散至主韧带、阴道旁组织直至骨盆壁；向前、后可侵犯膀胱、直肠、盆壁等。

(二)淋巴转移

癌组织局部浸润后侵入淋巴管形成瘤栓，随淋巴液引流进入局部淋巴结，在淋巴管内扩散。淋巴转移一级组包括宫旁、宫颈旁、闭孔、髂内、髂外、髂总、骶前淋巴结；二级组包括腹股沟深浅淋巴结、腹主动脉旁淋巴结。

(三)血行转移

极少见，晚期可转移至肺、肝或骨骼等。

三、临床分期

采用国际妇产科联盟(FIGO，2000 年)修订的宫颈癌临床分期，大体分为 5 期(表 3-2，图 3-7)。

四、临床表现

(一)症状

早期，可无症状；随着癌细胞的进展，可出现以下表现：

1.阴道流血

由癌灶浸润间质内血管所致，出血量根据病灶大小、受累间质内血管的情况而定。年轻患者常表现为接触性出血，即性生活后或妇科检查后少量出血。也有表现为经期延长、周期缩短、经量增多等。年老患者常表现为绝经后不规则阴道流血。

一般外生型癌出血较早，量多；内生型癌出血较晚，量少。一旦侵犯较大血管可引起致命大出血。

2.阴道排液

一般发生在阴道出血之后，白色或血性，稀薄如水样或米泔样。初期量不多，有腥臭；晚期，癌组织坏死、破溃，继发感染则出现大量脓性或米汤样恶臭白带。

表 3-2　子宫颈癌的临床分期(FIGO,2000)

分期	描述
0 期	原位癌(浸润前癌)
Ⅰ期	癌灶局限于宫颈(包括累及宫体)
Ⅰa 期	肉眼未见癌灶，仅在显微镜下可见浸润癌。
Ⅰa1 期	间质浸润深度≤3 mm，宽度≤7 mm
Ⅰa2 期	间质浸润深度>3 至≤5 mm，宽度≤7 mm
Ⅰb 期	肉眼可见癌灶局限于宫颈，或显微镜下可见病变>Ⅰa2 期
Ⅰb1 期	肉眼可见癌灶最大直径≤4 cm
Ⅰb2 期	肉眼可见癌灶最大直径>4 cm
Ⅱ期	癌灶已超出宫颈，但未达盆壁。癌累及阴道，但未达阴道下 1/3。
Ⅱa 期	无宫旁浸润
Ⅱb 期	有宫旁浸润
Ⅲ期	癌肿扩散至盆壁和(或)累及阴道下 1/3，导致肾盂积水或无功能肾
Ⅲa 期	癌累及阴道下 1/3，但未达盆壁
Ⅲb 期	癌已达盆壁，或有肾盂积水或无功能肾
Ⅳ期	癌播散超出真骨盆，或癌浸润膀胱黏膜及直肠黏膜
Ⅳa 期	癌播散超出真骨盆或癌浸润膀胱黏膜或直肠黏膜
Ⅳb 期	远处转移

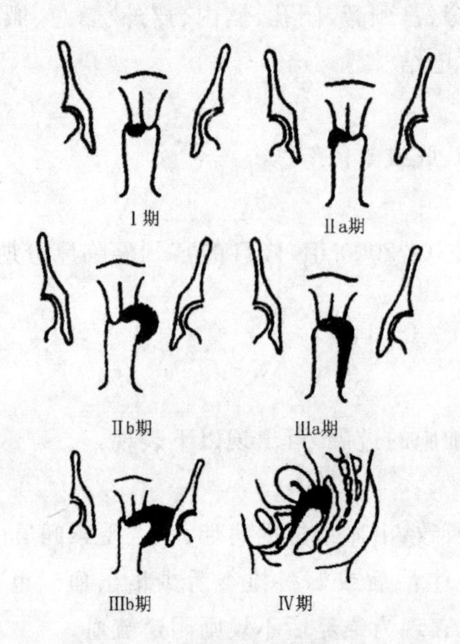

图 3-7　子宫颈癌临床分期示意图

3.疼痛

为癌晚期症状。当宫旁组织明显浸润，并已累及盆壁、神经，可引起严重的腰骶部或坐骨神经痛。盆腔病变严重时，可以导致下肢静脉回流受阻，引起下肢肿胀和疼痛。

4.其他

(1)邻近器官受累症状：①压迫或侵犯膀胱、尿道及输尿管：排尿困难、尿痛、尿频、血尿、尿闭、膀胱阴道瘘、肾盂积水、尿毒症等。②累及直肠：里急后重、便血、排便困难、便秘或肠梗阻、直肠阴道瘘。③宫旁组织受侵：组织增厚、变硬、弹性消失，可直达盆壁，子宫固定不动，可形成“冰冻盆腔”。

(2)恶病质：晚期癌症，长期消耗，出现身心交瘁、贫血、低热、消瘦、虚弱等全身衰竭表现。

(二)体征

早期宫颈癌局部无明显病灶，宫颈光滑或轻度糜烂与一般宫颈炎肉眼难以区别。随着病变的发展，类型不同，体征也不同。外生型宫颈上有赘生物呈菜花状、乳头状，质脆易出血。内生型宫颈肥大、质硬、如桶状，表面可光滑。晚期癌组织坏死脱落可形成溃疡或空洞。阴道受累时，阴道壁变硬弹性减退，有赘生物生长。若侵犯宫旁组织，三合诊检查可扪及宫颈旁组织增厚、变硬、呈结节状，甚至形成冰冻骨盆。

五、治疗原则

以手术治疗为主，配合放疗和化疗。

(一)手术治疗

适用于Ⅰa期～Ⅱa期无手术禁忌证患者。根据临床分期不同，可选择全子宫切除术、子宫根治术和盆腔淋巴结清扫术。年轻患者可保留卵巢及阴道。

(二)放射治疗

适用于各期患者，主要是年老、严重并发症、或Ⅲ期以上不能手术的患者。分为腔内和体外照射两种方法。早期以腔内放射为主、体外照射为辅；晚期则以体外照射为主、腔内放射为辅。

(三)手术加放射治疗

适用于癌灶较大，先行放疗局限病灶后再行手术治疗；或手术后疑有淋巴或宫旁组织转移者，放疗作为手术的补充治疗。

(四)化疗

用于晚期或有复发转移的患者，也可用于手术或放疗的辅助治疗，目前多主张联合化疗方案。

六、护理评估

(一)健康史

详细了解年轻患者有无接触性出血、年老患者绝经后阴道不规则流血情况。评估患者有无患病的高危因素存在，如慢性宫颈炎的病史及是否有 HPV、巨细胞病毒等的感染；婚育史、性生活史、高危男子性接触史等。

(二)身体状况

1.症状

详细了解患者阴道流血的时间、量、质、色等,有无妇科检查或性生活后的接触性出血;阴道排液的性状、气味;有无邻近器官受累的症状;有无疼痛,疼痛的部位、性质、持续时间等。全身有无贫血、消瘦、乏力等恶病质的表现。

2.体征

评估妇科检查的结果,如宫颈有无异常、有无糜烂和赘生物,宫颈是否出血、肥大、质硬、宫颈管外形呈桶状等。

(三)心理-社会状况

子宫颈癌确诊早期,患者常因无症状或症状轻微,往往对诊断表示怀疑和震惊而四处求医,希望否定癌症诊断;当诊断明确,患者会感到恐惧和绝望,害怕疼痛和死亡,迫切要求治疗,以减轻痛苦、延长寿命。另外,恶性肿瘤对患者身体的折磨会给患者带来巨大的心理应激,而且手术范围大,留置尿管的时间长,疾病和手术对身体的损伤大,恢复时间长,患者很长时间不能正常地生活、工作。

(四)辅助检查

宫颈癌发展过程长尤其是癌前病变阶段,所以应该积极开展防癌普查,提倡“早发现、早诊断,早治疗”。早期宫颈癌因无明显症状和体征,需采用以下辅助检查。

1.宫颈刮片细胞学检查

普查宫颈癌的主要方法,也是早期发现宫颈癌的主要方法之一。注意在宫颈外口鳞-柱上皮交界处取材,防癌涂片用巴氏染色。结果分 5 级:Ⅰ级正常、Ⅱ级炎症、Ⅲ级可疑癌、Ⅳ级高度可疑癌、Ⅴ级癌。巴氏Ⅲ级及以上细胞,需行活组织检查。

2.碘试验

将碘溶液涂于宫颈和阴道壁,观察其着色情况。正常宫颈阴道部和阴道鳞状上皮含糖原丰富,被碘溶液染成棕色或深赤褐色。若不染色为阳性,说明鳞状上皮不含糖原。瘢痕、囊肿、宫颈炎或宫颈癌等鳞状上皮不含糖原或缺乏糖原,均不染色,所以本试验对癌无特异性。碘试验主要识别宫颈病变危险区,以便确定活检取材部位,提高诊断率。

3.阴道镜检查

宫颈刮片细胞学检查Ⅲ级或以上者,应行阴道镜检查,观察宫颈表面上皮及血管变化,发现病变部位,指导活检取材,提高诊断率。

4.宫颈和宫颈管活组织检查

确诊宫颈癌和癌前病变的金标准。

可在宫颈外口鳞-柱上皮交界处 3、6、9、12 点 4 处取材或碘试验不着色区、阴道镜病变可疑区取材做病理检查。宫颈活检阴性时,可用小刮匙刮取宫颈管组织送病理检查。

七、护理诊断

(1)排尿异常:与宫颈癌根治术后对膀胱功能影响有关。

(2)营养失调:与长期的阴道流血造成的贫血及癌症的消耗有关。

(3)焦虑:与子宫颈癌确诊带来的心理应激有关。

(4)恐惧:与宫颈癌的不良预后有关。

(5)自我形象紊乱:与阴道流恶臭液体及较长时间留置尿管有关。

八、护理目标

(1)患者能接受诊断,配合各种检查、治疗。

(2)出院时,患者排尿功能恢复良好。

(3)患者能接受现实,适应术后生活方式。

九、护理措施

(一)心理护理

多陪伴患者,经常与患者沟通,了解其心理特点,与患者、家属一起寻找引起不良心理反应的原因,教会患者缓解心里应激的措施,学会用积极的应对方法,如寻求别人的支持和帮助、向别人倾诉内心的感受等,使患者能以最佳的心态接受并积极配合治疗。

(二)饮食与营养

根据患者的营养状况、饮食习惯协助制订营养食谱,鼓励患者进食高能量、高维生素及营养素全面的饮食,以满足机体的需要。

(三)阴道、肠道准备

术前 3 d 需每天行阴道冲洗 2 次,冲洗时动作应轻柔,以免损伤子宫颈脆性癌组织引起阴道大出血。肠道按清洁灌肠来准备。另外,术前教会患者进行肛门、阴道肌肉的缩紧与舒张练习,掌握锻炼盆底肌肉的方法。

(四)术后帮助膀胱功能恢复

由于手术范围大,可能损伤支配膀胱的神经,膀胱功能恢复缓慢,所以,一般留置尿管 7～14 d,甚至 21 d。

1.盆底肌肉的锻炼

术前教会患者进行盆底肌肉的缩紧与舒张练习,术后第二天开始锻炼,术后第 4 d 开始锻炼腹部肌肉,如抬腿、仰卧起坐等。有资料还报道改变体位的肌肉锻炼有利排尿功能的恢复,锻炼的强度应逐渐增加。

2.膀胱肌肉的锻炼

在拔除尿管前 3 d 开始定时开放尿管,每 2～3 h 放尿 1 次,锻炼膀胱功能,促进排尿功能的恢复。

3.导残余尿

在膀胱充盈的情况下拔除尿管,让患者立即排尿,排尿后,导残余尿,每天 1 次。如残余尿连续 3 次在 100 mL 以下,证明膀胱功能恢复尚可,不需再留置尿管;如残余尿超过 100 mL,应及时给患者再留置尿管,保留 3～5 d 后,再行拔管,导残余尿,直至低于 100 mL 以下。

(五)保持负压引流管的通畅

手术创面大,渗出多,同时淋巴回流受阻,术后常在盆腔放置引流管,应密切注意引流管是否通畅,引流液的量、色、质,一般引流管于 48～72 h 后拔除。

(六)出院指导

(1)定期随访:护士应向出院患者和家属说明随访的重要性及随访要求。第一年,出院后

1个月首次随访，以后每2～3个月随访1次；第二年每3～6个月随访1次；第三至五年，每半年随访1次；第六年开始每年随访1次。如有不适随时就诊。

(2)少数患者出院时尿管未拔，应教会患者留置尿管的护理，强调多饮水、外阴清洁的重要性，勿将尿袋高于膀胱口，避免尿液倒流，继续锻炼盆底肌肉、膀胱功能，及时到医院拔尿管、导残余尿。

(3)康复后应逐步增加活动强度，适当参加社交活动及正常的工作等，以便恢复原来的角色功能。

十、结果评价

(1)患者住院期间能以积极态度配合诊治全过程。

(2)出院时，患者无尿路感染症状，拔管后已经恢复正常排尿功能。

(3)患者能正常与人交往，正确树立自我形象。

第五节　子宫肌瘤

子宫平滑肌瘤简称子宫肌瘤，是女性生殖器官中最常见的一种良性肿瘤。主要由子宫平滑肌组织增生而成，其间还有少量的纤维结缔组织。多见于30～50岁女性。由于肌瘤生长速度慢，对机体影响不大。所以，子宫肌瘤的临床报道发病率远比真实的要低。

一、病因

确切病因仍不清楚。好发于生育年龄女性，而且绝经后肌瘤停止生长，甚至萎缩、消失，发生子宫肌瘤的女性常伴发子宫内膜的增生。所以，绝大多数的人认为子宫肌瘤的发生与女性激素有关，特别是雌激素。雌激素可以使子宫内膜增生，使子宫肌纤维增生肥大，肌层变厚，子宫增大，而且肌瘤组织经过检验，其中雌激素受体和雌二醇的含量比正常子宫肌组织高。所以，目前认为子宫肌瘤与长期和大量的雌激素刺激有关。

二、病理

(一)巨检

肌瘤为实质性球形结节，表面光滑，与周围肌组织有明显界限。外无包膜，但是肌瘤周围的肌层受压可形成假包膜。肌瘤切开后，切面呈漩涡状结构，颜色和质地与肌瘤成分有关，若含平滑肌较多，则肌瘤质地较软，颜色略红；若纤维结缔组织多，则质地较硬、颜色发白。

(二)镜检

肌瘤由皱纹状排列的平滑肌纤维相互交叉组成，切面呈漩涡状，其间掺有不等量的纤维结缔组织。细胞大小均匀，呈卵圆形或杆状，核染色质较深。

三、分类

(一)按肌瘤生长部位分类

子宫体肌瘤(90%)与子宫颈肌瘤(10%)。

(二)按肌瘤生长方向与子宫肌壁的关系分类

1.肌壁间肌瘤

最多见,占总数的60%～70%。肌瘤全部位于肌层内,四周均被肌层包围。

2.浆膜下肌瘤

占总数的20%。肌瘤向子宫浆膜面生长,突起于子宫表面,外面仅有一层浆膜包裹。这种肌瘤还可以继续向浆膜面生长,仅留一细蒂与子宫相连,成为带蒂的浆膜下肌瘤,活动度大。蒂内有供应肌瘤生长的血管,若因供血不足,肌瘤易变性、坏死;若发生蒂扭转,可出现急腹痛。若因扭转而造成断裂,肌瘤脱落至腹腔或盆腔,可形成游离性肌瘤。有些浆膜下肌瘤生长在宫体侧壁,突入阔韧带,形成阔韧带肌瘤。

3.黏膜下肌瘤

约占总数的10%～15%。肌瘤向宫腔内生长,并突出于宫腔,仅由黏膜层覆盖,称黏膜下肌瘤。黏膜下肌瘤使宫腔变形、增大,易形成蒂。在宫腔内就好像长了异物一样,可刺激子宫收缩,在宫缩的作用下,黏膜下肌瘤可被挤压出宫颈口外,或堵于宫颈口处,或脱垂于阴道。

各种类型的肌瘤可发生在同一子宫,称为多发性子宫肌瘤(图3-8)。

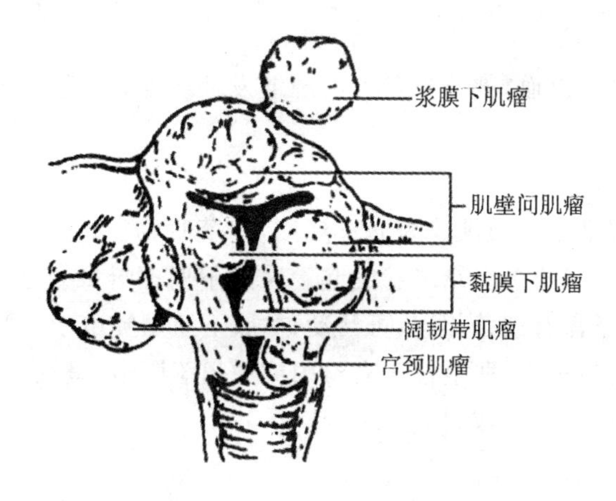

图3-8　各型子宫肌瘤示意图

四、临床表现

(一)症状

多数患者无明显症状,只是偶尔在进行盆腔检查时发现。肌瘤临床表现的出现与肌瘤的部位、生长速度及是否发生变性有关。而与其数量及大小关系不大。

1.月经改变

最常见的症状。主要表现为月经周期缩短,经期延长,经量过多,不规则阴道出血。其中以黏膜下肌瘤最常见。其次是肌壁间肌瘤。浆膜下肌瘤及小的肌壁间肌瘤对月经影响不明显。若肌瘤发生坏死、溃疡、感染,则可出现持续或不规则阴道流血或脓血性白带。

2.腹部包块

常为患者就诊的主诉。当肌瘤增大超过妊娠3个月子宫大小时,可在下腹部扪及肿块,质硬,无压痛,清晨膀胱充盈将子宫推向上方时更加清楚。

3.白带增多

子宫肌瘤使宫腔面积增大,内膜腺体分泌增多,加之盆腔充血,所以患者白带增多。若为黏膜下肌瘤脱垂于阴道,则表面易感染、坏死,产生大量脓血性排液及腐肉样组织排出,伴臭味。

4.腰酸、腹痛、下腹坠胀

常为腰酸或下腹坠胀,经期加重。通常无腹痛,只是在发生一些意外情况时才会出现:如浆膜下肌瘤蒂扭转时,可出现急性腹痛;妊娠期肌瘤发生红色变性时,可出现腹痛剧烈伴发热、恶心,黏膜下肌瘤被挤出宫腔时,可因宫缩引起痉挛性疼痛。

5.压迫症状

大的子宫肌瘤使子宫体积增大,可对周围的组织器官产生一定的压迫症状。如前壁肌瘤压迫膀胱可出现尿频、尿急;宫颈肌瘤可引起排尿困难、尿潴留,后壁肌瘤可压迫直肠引起便秘、里急后重;较大的阔韧带肌瘤压迫输尿管可致肾盂积水。

6.不孕或流产

肌瘤压迫输卵管使其扭曲管腔不通,或使宫腔变形,影响受精或受精卵着床,导致不孕、流产。

7.继发性贫血

长期月经过多、不规则出血,部分患者可出现继发性贫血,严重时全身乏力,面色苍白、气短、心悸。

(二)体征

肌瘤较大时,可在腹部触及质硬。表面不规则,结节状物质。妇科检查时,肌壁间肌瘤子宫增大,表面不规则,有单个或多个结节状突起。浆膜下肌瘤外面仅包裹一层浆膜,所以质地坚硬,呈球形块状物,与子宫有细蒂相连,可活动;黏膜下肌瘤突出于宫腔,像孕卵一样,所以整个子宫均匀增大,有时宫口扩张,肌瘤位于宫口内或脱出于阴道,呈红色、实质、表面光滑,若感染则表面有渗出液覆盖或溃疡形成,排液有臭味。

五、治疗原则

根据患者的年龄、症状、有无生育要求及肌瘤的大小等情况综合考虑。

(一)随访观察

若肌瘤小(子宫<孕2月):且无症状,通常不需治疗,尤其近绝经年龄患者,雌激素水平低落,肌瘤可自然萎缩或消失,每3～6个月随访1次;随访期间若发现肌瘤增大或症状明显时,再考虑进一步治疗。

(二)药物治疗(保守治疗)

肌瘤在2个月妊娠子宫大小以内,症状不明显或较轻,近绝经年龄及全身情况不能手术者,均可给予药物对症治疗。

1.雄性激素

常用药物有丙酸睾酮。可对抗雌激素,使子宫内膜萎缩,直接作用于平滑肌,使其收缩而减少出血,并使近绝经期的患者提早绝经。

2.促性腺激素释放激素类似物(GnRH-a)

常用药物有亮丙瑞林或戈舍瑞林。可抑制垂体及卵巢的功能,降低雌激素水平,使肌瘤缩小或消失。适用于肌瘤较小、经量增多或周期缩短、围绝经期患者。不宜长期使用,以免因雌激素缺乏导致骨质疏松。

3.其他药物

常用药物有米非司酮。作为术前用药或提前绝经使用。但不宜长期使,以防其拮抗糖皮质激素的不良反应。

(三)手术治疗

为子宫肌瘤的主要治疗方法。若肌瘤≥2.5个月妊娠子宫大小或症状明显出现贫血者,应手术治疗。

1.肌瘤切除术

适用于年轻要求保留生育功能的患者,可经腹或腹腔镜切除肌瘤,突出宫内或脱出于阴道内的带蒂的黏膜下肌瘤也可经阴道或经宫腔镜下摘除。

2.子宫切除术

肌瘤较大,多发,症状明显,年龄较大,无生育要求或已有恶变者可行子宫全切。50岁以下,卵巢外观正常者,可保留卵巢。

六、护理评估

(一)健康史

了解患者一般情况,评估月经史、婚育史,是否有不孕、流产史;询问有无长期使用雌激素类药物。如果接受过治疗,还应了解治疗的方法及所用药物的名称、剂量、用法及用药后的反应等。

(二)身体状况

1.症状

了解有无月经异常、腹部肿块、白带增多或贫血、腹痛等临床表现,了解出现症状的时间及具体表现。

2.体征

了解妇科检查结果,子宫是否均匀或不规则增大、变硬,阴道有无子宫肌瘤脱出等情况。了解B超检查所示结果中肌瘤的大小、个数及部位等。

(三)心理-社会状况

患者及家属对子宫肌瘤缺乏认识,担心肿瘤为恶性,对治疗方案的选择犹豫不决,对需要手术治疗而焦虑不安,担心手术切除子宫可能会影响其女性特征,影响夫妻生活。

七、护理诊断

(1)营养失调:低于机体需要量:与月经改变、长期出血导致贫血有关。

(2)知识缺乏:缺乏子宫肌瘤疾病发生、发展、治疗及护理知识。

(3)焦虑:与月经异常,影响正常生活有关。

(4)自我形象紊乱:与手术切除子宫有关。

八、护理目标

(1)患者获得子宫肌瘤及其健康保健知识。

(2)患者贫血得到纠正,营养状况改善。

(3)患者出院时,不适症状缓解。

九、护理措施

(一)心理护理

评估患者对疾病的认知程度,尊重患者,耐心解答患者提出的问题,告知患者和家属子宫肌瘤是妇科最常见的良性肿瘤,手术或药物治疗都不会影响今后日常生活和工作,让患者消除顾虑,纠正错误认识,配合治疗。

(二)缓解症状

对出血多需住院的患者,护士应严密观察并记录其生命体征变化情况,协助医师完成血常规及凝血功能检查、备血、核对血型、交叉配血等。注意收集会阴垫,评估出血量。按医嘱给予止血药和子宫收缩剂,必要时输血、补液、抗感染或刮宫止血。巨大子宫肌瘤者常出现局部压迫症状,如排尿不畅者应予以导尿;便秘者可用缓泻剂缓解不适症状。带蒂的浆膜下肌瘤发生扭转或肌瘤红色变性时应评估腹痛的程度、部位、性质,有无恶心、呕吐、体温升高征象。需剖腹探查时,护士应迅速做好急诊手术前准备和术中术后护理。保持患者的外阴清洁干燥,如黏膜下肌瘤脱出宫颈口者,应保持其局部清洁,预防感染,为经阴道摘取肌瘤者做好术前准备。

(三)手术护理

经腹或腹腔镜下行肌瘤切除或子宫切除术的患者按腹部手术患者的一般护理,并要特别注意观察术后阴道流血情况。经阴道黏膜下肌瘤摘除术常在蒂部留置止血钳 24～48 h,取出止血钳后需继续观察阴道流血情况,按阴道手术患者进行护理。

(四)健康教育

1.保守治疗的患者

需定期随访,护士要告知患者随访的目的、意义和随访时间。应 3～6 个月定期复查,期间监测肌瘤生长状况、了解患者症状的变化,如有异常及时和医师联系,修正治疗方案。对应用激素治疗的患者,护士要向患者讲解用药的相关知识,使患者了解药物的治疗作用、使用剂量、服用时间、方法、不良反应及应对措施,避免擅自停药和服药过量引起撤退性出血和男性化。

2.手术后的患者

出院后 1 个月门诊复查,了解患者术后康复情况,并给予术后性生活、自我保健、日常工作恢复等健康指导。任何时候出现不适或异常症状,需及时随诊。

十、结果评价

(1)患者能叙述子宫肌瘤保守治疗的注意事项或术后自我护理措施。

(2)患者面色红润,无疲倦感。

(3)患者出院时,能列举康复期随访时间及注意问题。

第六节 子宫内膜癌

子宫内膜癌发生于子宫体的内膜层,又称子宫体癌。绝大多数为腺癌,故亦称子宫内膜腺癌。多见于老年妇女,是女性生殖器三大恶性肿瘤之一,仅次于子宫颈癌,居第 2 位,近年来我国该病的发病率有上升趋势。腺癌是一种生长缓慢,发生转移也较晚的恶性肿瘤。但是,一旦蔓延至子宫颈,侵犯子宫肌层或子宫外,其预后极差。

一、病因

确切病因尚不清楚，可能与下列因素相关。

（一）体质因素

易发生于肥胖、高血压、糖尿病、绝经延迟、未孕或不育的妇女。这些因素是子宫内膜癌的高危因素。

（二）长期持续的雌激素刺激

在长期持续雌激素刺激而又无孕激素拮抗的情况下，可发生子宫内膜增生症（单纯型或复杂型，伴有或不伴不典型增生），子宫内膜癌发病的危险性增高。临床常见于无排卵性疾病、卵巢女性化肿瘤等。

（三）遗传因素

约20%的癌患者有家族史。

二、病理

（一）巨检

病变多发生于子宫底部内膜，尤其是两侧宫角。根据病变形态及范围分为两种类型。

1.局限型

肿瘤局限于部分子宫内膜，常发生在宫底部或宫角部，呈息肉状或菜花状，表面有溃疡，容易出血，易侵犯肌层。

2.弥漫型

癌肿累及大部分或全部子宫内膜，呈菜花状，可充满宫腔或脱出子宫颈口外。癌组织表面灰白色或淡黄色。质脆，易出血、坏死或有溃疡形成，侵入肌层少。晚期癌灶可侵入深肌层或宫颈，若阻塞宫颈管引起宫腔积脓。

（二）镜检

1.内膜样腺癌

最常见，占子宫内膜癌的80%～90%，腺体异常增生，癌细胞大而不规则，核大深染。分裂活跃。

2.腺癌伴鳞状上皮分化

腺癌中含成团的分化良好的良性鳞状上皮称为腺角化癌，恶性为鳞腺癌，介于两者之间为腺癌伴鳞状上皮不典型增生。

3.浆液性腺癌

占有10%。复杂乳头样结构、裂隙样腺体、明显的细胞复层、芽状结构形成和核异型。恶性程度很高，常见于年老的晚期患者。

4.透明细胞癌

肿瘤呈管状结构，镜下见多量大小不等、背靠背排列的小管，内衬透明的鞋钉状细胞。

三、转移途径

多数生长缓慢：局限于内膜或宫腔内时间较长，也有极少数发展较快，短期内出现转移。

（一）直接蔓延

癌灶沿子宫内膜向上蔓延生长，经子宫角达输卵管，向下蔓延累及宫颈、阴道；向肌层浸润，可穿透浆膜而延及输卵管、卵巢，并广泛种植于盆腔腹膜、子宫直肠陷凹及大网膜。

(二)淋巴转移

为内膜癌的主要转移途径。其转移途径与肿瘤生长的部位有关。宫底部的癌灶可沿阔韧带上部的淋巴管网转移到卵巢,再向上到腹主动脉旁淋巴结。子宫角及前壁的病灶可经圆韧带转移到腹股沟淋巴结。子宫后壁的病灶可沿骶韧带至直肠淋巴结。子宫下段及宫颈管的病灶与宫颈癌的淋巴转移途径相同。

(三)血行转移

少见,出现较晚,主要转移到肺、肝、骨等处。

四、临床分期

现广泛采用国际妇产科联盟(FIGO,2000)规定的手术病理分期(表3-3)。

表3-3 子宫内膜癌临床分期(FIGO,2000)

期别	肿瘤累及范围
0期	原位癌(浸润前癌)
Ⅰ期	癌局限于宫体
Ⅰa	癌局限于子宫内膜
Ⅰb	癌侵犯肌层≤1/2
Ⅰc	癌侵犯肌层>1/2
Ⅱ期	癌累及宫颈,无子宫外病变
Ⅱa	仅宫颈黏膜腺体受累
Ⅱb	宫颈间质受累
Ⅲ期	癌扩散于子宫外的盆腔内,但未累及膀胱、直肠
Ⅲa	癌累及浆膜和(或)附件和(或)腹腔细胞学检查阳性
Ⅲb	阴道转移
Ⅲc	盆腔淋巴结和(或)腹主动脉淋巴结转移
Ⅳ期	癌累及膀胱及直肠(黏膜明显受累),或有盆腔外远处转移
Ⅳa	癌累及膀胱和(或)直肠黏膜
Ⅳb	远处转移,包括腹腔内转移和(或)腹股沟淋巴结转移

五、临床表现

(一)症状

极早期的患者无明显症状,随着病程进展后出现下列症状。

1.阴道流血

不规则阴道流血为最常见的症状,量一般不多。绝经后患者主要表现为间歇性或持续性出血,量不多;未绝经者则表现为月经紊乱:经量增多,经期延长,或经间期出血。

2.阴道排液

少数患者述阴道排液增多,为癌肿渗出液或感染坏死所致。早期多为浆液性或浆液血性白带,晚期合并感染则为脓性或脓血性,有恶臭。

3.疼痛

通常不引起疼痛。晚期癌肿侵犯盆腔或压迫神经,可引起下腹部及腰骶部疼痛,并向下肢放射。若癌肿累及宫颈，堵塞宫颈管致使宫腔积脓时，可出现下腹胀痛或痉挛样疼痛。

4.全身症状

晚期可出现贫血、消瘦、乏力、发热、恶病质、全身衰竭等症状。

(二)体征

早期妇科检查无明显异常。随着病情发展，可有子宫增大、质地变软。有时可见癌组织自宫颈口脱出，质脆，易出血。若并发宫腔积脓，子宫明显增大、有压痛。若周围有浸润，子宫常固定，宫旁、盆腔内可触及不规则结节状物。

六、治疗原则

主要治疗方法为手术、放疗及药物治疗。早期以手术为主，晚期则采用放射、药物等综合治疗。

七、护理评估

(一)健康史

了解患者一般情况，评估高危因素，如老年、肥胖、高血压、糖尿病、不孕不育、绝经期推迟及用雌激素替代治疗等，了解有无家族肿瘤史；了解患者疾病诊疗过程及用药情况。

(二)身体状况

1.症状

评估阴道流血、排液、疼痛及有无肿瘤转移的临床表现。

2.体征

了解妇科检查的结果，如有子宫增大、变软，是否可以触及转移性结节或肿块，有无明显触痛等情况。

(三)心理-社会状况

子宫内膜癌多发生于绝经后妇女，因子女工作忙，疏于对患者的关心，使患者在精神上有较强的失落感；或因未婚、婚后不孕等易产生孤独感；加上恶性肿瘤的发生，更增加了患者的恐惧心理。

(四)辅助检查

根据病史、临床表现及辅助检查做出诊断。

1.分段诊刮

确诊子宫内膜癌最可靠的方法。先刮宫颈管，再刮宫腔，刮出物分瓶标记送病理检查。刮宫时操作要轻柔，特别是刮出豆渣样组织时，应立即停止操作，以免子宫穿孔或癌肿扩散。

2.B超

子宫增大，宫腔内可见实质不均的回声区，形态不规则，宫腔线消失。若肌层中有不规则回声紊乱区，则提示肌层有浸润。

3.宫腔镜检查

可直接观察病变大小、形态，并取活组织病理检查。

4.细胞学检查

用宫腔吸管或宫腔刷取宫腔分泌物找癌细胞，阳性率可达90%。

5.其他

CT、MRI、淋巴造影检查及血清 CA125 检查等。

八、护理诊断

(一)焦虑

与住院及手术有关。

(二)知识缺乏

缺乏了宫内膜癌相关的治疗、护理知识。

九、护理目标

(1)患者获得有关子宫内膜癌的治疗、护理知识。

(2)患者焦虑减轻,主动参与诊治过程。

十、护理措施

(一)心理护理

帮助患者熟悉医院环境,为患者提供安静、舒适的休息环境。告知患者子宫内膜癌的病程发展慢,是女性生殖系统恶性肿瘤预后较好的一种,以缓解或消除心理压力,增强治病的信心。

(二)生活护理

(1)卧床休息,注意保暖。鼓励患者进食高蛋白、高热量、高维生素、易消化饮食。进食不足或营养状况极差者,遵医嘱静脉补充营养。

(2)严密观察生命体征、腹痛、手术切口、血象变化;保持会阴清洁,每天用 0.1%苯扎溴铵溶液会阴冲洗,正确使用消毒会阴垫,发现感染征象及时报告医师,并遵医嘱及时使用抗生素和其他药物。

(三)治疗配合

对于采用不同治疗方法的患者,实施相应的护理措施。手术患者注意术后病情观察,记录阴道残端出血的情况,指导患者适度地活动。孕激素治疗过程中注意药物的不良反应,指导患者坚持用药。化疗患者要注意骨髓抑制现象,做好支持护理。

(四)健康教育

1.普及防癌知识

大力宣传定期防癌普查的重要性,定期进行防癌检查;正确掌握使用雌激素的指征;绝经过渡期妇女月经紊乱或不规则流血者,应先除外子宫内膜癌;绝经后妇女出现阴道流血者警惕子宫内膜癌的可能;注意高危因素,重视高危患者。

2.定期随访

手术、放疗、化疗患者应定期随访。随访时间:术后 2 年内,每 3~6 个月 1 次;术后 3~5 年内,每6~12个月 1 次。随访中注意有无复发病灶,并根据患者康复情况调整随访时间。随访内容:盆腔检查、阴道脱落细胞学检查、胸片(6 个月至 1 年)。

十一、结果评价

(1)患者能叙述子宫内膜癌治疗和护理的有关知识。

(2)患者睡眠良好,焦虑缓解。

第七节　卵巢肿瘤

卵巢肿瘤是女性生殖系统常见肿瘤之一，可发生于任何年龄。由于卵巢位于盆腔深部，卵巢肿瘤早期无症状，又缺乏早期诊断的有效方法，患者就医时，恶性肿瘤多为晚期，预后差。其病死率已居妇科恶性肿瘤的首位，严重地威胁着妇女生命和健康。

一、分类

卵巢肿瘤的分类方法较多，世界卫生组织（WHO）1973年制定的卵巢肿瘤组织学分类方法，将卵巢肿瘤分为卵巢上皮性肿瘤、性索间质肿瘤、生殖细胞肿瘤和转移性肿瘤。

二、常见肿瘤及病理特点

（一）卵巢上皮性肿瘤

卵巢上皮性肿瘤是最常见的卵巢肿瘤，占卵巢肿瘤的2/3，来源于卵巢表面的生发上皮。可分良性、交界性、恶性3种。交界性肿瘤是一种低度潜在恶性肿瘤，无间质浸润，生长缓慢，转移率低，复发迟。

1.浆液性囊腺瘤

约占卵巢良性肿瘤的25％。多为单侧，分单纯性和乳头状两种。前者中等大小，囊壁光滑。单房，囊内为淡黄色清亮液体，后者多房，囊壁上有乳头状物生长，穿透囊壁可发生腹腔种植。镜下可见囊壁内为单层立方上皮或柱状上皮，间质内见砂粒体。

2.浆液性囊腺癌

最常见的卵巢恶性肿瘤，占40％～50％。多为双侧，实性或囊实性，表面光滑，或有乳头状生长，有出血坏死。镜下见瘤细胞大小不一，复层，排列紊乱，并向间质浸润。恶性度高，预后差。

3.黏液性囊腺瘤

约占卵巢良性肿瘤的20％。常为单侧多房，表面光滑，灰白色，囊壁较厚，内为胶冻状黏液，可长成巨大卵巢肿瘤。镜下见囊壁内衬单层柱状上皮，产生黏液，可见杯状细胞和嗜银细胞。如囊壁破裂，瘤细胞可广泛种植于腹膜上，继续生长并分泌黏液，形成结节状，称腹膜黏液瘤。

4.黏液性囊腺癌

约占卵巢恶性肿瘤的10％，由黏液性囊腺瘤恶变而来，多为单侧，表面光滑，实性或囊实性。镜下见腺体密集，间质较少，瘤细胞复层排列，有间质浸润。预后较好。

（二）卵巢生殖细胞肿瘤

为来源于生殖细胞的一组肿瘤，其发生率仅次于上皮性肿瘤，多见于儿童及青少年。

1.畸胎瘤

通常由2～3个胚层组织组成，这些组织可以是成熟的，或不成熟，肿瘤可以是囊性，也可以是实性。其恶性程度与组织分化程度有关。

(1)成熟畸胎瘤:又称皮样囊肿,是最常见的卵巢良性肿瘤。可发生于任何年龄。单侧为主,中等大小,圆形或椭圆形,表面光滑呈灰白色,囊腔内充满油脂及毛发,有时可见牙齿或骨组织。

(2)未成熟畸胎瘤:由分化程度不同的未成熟的胚胎组织组成,多为原始神经组织。多为实性,转移及复发率均较高,预后差。

2.无性细胞瘤

属中度恶性肿瘤。单侧居多,中等大小,实性,表面光滑,切面呈淡棕色。间质中常有淋巴浸润。对放疗极敏感。

3.内胚窦瘤

又称卵黄囊瘤,较罕见。瘤体较大,单侧,圆形或卵圆形。切面实性为主,灰黄色,常有出血坏死。瘤细胞可产生甲胎蛋白(AFP)。生长迅速,早期即出现转移,故恶性度极高,预后差。

(三)卵巢性索间质肿瘤

来源于原始性腺中的性素及间质,占卵巢恶性肿瘤的5%～8%。本组肿瘤多具有内分泌功能,可分泌性激素。

1.颗粒细胞瘤

占性索间质肿瘤的80%左右,为低度恶性肿瘤,任何年龄均可发生,45～55岁常见。多为单侧,圆形或卵圆形,大小不一,表面光滑。切面组织脆而软,伴有出血坏死灶。一般预后良好,5年生存率达80%以上。

2.卵泡膜细胞瘤

为实质性的良性肿瘤,单侧,大小不一,呈圆形或卵圆形,切面灰白色,瘤细胞呈短梭形,胞浆中含有脂质,排列呈漩涡状。可分泌雌激素,故有女性化作用。

3.纤维瘤

为良性肿瘤,多发生于中年妇女,常为单侧,中等大小,实性,表面光滑。切面灰白色,质地坚硬,纤维组织呈编织状排列。可伴有胸腔积液或腹腔积液,称为梅格斯综合征,肿瘤切除后,胸腔积液、腹腔积液可自然消退。

4.支持细胞-间质细胞瘤

支持细胞-间质细胞瘤又称睾丸母细胞瘤,是一种能分泌男性激素的肿瘤,为低度恶性,罕见,多发生于40岁以下的妇女。单侧,实性、较小,表面光滑,有时呈分叶状,切面灰白色。镜下可见不同程度的支持细胞及间质细胞。患者常有男性化症状。5年存活率为70%～90%。

(四)卵巢转移性肿瘤

占卵巢肿瘤的5%～10%。身体各部位的肿瘤均可能转移到卵巢,以乳腺、胃肠道、子宫的肿瘤最多见。库肯勃瘤是来自胃肠道的卵巢转移癌,呈双侧性、实性、中等大小、表面光滑。镜下可见印戒细胞。恶性度高,预后极差。

三、恶性肿瘤的分期

采用国际妇产科联盟(FIGO,2000)的手术病理分期(表3-4)。

表 3-4　原发性卵巢恶性肿瘤的手术病理分期(FIGO,2000)

期别	肿瘤累及范围
Ⅰ期	肿瘤局限于卵巢
Ⅰa	肿瘤局限于一侧卵巢,包膜完整,表面无肿瘤,腹腔积液或腹腔冲洗液中未查见恶性细胞
Ⅰb	肿瘤局限于两侧卵巢,包膜完整。表面无肿瘤。腹腔积液或腹腔冲洗液中未查见恶性细胞
Ⅰc	肿瘤局限于单侧或两侧卵巢,伴有以下任何一项者:包膜破裂、卵巢表面有肿瘤、腹腔积液或腹腔冲洗液中查见恶性细胞
Ⅱ期	肿瘤累及一侧或双侧卵巢,伴盆腔内扩散
Ⅱa	蔓延和(或)转移到子宫和(或)输卵管,腹腔积液或冲洗液中无恶性细胞
Ⅱb	蔓延到其他盆腔组织,腹腔积液或冲洗液中无恶性细胞
Ⅱc	Ⅱa或Ⅱb病变,但腹腔积液或冲洗液中查见恶性细胞
Ⅲ期	一侧或双侧卵巢肿瘤,镜检证实有盆腔外的腹膜转移和(或)区域淋巴结转移,肝表面转移为Ⅲ期
Ⅲa	淋巴结阴性,组织学证实盆腔外腹膜表面有镜下转移
Ⅲb	淋巴结阴性,腹腔转移灶直径≤2 cm
Ⅲc	腹膜转移灶直径>2 cm 和(或)腹膜后区域淋巴结阳性
Ⅳ期	远处转移(胸腔积液有癌细胞,肝实质转移)

四、临床表现

(一)症状

卵巢肿瘤早期多无自觉症状,常在妇科检查或做B超时发现。随着肿瘤的增大,出现腹胀不适、尿频、便秘、心悸、气急等压迫症状,腹部触及肿块。如为恶性肿瘤,腹部肿块短期内迅速增大,出现腹胀、腹腔积液;若肿瘤压迫神经、血管或向周围组织浸润,可引起腹痛、腰痛、下肢疼痛及水肿。晚期可出现恶病质。

(二)体征

妇科检查在子宫一侧或双侧扪及囊性或实质性肿物,良性肿瘤包块多囊性、表面光滑、活动与子宫不相连;恶性肿瘤包块多为双侧、实性、表面高低不平、固定不动,子宫直肠陷凹可触及大小不等的结节。

(三)卵巢良、恶性肿瘤的鉴别(表 3-5)

表 3-5　卵巢良性肿瘤与恶性肿瘤的鉴别

	卵巢良性肿瘤	卵巢恶性肿瘤
病史	生长缓慢,病程长,多无症状,生育期多见	生长迅速,病程短,幼女、青春期或绝经后妇女多见
体征	多为单侧,囊性,表面光滑,活动,一般无腹腔积液	多为双侧,实性或囊性表面不规则,固定,直肠陷凹可触及结节,常伴腹腔积液,且为血性,可查见癌细胞
一般情况	良好,多无不适	逐渐出现恶病质
B超	边界清楚,液性暗区,有间隔光带	肿块边界不清,液性暗区,光点杂乱

五、常见并发症

(一)蒂扭转

蒂扭转是卵巢肿瘤最常见的并发症,也是妇科常见的急腹症之一。多见于瘤蒂长,活动度好,中等大小,重心不均的肿瘤,以成熟畸胎瘤最多见。常发生于体位改变或妊娠期、产褥期子宫位置发生变化时。卵巢肿瘤的蒂由骨盆漏斗韧带、卵巢固有韧带及输卵管组成。发生扭转后,因血液循环障碍,瘤体增大、缺血坏死呈紫黑色,可发生破裂或继发感染(图 3-9)。

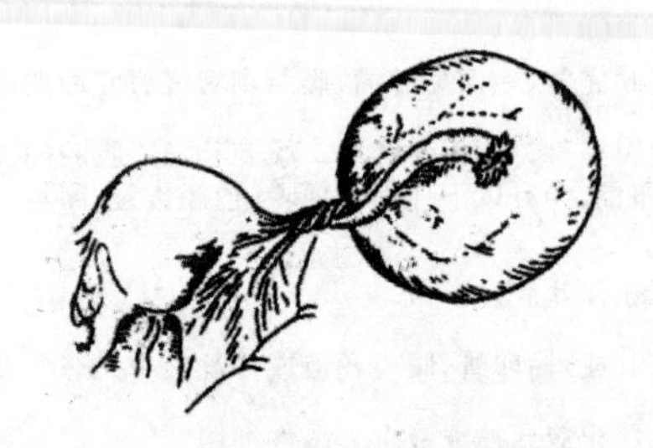

图 3-9　卵巢肿瘤蒂扭转

其主要症状是突然发生的下腹部一侧剧烈疼痛,伴有恶心、呕吐甚至休克,系腹膜牵引绞窄所致。妇科检查子宫一侧扪及肿块,张力较高,压痛以瘤蒂部最明显,并有局限性肌紧张。扭转有时可自然复位,腹痛随之缓解。

蒂扭转一旦确诊,应立即手术切除肿瘤。手术时应先钳夹蒂根部,再切除肿瘤及瘤蒂,钳夹前切不可将扭转复位,以免栓子脱落引起栓塞。

(二)破裂

有外伤性破裂和自发性破裂两种。外伤性破裂可因腹部受到重击、分娩、性交、妇科检查及穿刺引起,自发性破裂则可由肿瘤生长过快所致或恶性肿瘤浸润穿透囊壁。其症状轻重与破口大小、流入腹腔囊液的性质、数量有关。轻者仅有轻度腹痛,重者致剧烈腹痛伴恶心、呕吐,有时导致内出血、腹膜炎。

(三)感染

多继发于蒂扭转或破裂后,也可由邻近器官感染蔓延所致。主要表现为发热、腹痛,肿块压痛、腹肌紧张,白细胞升高。

(四)恶变

恶变早期多无症状,若肿瘤短时间内迅速增大,应疑有恶变。若出现腹腔积液,已属晚期。因此,确诊为卵巢肿瘤者应尽早手术。

六、治疗原则

(一)良性肿瘤

一经确诊,即应手术治疗。可根据患者的年龄、有无生育要求及对侧卵巢情况决定手术范围。年轻、单侧良性肿瘤可行卵巢肿瘤剥出术、卵巢切除术或患侧附件切除术。围绝经期妇女可行全子宫及双附件切除术。

(二)恶性肿瘤

以手术为主,辅以化疗、放疗。

1.手术

是恶性卵巢肿瘤的首选方法。首次手术尤为重要。疑为恶性肿瘤者,应尽早剖腹探查。早期患者一般做全子宫、双附件加大网膜切除及盆腔、腹主动脉旁淋巴结清扫术。晚期可行肿瘤细胞减灭术。

2.化疗

为主要的辅助治疗方法。卵巢恶性肿瘤对化疗比较敏感,可用于预防肿瘤复发、消除残留病灶,或已无法施行手术的晚期患者。常用的化疗药物有顺铂、环磷酰胺、多柔比星、氟尿嘧啶、放线菌素D等。多采用联合化疗。

3.放疗

常作为手术后的辅助治疗,无性细胞瘤对放疗最敏感;颗粒细胞瘤中度敏感,上皮性癌也有一定的敏感性。

七、护理评估

(一)健康史

卵巢肿瘤病因不清楚,一般认为与遗传和家族史有关,20%~25%卵巢恶性肿瘤患者有家族史;此外,还与饮食习惯(如长期食用高胆固醇食物)及内分泌因素有关。所以需评估患者年龄、生育史、有无其他肿瘤疾病史及卵巢肿瘤的家族史。了解有无相关的内分泌、饮食等高危因素。

(二)身体状况

1.症状

卵巢肿瘤体积较小或发病初期常无症状。产生激素的卵巢肿瘤在发病初期可以引起月经紊乱。随着卵巢肿瘤体积增大,患者会有肿胀感,继续长大可出现尿频、便秘等压迫症状。晚期卵巢肿瘤患者出现消瘦、贫血、恶病质表现。

2.体征

评估患者妇科检查的结果,注意有无腹围增大、有无腹腔积液、卵巢肿瘤的性质、肿瘤的部位及其大小等情况。

(三)心理-社会状况

卵巢肿瘤性质确定之前,患者及家属多表现为紧张不安和焦虑,既想得到确切的结果,又怕诊断为恶性肿瘤。而一旦确诊为恶性,因手术和反复化疗影响其正常生活、疾病可能导致死亡等原因,患者表现为悲观、抑郁甚至绝望的情绪。

(四)辅助检查

1.B超检查

可了解肿块的位置、大小、形态和性质,与子宫的关系,并可鉴别卵巢肿瘤、腹腔积液或结核性包裹性积液。

2.细胞学检查

腹腔积液或腹腔冲洗液找癌细胞,可协助诊断及临床分期。

3.腹腔镜检查

可直接观察肿块的部位、形态、大小、性质,并可行活检或抽取腹腔液进行细胞学检查。

4.肿瘤标志物检查

卵巢上皮性癌患者血清中癌抗原(CA125)水平升高,黏液性卵巢癌时癌胚抗原(CEA)升高,卵巢绒癌时绒毛膜促性腺激素(HCG)升高;甲胎蛋白(AFP)则对内胚窦瘤、未成熟畸胎瘤有诊断意义;颗粒细胞瘤、卵泡膜细胞瘤患者体内雌激素水平升高。睾丸母细胞瘤患者尿中

17-酮、17-羟类固醇升高。

八、护理诊断

(1)疼痛:与卵巢肿瘤蒂扭转或肿瘤压迫有关。

(2)营养失调,低于机体需要量:与恶性肿瘤、治疗不良反应及产生腹腔积液有关。

(3)预感性悲哀:与卵巢癌预后不佳有关

九、护理目标

(1)患者疼痛减轻或消失。

(2)患者营养摄入充足。

(3)患者能正确面对疾病,焦虑程度减轻。

十、护理措施

(一)心理护理

护理人员应有同情心,关心体贴患者,建立良好的护患关系,详细了解患者的疑虑和需求,认真听取患者的诉说,并对患者所提出的各种疑问给予明确答复;鼓励患者尽可能参与护理计划,鼓励家属参与照顾患者,让患者能感受到来自多方面的关爱,尤其是确定肿瘤是良性者,要及时将诊断结果告诉患者,消除其紧张焦虑心理,从而增强战胜疾病的信心。

(二)饮食护理

疾病及化疗通常会使患者营养失调。应鼓励患者进食高蛋白、高维生素、营养素全面且易消化的饮食。进食不足和全身营养状况极差者,遵医嘱静脉补充高营养液及成分输血等,保证治疗效果。

(三)病情观察

术后注意观察切口及阴道残端有无渗血、渗液并及时更换敷料与会阴血垫。对切口疼痛者遵医嘱应用镇痛剂。对行肿瘤细胞减灭术者,术后一般放置腹膜外引流管与腹腔化疗管各1根。对留置的化疗管末端用无菌纱布包扎,固定于腹壁,防止脱落,以备术后腹腔化疗所用。引流管接负压引流袋,固定好,保持引流通畅,记录引流量与引流液性质。

(四)接受各种检查和治疗的护理

1.手术后一般护理

见腹部手术后护理。一般术后第二天血压稳定后取半卧位,利于腹腔及阴道分泌物的引流,减少炎症与腹胀发生。对行肠切除患者应暂禁食,根据医嘱行持续胃肠减压,保持通畅,记录引流量及性质。对未侵及肠管者,于第二天可给流质饮食,同时服用胃肠动力药,促进肠蠕动恢复,3 d后根据肠蠕动恢复情况改半流质饮食或普通饮食,保持大便通畅。卧床期间,做好皮肤护理,避免压疮。鼓励床上活动,叩背,及时清除痰液,防止肺部并发症,待病情许可后,协助患者离床活动。

2.腹腔插管化疗的护理

卵巢癌患者术中往往发现盆腹腔各脏器浆膜表面广泛播散粟粒样或较大的植入病灶,经肿瘤减灭术后仍存散在病灶,术后腹腔插管化疗可使化疗药物与病灶直接接触,使局部药物浓度升高,而体循环的药物浓度较低。腹腔化疗能提高疗效并减少因化疗引起的全身反应。化疗方案根据组织学分类而定,多在腹部切口拆除缝线后行第1个疗程,或术中腹腔即放置化疗药，待1个月后再行第2个疗程。腹腔灌注化疗药物时应严格无菌操作，防止感染，注药前先注入少量生理盐水，观察注药管是否通畅，有无外渗。灌注药液量多时，应先将液体适当加温，避免药液过凉，导致患者寒战。灌注完毕，注药管末端包扎，嘱患者翻身活动，使药物在腹腔内均匀分布。

3.并发症观察与护理

同腹部手术后并发症观察与护理。

（五）健康教育

1.预防

30岁以上妇女，应每年进行1次妇科检查。高危人群不论年龄大小，最好每半年接受1次检查，以排除卵巢肿瘤。

2.出院指导

对手术后患者出院前应进行康复指导，对单纯一侧附件切除的患者也可因性激素水平波动而出现停经、潮热等症状。让患者了解这些症状，有一定心理准备，必要时可在医师指导下接受雌激素补充治疗，以缓解症状。对行卵巢癌根治术后患者应根据病理报告的组织学类型、临床分期和组织学分级，告知家属，并讲清后期化疗的必要性，化疗既可用于预防复发，也可用于手术未能全部切除者。化疗多需8～10个疗程，一般为每月1次，化疗应在医院进行，以便随时进行各系统化疗不良反应的监测，护士应督促、协助患者克服实际困难，正确指导患者减轻化疗反应，顺利完成治疗计划。

3.做好随访

未手术的患者3～6个月随访1次，观察肿瘤的大小变化情况。良性肿瘤术后按一般腹部手术后1个月常规进行复查。恶性肿瘤术后易于复发，应长期随访。术后第一年每月1次；术后第二年每3个月1次；术后第三至五年每3～6个月1次；以后可每年1次。

十一、结果评价

(1)患者能说出应对疼痛的方法，自述疼痛减轻。

(2)患者合理膳食，能维持体重。

(3)患者能正常与人交往，树立正确自我形象。

第八节　胎儿窘迫

胎儿窘迫是指孕妇、胎儿、胎盘等各种原因引起的胎儿宫内缺氧，影响胎儿健康甚至危及生命。胎儿窘迫是一种综合征，主要发生在临产过程。也可发生在妊娠后期。发生在临产过程者，可以是妊娠后期的延续和加重。

一、病因

胎儿窘迫的病因涉及多方面，可归纳为三大类。

（一）母体因素

妊娠妇女患有高血压疾病、慢性肾炎、妊娠高血压综合征、重度贫血、心脏病、肺源性心脏病、高热、吸烟、产前出血性疾病和创伤、急产或子宫不协调性收缩、缩宫素使用不当、产程延长、子宫过度膨胀、胎膜早破等；或者产妇长期仰卧位，镇静药、麻醉药使用不当等。

(二)胎儿因素

胎儿心血管系统功能障碍、胎儿畸形，如严重的先天性心血管疾病、母婴血型不合引起的胎儿溶血、胎儿贫血、胎儿宫内感染等。

(三)脐带、胎盘因素

脐带因素有长度异常、缠绕、打结、扭转、狭窄、血肿、帆状附着；胎盘因素有植入异常、形状异常、发育障碍、循环障碍等。

二、病理生理

胎儿窘迫的基本病理生理变化是缺血、缺氧引起的一系列变化。缺氧早期或者一过性缺氧时。机体主要通过减少胎盘和自身耗氧量代偿，胎儿则通过减少对肾与下肢血供等方式来保证心脑血流量，不产生严重的代偿障碍及器官损害。缺氧严重则可引起严重的并发症。缺氧初期通过自主神经反射兴奋交感神经，使肾上腺儿茶酚胺及皮质醇分泌增多，引起血压上升及心率加快。此时胎儿的大脑、肾上腺、心脏及胎盘血流增加，而肾、肺、消化系统等血流减少，出现羊水减少、胎儿发育迟缓等。若缺氧继续加重，则转为兴奋迷走神经，血管扩张，有效循环血量减少，主要器官的功能由于血流不能保证而受损，于是胎心率减慢。缺氧继续发展下去可引起严重的器官功能损害，尤其可以引起缺血缺氧性脑病甚至胎死宫内。此过程基本是低氧血症至缺氧，然后至代谢性酸中毒，主要表现为胎动减少、羊水少、胎心监护基线变异差、出现晚期减速甚至呼吸抑制。由于缺氧时肠蠕动加快，肛门括约肌松弛引起胎粪排出。此过程可以形成恶性循环，更加重母体及胎儿的危险。不同原因引起的胎儿窘迫表现过程可以不完全一致，所以应加强监护、积极评价、及时发现高危征象并积极处理。

三、临床表现

胎儿窘迫的主要表现为胎心音改变、胎动异常及羊水胎粪污染或羊水过少，严重者胎动消失。根据其临床表现，胎儿窘迫可以分为急性胎儿窘迫和慢性胎儿窘迫。急性胎儿窘迫多发生在分娩期，主要表现为胎心率加快或减慢；CST或者OCT等出现频繁的晚期减速或变异减速；羊水胎粪污染和胎儿头皮血pH下降，出现酸中毒。羊水胎粪污染可以分为3度：Ⅰ度羊水呈浅绿色；Ⅱ度羊水呈黄绿色，浑浊；Ⅲ度羊水呈棕黄色，稠厚。慢性胎儿窘迫发生在妊娠末期，常延续至临产并加重，主要表现为胎动减少或消失、NST基线平直、胎儿发育受限、胎盘功能减退、羊水胎粪污染等。

四、处理原则

急性胎儿窘迫者，应积极寻找原因并给予及时纠正。若宫颈未完全扩张、胎儿窘迫情况不严重者，给予吸氧，嘱产妇左侧卧位，若胎心率变为正常，可继续观察；若宫口开全、胎先露部已达坐骨棘平面以下3 cm者，应尽快助产经阴道娩出胎儿；若因缩宫素使宫缩过强造成胎心率减慢者。应立即停止使用，继续观察，病情紧迫或经上述处理无效者立即剖宫产结束分娩。慢性胎儿窘迫者，应根据妊娠周、胎儿成熟度和窘迫程度决定处理方案。首先应指导妊娠妇女采取左侧卧位，间断吸氧，积极治疗各种并发症或并发症，密切监护病情变化。若无法改善，则应在促使胎儿成熟后迅速终止妊娠。

五、护理评估

(一)健康史

了解妊娠妇女的年龄、生育史、内科疾病史如高血压疾病、慢性肾炎、心脏病等;本次妊娠经过,如妊娠高血压综合征、胎膜早破、子宫过度膨胀(如羊水过多和多胎妊娠);分娩经过,如产程延长(特别是第二产程延长)、缩宫素使用不当。了解有无胎儿畸形、胎盘功能的情况。

(二)身心状况

胎儿窘迫时,妊娠妇女自感胎动增加或停止。在窘迫的早期可表现为胎动过频(每 24 h 大于20 次);若缺氧未纠正或加重,则胎动转弱且次数减少,进而消失。胎儿轻微或慢性缺氧时,胎心率加快(>160 次/min);若长时间或严重缺氧。则会使胎心率减慢。若胎心率<100 次/min 则提示胎儿危险。胎儿窘迫时主要评估羊水量和性状。

孕产妇夫妇因为胎儿的生命遭遇危险而产生焦虑,对需要手术结束分娩产生犹豫、无助感。对于胎儿不幸死亡的孕产妇夫妇,其感情上受到强烈的创伤,通常会经历否认、愤怒、抑郁、接受的过程。

(三)辅助检查

1.胎盘功能检查

出现胎儿窘迫的妊娠妇女一般 24 h 尿 E_3 值急骤减少 30%~40%,或于妊娠末期连续多次测定在每 24 h10 mg 以下。

2.胎心监测

胎动时胎心率加速不明显,基线变异率<3 次/min,出现晚期减速、变异减速等。

3.胎儿头皮血血气分析

pH<7.20。

六、护理诊断/诊断问题

(一)气体交换受损(胎儿)

与胎盘子宫的血流改变、血流中断(脐带受压)或血流速度减慢(子宫-胎盘功能不良)有关。

(二)焦虑

与胎儿宫内窘迫有关。

(三)预期性悲哀

与胎儿可能死亡有关。

七、预期目标

(1)胎儿情况改善,胎心率在 120~160 次/min。

(2)妊娠妇女能运用有效的应对机制控制焦虑。

(3)产妇能够接受胎儿死亡的现实。

八、护理措施

(1)妊娠妇女左侧卧位,间断吸氧。严密监测胎心变化,一般每 15 min 听 1 次胎心或进行胎心监护,注意胎心变化。

(2)为手术者做好术前准备,如宫口全开、胎先露部已达坐骨棘平面以下 3 cm 者,应尽快阴道助产娩出胎儿。

(3)做好新生儿抢救和复苏的准备。

(4)心理护理。①向孕产妇提供相关信息,包括医疗措施的目的、操作过程、预期结果及孕产妇需做的配合;将真实情况告知孕产妇,有助于其减轻焦虑,也可帮助产妇面对现实。必要时陪伴产妇,对产妇的疑虑给予适当的解释。②对于胎儿不幸死亡的父母亲,护理人员可安排一个远离其他婴儿和产妇的单人房间,陪伴他们或安排家人陪伴他们,勿让其独处;鼓励其诉说悲伤,接纳其哭泣及抑郁的情绪,陪伴在旁提供支持及关怀;若他们愿意,护理人员可让他们看看死婴并同意他们为死产婴儿做一些事情,包括沐浴、更衣、命名、拍照或举行丧礼,但事先应向他们描述死婴的情况,使之有心理准备。解除"否认"的态度而进入下一个阶段,提供足印卡、床头卡等作为纪念,帮助他们使用适合自己的压力应对技巧和方法。

九、结果评价

(1)胎儿情况改善,胎心率在120～160次/min。

(2)妊娠妇女能运用有效的应对机制来控制焦虑,叙述心理和生理上的感受。

(3)产妇能够接受胎儿死亡的现实。

第九节　产褥感染

产褥感染是指分娩时及产褥期生殖道受病原体感染,引起局部和全身的炎性变化。发病率为1%～7.2%,是产妇死亡的四大原因之一。产褥病率是指分娩24 h以后的10日内用口表每日测量4次,体温有2次达到或超过38 ℃。可见产褥感染与产褥病率的含义不同。虽然造成产褥病率的原因以产褥感染为主,但也包括产后生殖道以外的其他感染与发热,如泌尿系感染、乳腺炎、上呼吸道感染等。

一、病因

(一)感染来源

1.自身感染

正常孕妇生殖道或其他部位的病原体,当出现感染诱因时使机体抵抗力低下而致病。孕妇生殖道病原体不仅可以导致产褥感染,而且在孕期即可通过胎盘、胎膜、羊水间接感染胎儿,并导致流产、早产、死胎、IUGR、胎膜早破等。有些病原体造成的感染,在孕期只表现出阴道炎、宫颈炎等局部症状,常常不被患者重视,而在产后机体抵抗力低下时发病。

2.外来感染

由被污染的衣物、用具、各种手术器械、物品等接触患者后引起感染,常常与无菌操作不严格有关。产后住院期间探视者、陪伴者的不洁护理和接触,是引起产褥感染极其重要的来源,也是极容易被疏忽的感染因素,应引起产科医师、医院管理者的高度重视。

(二)感染病原体

引起产褥感染的病原体种类较多,较常见者有链球菌、大肠杆菌、厌氧菌等,其中内源性需氧菌和厌氧菌混合感染的发生有逐渐增高的趋势。需氧性链球菌是外源性感染的主要致病菌,有极强的致病力、毒力和播散力,可致严重的产褥感染。大肠杆菌属包括大肠埃希菌及其相关的革兰阴性杆菌、变形杆菌等,亦为外源性感染的主要致病菌之一,也是菌血症和感染性休克最常见的病原体。在阴道、尿道、会阴周围均有寄生,平常不致病,产褥期机体抵抗力低下时可迅速增生而发病。厌氧性链球菌存在于正常阴道中,当产道损伤、机体抵抗力下降,可迅速大量繁殖,并与大肠杆菌混合感染,其分泌物异常恶臭。

(三)感染诱因

1.一般诱因

机体对入侵的病原体的反应,取决于病原体的种类、数量、毒力以及机体自身的免疫力。女性生殖器官具有一定的防御功能,任何削弱产妇生殖道和全身防御功能的因素均有利于病原体的入侵与繁殖,如贫血、营养不良,和各种慢性疾病,如肝功能不良、妊娠合并心脏病、糖尿病等,以及临近预产期前性交、羊膜腔感染。

2.与分娩相关的诱因

(1)胎膜早破:完整的胎膜对病原体的入侵起着有效的屏障作用,胎膜破裂导致阴道内病原体上行性感染。是病原体进入宫腔并进一步入侵输卵管、盆腔、腹腔的主要原因。

(2)产程延长、滞产、多次反复的肛查和阴道检查增加了病原体入侵机会。

(3)剖宫产操作中无菌措施不严格、子宫切口缝合不当,导致子宫内膜炎的发生率为阴道分娩的20倍,并伴随严重的腹壁切口感染,尤以分枝杆菌所致者为甚。

(4)产程中宫内仪器使用不当或使用次数过多、使用时间过长,如宫内胎儿心电监护、胎儿头皮血采集等,将阴道及宫颈的病原体直接带入宫腔而感染。宫内监护超过 8 h 者,产褥病率可达 71%。

(5)各种产科手术操作(产钳助产、胎头吸引术、臀牵引等),以及产道损伤、产前产后出血、宫腔填塞纱布、产道异物、胎盘残留等,均为产褥感染的诱因。

二、分型及临床表现

发热、腹痛和异常恶露是最主要的临床表现。由于机体抵抗力不同,炎症反应程度、范围和部位的不同,临床表现有所不同。根据感染发生的部位可将产褥感染分为以下几种类型。

(一)急性外阴、阴道、宫颈炎

此常由于分娩时会阴损伤或手术产、孕前有外阴阴道炎者而诱发,表现为局部灼热、坠痛、肿胀,炎性分泌物刺激尿道可出现尿痛、尿频、尿急。会阴切口或裂伤处缝线嵌入肿胀组织内,针孔流脓。阴道与宫颈感染者其黏膜充血、水肿、溃疡、化脓,日久可致阴道粘连甚至闭锁。病变局限者,一般体温不超过 38 ℃,病情发展可向上或宫旁组织,导致盆腔结缔组织炎。

(二)剖宫产腹部切口、子宫切口感染

剖宫产术后腹部切口的感染多发生于术后 3～5 d,局部红肿、触痛。组织侵入有明显硬结,并有混浊液体渗出,伴有脂肪液化者其渗出液可呈黄色浮油状,严重患者组织坏死,切口部分或全层裂开,伴有体温明显升高,超过 38 ℃。Soper 报道剖宫产术后的持续发热主要为腹部切口的感染,尤其是普通抗生素治疗无效者。

据报道,3.97%的剖宫产术患者有切口感染、愈合不良,常见的原因有合并糖尿病、妊娠期高血压疾病、贫血等。剖宫产术后子宫切口感染者则表现为持续发热,早期低热多见,伴有阴

道出血增多,甚至晚期产后大出血,子宫切口缝合过紧过密是其因素之一。妇检子宫复旧不良、子宫切口处压痛明显,B超检查显示子宫切口处隆起呈混合性包块,边界模糊,可伴有宫腔积液(血),彩色多普勒超声检查显示有子宫动脉血流阻力异常。

(三)急性子宫内膜炎、子宫肌炎

此为产褥感染最常见的类型,由病原体经胎盘剥离而侵犯至蜕膜所致者为子宫内膜炎,侵及子宫肌层者为子宫肌炎,两者常互相伴随。临床表现为产后3～4 d开始出现低热,下腹疼痛及压痛,恶露增多且有异味,如早期不能控制,病情加重,出现寒战、高热、头痛、心率加快、白细胞及中性粒细胞增高,有时因下腹部压痛不明显及恶露不一定多而容易误诊。Figucroa报道急性子宫内膜炎的患者100%的有发热,61.6%的其恶露有恶臭,60%的子宫压痛明显。最常培养分离出的病原体主要有溶血性葡萄球菌、大肠杆菌、链球菌等。当炎症波及子宫肌壁时,恶露反而减少,异味亦明显减轻,容易误认为病情好转。感染逐渐发展可于肌壁间形成多发性小脓肿,B超检查显示子宫增大复旧不良、肌层回声不均,并可见小液性暗区,边界不清。如继续发展。可导致败血症甚至死亡。

(四)急性盆腔结缔组织炎、急性输卵管炎

此多继发于子宫内膜炎或宫颈深度裂伤,病原体通过淋巴道或血行侵及宫旁组织,并延及输卵管及其系膜。临床表现主要为一侧或双侧下腹持续性剧痛,妇检或肛查可触及宫旁组织增厚或有边界不清的实质性包块,压痛明显,常常伴有寒战和高热。炎症可在子宫直肠聚积聚形成盆腔脓肿,如脓肿破溃则向上播散至腹腔。如侵及整个盆腔,使整个盆腔增厚呈巨大包块状,不能辨别其内各器官,整个盆腔似乎被冻结,称为“冰冻骨盆”。

(五)急性盆腔腹膜炎、弥漫性腹膜炎

炎症扩散至子宫浆膜层。形成盆腔腹膜炎,继续发展为弥漫性腹膜炎,出现全身中毒症状:高热、寒战、恶心、呕吐、腹胀、下腹剧痛,体检时下腹明显压痛、反跳痛。产妇因产后腹壁松弛,腹肌紧张多不明显。腹膜炎性渗出及纤维素沉积可引起肠粘连,常在直肠子宫陷凹形成局限性脓肿,刺激肠管和膀胱导致腹泻、里急后重及排尿异常。病情不能彻底控制者可发展为慢性盆腔炎。

(六)血栓性静脉炎

细菌分泌肝素酶分解肝素导致高凝状态,加之炎症造成的血流淤滞静脉脉壁损伤,尤其是厌氧菌和类杆菌造成的感染极易导致血栓性静脉炎。可累及卵巢静脉、子宫静脉、髂内静脉、髂总静脉及下腔静脉,病变常为单侧性,患者多在产后1～2周,继子宫内膜炎之后出现寒战、高热、反复发作,持续数周,不易与盆腔结缔组织炎鉴别。下肢血栓性静脉炎者:病变多位于一侧股静脉和腘静脉及大隐静脉,表现为弛张热、下肢持续性疼痛、局部静脉压痛或触及硬索状包块,血液循环受阻,下肢水肿,皮肤发白,称为股白肿。可通过彩色多普勒超声血流显像检测确诊。

(七)脓毒血症及败血症

病情加剧则细菌进入血液循环引起脓毒血症、败血症,尤其是当感染血栓脱落时,可致肺、脑、肾脓肿或栓塞死亡。

三、处理原则

治疗原则是抗感染。辅以整体护理、局部病灶处理、手术或中医中药治疗。

(一)支持疗法

纠正贫血与电解质紊乱，增强免疫力。半卧位以利脓液流于陶氏腔，使之局限化。进食高蛋白、易消化的食物，多饮水，补充维生素，纠正贫血和水、电解质紊乱。发热者以物理退热方法为主，高热者酌情给予 50～100 mg 双氯芬酸栓塞肛门退热，一般不使用安替比林退热，以免体温不升。重症患者应少量多次输新鲜血或血浆、清蛋白，以提高机体免疫力。

(二)清除宫腔残留物

有宫腔残留者应予以清宫，对外阴或腹壁切口感染者可采用物理治疗，如红外线或超短波局部照射，有脓肿者应切开引流，盆腔脓肿者行阴道后穹隆穿刺或切肿引流，并取分泌物培养及药物敏感试验。严重的子宫感染，经积极的抗感染治疗无效，病情继续扩展恶化者，尤其是出现败血症、脓毒血症者，应果断及时地行子宫全切术或子宫次全切除术，以清除感染源，拯救患者的生命。

(三)抗生素的应用

应注意需氧菌与厌氧菌以及耐药菌株的问题。感染严重者，首选广谱高效抗生素，如青霉素、氨苄阿林、头孢类或喹诺酮类抗生素等，必要时进行细菌培养及药物敏感试验，并应用相应的有效抗生素。可短期加用肾上腺糖皮质激素，提高机体应激能力。

(四)活血化瘀

血栓性静脉炎者产后在抗感染同时，加用肝素 48～72 h，即肝素 50 mg 加 5%葡萄糖溶液静脉滴注，6～8 h 1 次，体温下降后改为每日 2 次，维持 4～7 d，并口服双香豆素、双嘧达莫(潘生丁)等。也可用活血化瘀中药及溶栓类药物治疗。若化脓性血栓不断扩散，可考虑结扎卵巢静脉、髂内静脉等，或切开病变静脉直接取栓。

四、护理

(一)护理评估

1.病史

认真进行全身及局部体检，注意有无引起感染的诱因，排除可致产褥病率的其他因素或切口感染等，查血尿常规、C 反应蛋白(CRP)、红细胞沉降率(ESR)则有助于早期诊断。

2.身心状况

通过全身检查，三合诊或双合诊检查，有时可触到增粗的输卵管或盆腔脓肿包块，辅助检查如 B 超、彩色超声多普勒、CT、磁共振等检测手段能对产褥感染形成的炎性包块、脓肿以及静脉血栓做出定位及定性诊断。

3.辅助检查

病原体的鉴定对产褥感染诊断与治疗非常重要，方法有以下几点。

(1)病原体培养：常规消毒阴道与宫颈后，用棉拭子通过宫颈管。取宫腔分泌物或脓液进行需氧菌和厌氧菌的双重培养。

(2)分泌物涂片检查：若需氧培养结果为阴性，而涂片中出现大量细菌，应疑厌氧菌感染。

(3)病原体抗原和特异抗体检查：已有许多商品药盒问世，可快速检测。

(二)护理诊断

(1)疼痛:与产褥感染有关。

(2)体温过高:与伤口、宫内等感染有关。

(3)焦虑:与自身疾病有关。

(三)护理目标

(1)产妇疼痛减轻,体温正常。

(2)产妇感染得到控制,舒适感增加。

(3)产妇焦虑减轻或消失,能积极配合治疗。

(四)护理措施

(1)卧床休息:取半卧位,有利于恶露的排出及炎症的局限。

(2)注意观察子宫复旧情况:给予宫缩剂即缩宫素,促使子宫收缩,及时排出恶露。

(3)饮食:增强营养,提高机体抵抗力,高热量、高蛋白、高维生素、易消化饮食。产后 3 d 内不能吃过于油腻、汤太多的食物。饮食中必须含足量的蛋白质、矿物质及维生素。少食或不食辛辣刺激性食物。保持精神愉快,心情舒畅,避免精神刺激。

(4)体温升高的护理:严密观察体温、脉搏,每 4 h 测量 1 次,体温在 39 ℃以上者,可采取物理降温(冰帽、温水、酒精擦洗),鼓励患者多饮水。

(5)食欲缺乏者:可静脉补液,注意纠正酸中毒,纠正电解质紊乱,必要时输血。

(6)保持会阴部清洁、干燥:每日消毒、擦洗外阴 2 次;会阴水肿严重者,可用 50%硫酸镁湿热敷;会阴伤口感染扩创引流者每日用消毒液换药或酌情坐浴;盆腔脓肿切开者,注意引流通畅。

(7)抗感染治疗:使用大剂量的抗生素。应用抗生素的原则是早用、快速、足量;对于严重的病例要采取联合用药(氨苄霉素、庆大霉素、卡那霉素、甲硝唑等);必要时取分泌物做药敏试验。

(8)下肢血栓性静脉炎:卧床休息,局部保暖并给予热敷,以促进血液循环而减轻肿胀,注意抬高患肢,防栓子脱落栓塞肺部。急性期过后,指导和帮助患者逐渐增加活动。

(9)做好患者的口腔、乳房护理感染患者实施床边隔离,尤其是患者使用的便盆要严格隔离,防止交叉感染;及时消毒患者用物,产妇出院后应严格消毒所用物品。

(五)护理评价

(1)产妇疼痛减轻,体温正常。

(2)产妇感染得到控制,舒适感增加。

(3)产妇焦虑减轻或消失,积极配合治疗。

第十节　产后出血

产后出血是指胎儿娩出后 24 h 内失血量超过 500 mL。它是分娩期的严重并发症。居我国产妇死亡原因首位。其发病率占分娩总数 2%～3%,其中 80%以上的在产后 2 h 内发生产后出血。

一、病因

临床上产后出血的主要原因有子宫收缩乏力、胎盘因素、软产道裂伤及凝血功能障碍等，这些病因可单一存在，也可互相影响，共同并存。

(一)子宫收缩乏力

子宫收缩乏力是产后出血的最主要、最常见的病因，占产后出血总数的70%～80%。

1.全身因素

产妇对分娩有恐惧心理，精神高度紧张；产程过长，造成产妇体力衰竭；产妇合并慢性全身性疾病；临产后过多地使用镇静剂、麻醉剂或子宫收缩抑制剂。

2.局部因素

(1)子宫过度膨胀，肌纤维过度伸展：多胎妊娠、巨大儿、羊水过多等。

(2)子宫肌水肿或渗血：前置胎盘、胎盘早剥、妊娠期高血压、宫腔感染等。

(3)宫肌壁损伤：剖宫产史、子宫肌瘤剔除术后、急产等。

(4)子宫病变：子宫肌瘤、子宫畸形等。

(二)胎盘因素

(1)胎盘滞留：胎盘大多在胎儿娩出后15 min内娩出，如30 min后胎盘仍不娩出，胎盘剥离面血窦不能关闭而导致产后出血。常见于膀胱充盈，使已剥离的胎盘滞留宫腔；宫缩剂使用不当，使剥离后的胎盘嵌顿于宫腔内；第三产程时过早牵拉脐带或挤压宫底，影响胎盘正常剥离。胎盘剥离不全部位血窦开放而出血。

(2)胎盘粘连或胎盘植入：胎盘绒毛仅穿入子宫壁表层为胎盘粘连。胎盘绒毛穿入子宫壁肌层为胎盘植入。部分性胎盘粘连或植入表现为胎盘部分剥离，部分未剥离，导致子宫收缩不良，已剥离面的血窦开放而致出血。完全性胎盘粘连或植入因胎盘未剥离而无出血。

(3)胎盘部分残留：当部分胎盘小叶、胎膜或副胎盘残留于宫腔时，影响子宫收缩而出血。

(三)软产道裂伤

常因为急产、子宫收缩过强、产程进展过快、软产道未经充分扩张、软产道组织弹性差、巨大儿分娩、会阴助产不当、未做会阴侧切或会阴侧切切口过小等，在胎儿娩出时可致软产道撕裂。

(四)凝血功能障碍

任何原因引起的凝血功能异常均可导致产后出血。

(1)妊娠合并凝血功能障碍性疾病：如血小板减少症、白血病、再生障碍性贫血、重症肝炎等。

(2)妊娠并发症导致凝血功能障碍：如重度妊娠期高血压疾病、胎盘早剥、死胎、羊水栓塞等均可影响凝血功能，从而发生弥漫性血管内凝血(DIC)，导致子宫大量出血。

二、临床表现

产后出血主要表现为阴道大量流血及失血性休克导致的相关症状和体征。

(一)症状

产后出血产妇会出现休克症状，面色苍白、冷汗淋漓、口渴、心慌、头晕、烦躁、畏寒、寒战，甚至表情淡漠、呼吸急促,很快会陷入昏迷状态。

胎儿娩出后立即出现鲜红色的阴道流血,应为软产道裂伤;胎儿娩出数分钟后出现暗红色阴道流血,可能是胎盘因素引起,胎盘娩出后见阴道流血较多,可能为子宫收缩乏力或胎盘、胎膜残留;胎儿娩出后阴道持续流血并且有出血不凝的现象,可能发生凝血功能障碍;如果产妇休克症状明显,但阴道流血量不多,可能发生软产道裂伤而造成阴道壁血肿,此类产妇会有尿频或明显的肛门坠胀感。

(二)体征

产妇会出现脉压缩小、血压下降、脉搏细速,子宫收缩乏力和胎盘因素所致产后出血的产妇,子宫轮廓不清、触不到宫底,按摩后子宫可收缩变硬,停止按摩子宫又变软,按摩子宫时会有大量出血。如有宫腔积血或胎盘滞留,宫底可升高,按摩子宫并挤压宫底部等刺激宫缩时,可使胎盘或者积血排出。若腹部检查宫缩较好、子宫轮廓清晰,但阴道流血不止,可考虑为软产道裂伤或凝血功能障碍所致。

三、处理原则

针对出血原因,迅速止血,补充血容量。纠正失血性休克。同时防止感染。

四、护理

(一)护理评估

1.病史

评估产妇有无与产后出血相关的病史。如,孕前有无出血性疾病,有无重症肝炎,有无子宫肌壁损伤史,有无多次人流史,有无产后出血史。孕期产妇有无妊娠合并妊娠期高血压疾病、前置胎盘、胎盘早剥、多胎妊娠,产妇有无合并内科疾病。分娩期产妇有无过多使川镇静剂,情绪是否稳定,是否产程过长或者急产,有无产妇衰竭、有无软产道裂伤等情况。

2.身心状况

评估产妇产后出血所导致症状和体征的严重程度。产后出血发生初期,产妇有代偿功能,症状、体征可能不明显,待机体出现失代偿情况,可能很快进入休克期,并且容易发生感染。当产妇合并有内科疾病时,可能出血不多,也会很快进入休克状态。

3.辅助检查

(1)评估产后出血量:注意阴道流血是否凝固,同时估计出血量。通常有以下 3 种方法。①称重法:失血量(mL)=[胎儿娩出后所有使用纱布、敷料总重(g)－使用前纱布、敷料总重(g)]÷1.05(血液比重 g/mL)。②容积法:用产后接血容器收集血液后,放入量杯测量失血量。③面积法:可按接血纱布血湿面积粗略估计失血量。

(2)测量生命体征和中心静脉压:观察血压下降的情况;呼吸短促,脉搏细速,体温开始低于正常后升高,通过观察体温情况来判断有无感染征象。中心静脉压测定结果若低于 1.96×10^{-2} kPa 提示右心房充盈压力不足,即血容量不足。

(3)实验室检查:抽取产妇血进行生化指标化验,如血常规、出凝血时间、凝血酶原时间、纤维蛋白原测定等。

(二)护理诊断

(1)潜在并发症:出血性休克。

(2)有感染的危险:与出血过多、机体抵抗力下降有关。

(3)恐惧:与出血过多、产妇担心自身预后有关。

(三)护理目标

(1)及时补充血容量,产妇生命体征尽快恢复平稳。

(2)产妇无感染症状发生,体温、血常规指标等正常。

(3)产妇能理解病情,并且预后无异常。

(四)护理措施

1.预防产后出血

(1)妊娠期:加强孕前及孕期保健,如有凝血功能障碍等相关疾病的产妇,应积极治疗后再孕,定期接受产检,及时治疗高危妊娠。对有产后出血危险的高危妊娠者,应提早入院,住院待产。

(2)分娩期:第一产程严密观察产妇的产程进展,鼓励产妇进食和休息,防止疲劳和产妇衰竭,同时合理使用宫缩剂,防止产程延长或急产,适当使用镇静剂以保证产妇休息。第二产程严格执行无菌技术,指导产妇正确使用腹压;严格掌握会阴切开的时机,保护会阴,避免胎儿娩出过快,胎儿娩出后立即使用宫缩剂,以加强子宫收缩,减少出血。第三产程时,不可过早牵拉脐带,挤压子宫,待胎盘剥离征象出现后及时协助胎盘娩出,并仔细检查胎盘、胎膜,软产道有无裂伤或血肿。若阴道出血量多,应查明原因,及时处理。

(3)产后观察:产后 2 h 产妇仍于产房观察,80%的产后出血发生在这一期间。注意观察产妇子宫收缩,恶露的色、质、量,会阴切口处有无血肿,定时测量产妇的生命体征,发现异常,及时处理。督促产妇及时排空膀胱,以免因膀胱充盈影响宫缩致产后出血。尽可能进行早接触、早吸吮,可刺激子宫收缩,减少阴道出血量。重视产妇主诉,同时对有高危因素的产妇,保持静脉通畅。做好随时急救的准备。

2.针对出血原因治疗

(1)子宫收缩乏力所致产后出血,可加强子宫收缩,通过使用宫缩剂、按摩子宫、宫腔填塞或结扎血管等方法止血。①使用宫缩剂:胎儿、胎盘娩出后即刻使用宫缩剂促进子宫收缩。可用缩宫素肌内注射或静脉滴注,卡前列甲酯栓纳肛、地诺前列酮宫肌内注射等均可促进子宫收缩,用药前注意产妇有无禁忌证。②按摩子宫:胎盘娩出后。一手置于产妇腹部。触摸子宫底部,拇指在前,其余四指在后,均匀而有节律地按摩子宫,促使子宫收缩,直至子宫收缩正常为止(图 3-10)。如效果不佳,可采用腹部-阴道双手压迫子宫方法。一手在子宫体部按摩子宫体后壁。另一手戴无菌手套深入阴道握拳置于阴道前穹隆处,顶住子宫前壁,两手相对紧压子宫,均匀而有节律地按摩,不仅可以刺激子宫收缩且可压迫子宫内血窦,减少出血(图 3-11)。③宫腔填塞:一种是宫腔纱条填塞法:应用无菌纱布条填塞宫腔,有明显的局部止血作用,适用于子宫全部松弛无力,以及经过子宫按摩、应用宫缩剂仍然无效者。术者用卵圆钳将无菌纱布条送入宫腔内,自宫底由内向外填紧宫腔。压迫止血,助手在腹部固定子宫。一般于 24 h 后取出纱条,填塞纱条后要严密观察子宫收缩情况,观察生命体征,警惕填塞不紧,若留有空隙,可造成隐匿性出血,以及宫腔内继续出血、积血而阴道不流血的假象。24 h 后取出纱条,取出前应先使用宫缩剂。另一种是宫腔填塞气囊(图 3-12)。宫腔纱布条填塞可能会造成填塞不均匀、填塞不紧等情况而造成隐性出血,纱条填塞无效时或可直接使用宫腔气囊填塞。在气泵的作用下向气球囊充气配合止血辅料对子宫腔进行迅速止血,它对宫腔加压均匀,并且止血效果较好,操作简单,便于抢救时能及时使用。①结扎盆腔血管:如遇子宫收缩乏力、前置胎盘等严重产后出血的产妇,上述处理无效时,可经阴道结扎子宫动脉上行支或结扎髂内动脉。⑤动脉栓塞:在超声提示下,行股动脉穿刺插入导管至髂内动脉或子宫动脉,注入吸收性明胶海绵栓塞动脉。栓塞剂可于2～3周自行吸收,血管恢复畅通,但需要在产妇生命体征平稳时进行。⑥子宫切除:如经积极抢救无效者,危及产妇生命,根据医嘱做好全子宫切除术的术前准备。

(2)胎盘因素:怀疑有胎盘滞留时应立即做阴道检查或宫腔探查,做好必要的刮宫准备。胎盘已剥离者,可协助产妇排空膀胱,牵拉脐带,按压宫底,协助胎盘娩出。若胎盘部分剥离、部分粘连时,可徒手进入宫腔,协助剥离胎盘后取出。若胎盘部分残留者。徒手不能取出胎盘,使用大刮匙刮取残留胎盘;胎盘植入者,不可强行剥离,做好子宫切除的准备。

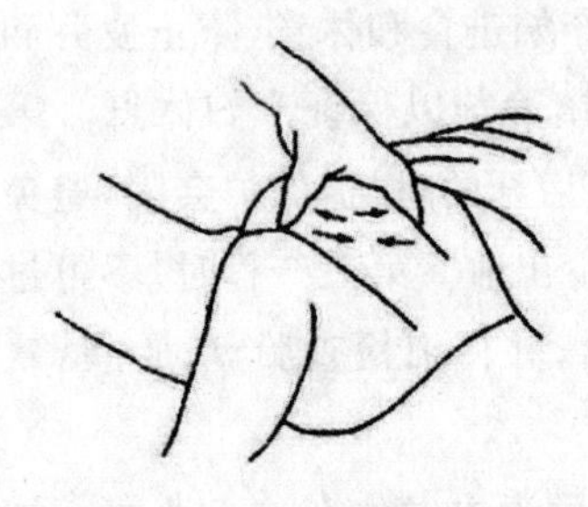

图 3-10　按摩子宫

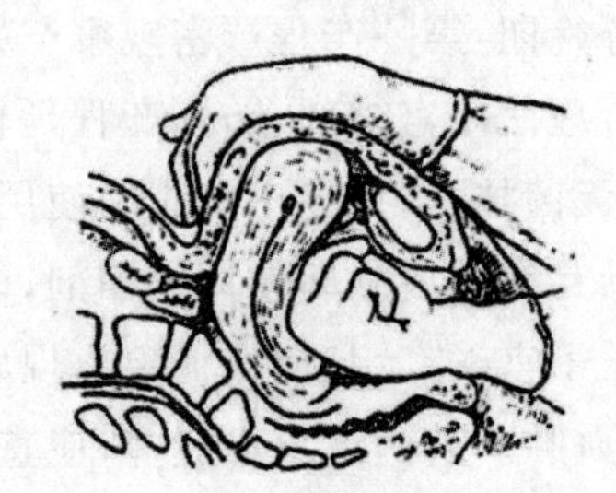

图 3-11　腹部-阴道双手压迫子宫

(3)软产道裂伤:应及时准确地进行修复缝合。如果出现血肿,则需要切开血肿、清除积血、缝合止血,同时补充血容量,必要时可置橡皮引流。

(4)凝血功能障碍:排除以上各种因素后,根据血生化报告,针对不同病因治疗,及时补充新鲜全血,补充血小板、纤维蛋白原,或凝血酶原复合物、凝血因子等。如果发生弥漫性血管内凝血应进行抗凝与抗纤溶治疗。积极抢救。

(5)失血性休克:对失血量多的产妇,其休克程度与出血量、出血速度和产妇自身状况有关。在抢救的同时,尽可能正确地判断出血量,判断出血程度,并补充相同的血量为原则,止血治疗的同时进行休克抢救。建立有效的静脉通路,测量中心静脉压,根据医嘱补充晶体和胶体,纠正低血压。给予产妇安静的环境,平卧,吸氧并保暖,纠正酸中毒,同时观察产妇的意识状态、皮肤颜色、生命体征和尿量。根据医嘱使用广谱抗生素防止感染。

3.健康指导

产后出血后,产妇抵抗力下降、活动无耐力,医护人员应主动给予产妇关心,使其增加安全感,并且帮助产妇进行生活护理,鼓励产妇说出内心感受,针对产妇的情况,逐步改善饮食,纠正贫血,逐步增加活动量,促进预后。

指导产妇加强营养和适度活动等自我保健知识,同时宣教关于自我观察子宫复旧和恶露情况,自我护理会阴伤口、功能锻炼等方法,指导其定时产后检查,随时根据医师的检查结果调节产后自我恢复的方案。向产妇提供产后避孕指导,产褥期禁止盆浴,禁止性生活。晚期产后出血可能发生于分娩 24 h后，于产褥期发生大量出血，也可能发生于产后 1～2 周，应予以高度警惕。

第十一节　羊水栓塞

羊水栓塞（AFE）是指在分娩过程中，羊水突然进入母体血循环而引起的急性肺栓塞、休克和弥漫性血管内凝血（DIC）、肾衰竭和猝死的严重分娩并发症。其起病急、病情凶险，是造成孕产妇死亡的重要原因之一，发生于足月分娩者死亡率高达 70%～80%。也可发生在妊娠早、中期的流产，但病情较轻。死亡率较低。

一、病因

羊水栓塞是由污染羊水中的有形物质（胎儿毳毛、角化上皮、胎脂、胎粪）进入母体血循环引起。通常有以下几个原因。

（1）羊膜腔内压力增高（子宫收缩过强），胎膜与宫颈壁分离或宫颈口扩张引起宫颈黏膜损伤时，静脉血窦开放，羊水进入母体血循环。

（2）宫颈裂伤、子宫破裂、前置胎盘、胎盘早剥或剖宫产术中羊水通过病理性开放的子宫血窦进入母体血循环。

（3）羊膜腔穿刺或钳刮术时子宫壁损伤处静脉窦也可以成为羊水进入母体通道。

二、病理生理

近年来研究认为，羊水栓塞主要是变态反应。羊水进入母体循环后，通过阻塞肺小血管，引起变态反应而导致凝血机制异常，使机体发生一系列的病理生理变化。

（一）肺动脉高压

羊水内的有形物质如胎儿毳毛、胎脂、胎粪、角化上皮细胞等直接形成栓子。一方面，羊水的有形物质激活凝血系统，使小血管内形成广泛的血栓而阻塞肺小血管，反射性引起迷走神经兴奋，使肺小血管痉挛加重。另一方面，羊水内有形物质经肺动脉进入肺循环，阻塞小血管，引起肺内小支气管痉挛，支气管内分泌物增加，使肺通气、换气量减少，反射性地引起肺小血管痉挛，肺小管阻塞而引起肺动脉压增高，导致急性右心衰竭，继而发生呼吸和循环衰竭、休克，甚至死亡。

（二）过敏性休克

羊水中有形物质成为致敏原，作用于母体，引起变态反应所导致的过敏性休克，多在羊水栓塞后立即出现血压骤降甚至消失，甚至心、肺衰竭的表现。

（三）弥漫性血管内凝血（DIC）

妊娠时母体血液呈高凝状态。羊水中含有大量促凝物质可激活母体凝血系统，进入母血循环后，在血管内产生大量的微血栓，消耗大量的凝血因子和纤维蛋白原，从而导致 DIC。同时纤维蛋白原下降时，可激活纤溶系统，由于大量凝血物质的消耗和纤溶系统的激活，产妇血液系统由高凝状态转变为纤溶亢进，血液不凝固，极易发生严重的产后出血及失血性休克。

(四)急性肾衰竭

由于休克和DIC,导致肾脏急剧缺血,进一步发生肾衰竭。

三、临床表现

(一)症状

羊水栓塞起病急骤、来势凶险,多发生于分娩过程中,尤其发生在胎儿娩出前后的短时间内。临床经过可分为以下3个阶段。

1.急性休克期

在分娩过程中。尤其是刚破膜不久,产妇突感寒战、烦躁不安、气急、恶心、呕吐等先兆症状,继而出现呛咳、呼吸困难、发绀、抽搐、昏迷,迅速出现循环衰竭,进入休克或昏迷状态。病情严重者仅在数分钟内死亡。

2.出血期

患者度过呼吸、循环衰竭和休克而进入凝血功能障碍阶段,表现为难以控制的大量出血,血液不凝,身体其他部位出血如切口渗血、全身皮肤黏膜出血、血尿、消化道大出血或肾脏出血,产妇可死于出血性休克。

3.急性肾衰竭

后期存活的患者出现少尿、无尿和尿毒症的症状。主要为循环功能衰竭引起的肾脏缺血,DIC早期形成的血栓堵塞肾内小血管,引起肾脏缺血、缺氧,导致肾脏器质性损害。

(二)体征

心率增快,血压骤降,肺部听诊可闻及湿啰音。全身皮肤黏膜有出血点及瘀斑,阴道流血不止,切口渗血不凝。

四、处理原则

及时处理,立即抢救,抗过敏,纠正呼吸、循环系统衰竭和改善低氧血症,抗休克,防止DIC和肾衰竭的发生。

五、护理

(一)护理评估

1.病史

评估发生羊水栓塞临床表现的各种诱因,有无胎膜早破或人工破膜,前置胎盘或胎盘早剥,宫缩过强或强直性宫缩,中期妊娠引产或钳刮术,羊膜腔穿刺术等病史。

2.身心状况

胎膜破裂后,胎儿娩出后或手术中产妇突然出现寒战、呛咳、气急、烦躁不安、尖叫、呼吸困难、发绀、抽搐、出血不凝、不明原因休克等症状和体征,血压下降或消失,应考虑为羊水栓塞,立即进行抢救。

3.辅助检查

(1)血涂片查找羊水有形物质:采集下腔静脉血,镜检见到羊水有形成分可确诊。

(2)床旁胸部X线片:可见肺部双侧弥漫性点状、片状浸润影,沿肺门分布,伴轻度肺不张和右心扩大。

(3)床旁心电图或心脏彩色多普勒超声检查:提示有心房、有心室扩大,ST段下降。

(4)若患者死亡,行尸检时,可见肺水肿、肺泡出血。心内血液查到有羊水有形物质,肺小动脉或毛细血管有羊水有形成分栓塞,子宫或阔韧带血管内查到羊水有形物质。

(二)护理诊断

(1)气体交换受损:与肺血管阻力增加、肺动脉高压、肺水肿有关。

(2)组织灌注无效:与弥漫性血管内凝血及失血有关。

(3)有胎儿窘迫的危险:与羊水栓塞、母体血循环受阻有关。

(三)护理目标

(1)实施抢救后,患者胸闷、气急、呼吸困难等症状有所改善。

(2)患者心率、血压恢复正常,出血量减少,肾功能恢复正常。

(3)新生儿无生命危险。

(四)护理措施

1.羊水栓塞的预防

加强产前检查,及时注意有无诱发因素,及时发现前置胎盘、胎盘早剥等并发症并予以积极处理。严密观察产程进展情况,正确掌握缩宫素的使用方法,防止宫缩过强。严格掌握人工破膜的指征和时间,宜在宫缩间歇期行人工破膜术,破口要小,并注意控制羊水流出的速度。

2.配合医师,并积极抢救患者

(1)吸氧:最初阶段是纠正缺氧。给予患者半卧位,加压给氧,必要时给予气管插管或者气管切开,减轻肺水肿,改善脑缺氧。

(2)抗过敏:根据医嘱,尽快给予大剂量肾上腺糖皮质激素抗过敏、解除痉挛,保护细胞。可予地塞米松 20～40 mg 静脉推注,以后根据病情可静脉滴注维持。氢化可的松 100～200 mg加入 5%～10%葡萄糖注射液 50～100 mL 快速静脉滴注,后予 300～800 mg 加入 5%葡萄糖注射液 250～500 mL 静脉滴注,日用上限可达 500～1000 mg。

(3)缓解肺动脉高压:解痉药物能改善肺血流灌注,预防有心力衰竭所致的呼吸循环衰竭。首选盐酸罂粟碱,30～90 mg 加入 25%葡萄糖注射液 20 mL 缓慢推注,能松弛平滑肌,扩张冠状动脉、肺和脑动脉,降低小血管阻力。与阿托品合用扩张小动脉效果更佳。其次使用阿托品,阿托品能阻断迷走神经反射所导致的肺血管和支气管痉挛。1 mg 阿托品加入 10%～25%葡萄糖注射液 10 mL,每 15～30 min 静脉推注1 次。直至症状缓解,微循环改善为止。再次使用氨茶碱。氨茶碱具有松弛支气管平滑肌、解除肺血管痉挛的作用,250 mg 氨茶碱加入 25%葡萄糖注射液 20 mL 缓慢推注。最后,酚妥拉明为 α 肾上腺素能抑制剂,能解除肺血管痉挛,降低肺动脉阻力,消除肺动脉高压。可用 5～10 mg 加入 10%葡萄糖注射液100 mL静脉滴注。

(4)抗休克。①补充血容量、使用升压药物:扩容常使用低分子右旋糖酐静脉滴注,并且补充新鲜的血液和血浆。在抢救过程中,监测中心静脉压,了解心脏负荷情况,并据此调节输液量和输液速度。升压药物可用多巴胺 20 mg 加入 5%葡萄糖溶液 250 mL 静脉滴注,随时根据血压调节滴速。②纠正酸中毒:根据血氧分析和血清电解质结果,判断是否存在酸中毒。一旦发现,5%碳酸氢钠 250 mL 静脉滴注。及时应用可纠正休克和代谢失调,并根据血清电解质,及时纠正电解质紊乱。③纠正心力衰竭消除肺水肿:使用毛花苷 C 或毒毛花苷 K 静脉滴注。

同时使用呋塞米静脉推注，有利于消除肺水肿，防止急性肾衰竭。

(5)防治 DIC：DIC 阶段应早期抗凝，补充凝血因子，及时输注新鲜血液和血浆、纤维蛋白原等；应用肝素，尤其在羊水栓塞时其血液呈高凝状态时短期内使用。用药过程中监测出凝血时间，如使用肝素过量(凝血时间＞30 min)，则出现出血倾向，如伤口渗血、血肿、阴道流血不止等，可用鱼精蛋白对抗。

DIC 晚期纤溶时期，抗纤溶可使用氨基已酸、氨甲苯酸、氨甲环酸抑制纤溶激活酶，使纤溶酶原不被激活，从而抑制纤维蛋白溶解。抗纤溶的同时补充纤维蛋白原和凝血因子，防止大出血。

(6)预防肾衰竭：抢救的同时注意尿量，如补足血容量后仍然少尿或无尿，需要及时使用呋塞米等利尿剂，预防与治疗肾衰竭。

(7)预防感染：使用肾毒性较小的抗生素防止感染。

(8)产科处理：第一产程发病的产妇应立即考虑行剖宫产终止妊娠，去除病因。第二产程发病者，及时行阴道助产结束分娩，并且密切观察出血量、出凝血时间等，如果发生产后出血不止，应及时配合医师，做好子宫切除术的准备。

3.提供心理支持

如果在发病抢救过程中，产妇神志清醒，应给予产妇鼓励，安抚其紧张和恐惧的心理，使其配合医师抢救；对于家属要表示理解和抚慰，向家属解释产妇的病情，争取家属的支持和配合。在产妇病情稳定的情况下，可允许家属探视并且陪伴产妇，同时，病情稳定的康复期，可与产妇和家属一起制订康复计划，适时地给予相应的健康教育。

第四章　儿科疾病护理

第一节　急性上呼吸道感染患儿的护理

一、定义

急性上呼吸道感染是小儿最常见的疾病，主要侵及鼻咽和咽部（简称“上感”）。

二、疾病相关知识

（一）流行病学

全年都可发病，以冬春季节及气候骤变时多见。而且，免疫力和年龄不同，反复感染的概率也不同，主要是空气飞沫传播。

（二）临床表现

（1）年长儿以呼吸系统症状为主，婴幼儿症状较重，以全身症状为主。

（2）局部症状：鼻塞、流涕、喷嚏、咽部不适、干咳或声音嘶哑。

（3）全身症状：发热、畏寒、头痛、咳嗽、乏力、食欲减退、睡眠不安；咽部充血。

（三）治疗

充分休息，对症治疗，控制感染，预防并发症。

（四）康复

经对症治疗后症状缓解，免疫力较短，多为1～2个月。

（五）预后

饮食精神如常者预后多良好；精神萎靡、多睡或烦躁不安、面色苍白者，应加以警惕。

三、专科评估与观察要点

（一）发热

多为不规则热，持续时间不等。

（二）全身症状

全身症状包括头痛、畏寒、乏力、食欲缺乏；常伴有呕吐、腹痛、腹泻、烦躁不安，甚至高热惊厥。

（三）局部症状

局部症状主要是鼻咽部症状如出现鼻塞、流涕、喷嚏、流泪、咽部不适、发痒、咽痛，亦可伴有声音嘶哑。

四、护理问题

（一）体温过高

患者体温过高与上呼吸道感染有关。

(二)舒适的改变

舒适情况与咽痛、鼻塞等有关。

(三)活动无耐力

活动无耐力与全身症状有关。

五、护理措施

(一)一般护理

注意休息,减少活动。做好呼吸道隔离,保持室内空气新鲜,但应避免空气对流。

1.发热护理

发热期患者应绝对卧床休息,保持皮肤清洁,每 4 h 测量体温 1 次并准确记录,如为超高热或高热惊厥史者需 1～2 h 测量 1 次,退热处置 1 h 后复测体温,并随时注意有无新的症状和体征出现,以防惊厥发生和体温骤降。

2.促进舒适

保持室温为 18～20 ℃,湿度为 50%～60%,以减少空气对呼吸道黏膜的刺激,保持口腔鼻孔周围的清洁,及时清除鼻腔及咽喉部分泌物,以免影响呼吸。

3.保证充足的营养和水分

给予富含营养、易消化的饮食,有呼吸困难者,应少食多餐,并供给充足水分。

(二)观察病情

(1)密切观察病情变化,注意体温、脉搏、呼吸、精神状态及咳嗽的性质。

(2)观察有无皮疹、恶心、呕吐、烦躁等症状表现,以早期发现某些传染病的前驱症状,及时进行隔离。

(3)观察咽部充血、水肿、化脓情况,在疑有咽后壁脓肿时,应及时报告医师,同时应警惕脓肿破溃后脓液流入气管引起窒息。

(4)对有可能发生惊厥的患儿应加强巡视,密切注意病情变化,床边放置床栏,以防患儿坠床,备好急救物品和药品。

(三)用药护理

(1)应用解热剂后应注意多饮水,以防止大量出汗引起虚脱。

(2)高热惊厥患儿给予镇静剂时,应观察止惊的效果及药物的不良反应。

(3)使用抗生素时,应注意有无变态反应的发生。

六、健康指导

(1)小儿的居室应宽敞、整洁、舒适、采光好,经常开窗通风,保持室内空气新鲜。

(2)指导家长合理喂养小儿,加强营养,及时添加辅食,保证摄入足量的蛋白质及维生素,保证营养均衡,纠正偏食。

(3)鼓励患儿多进行户外活动,多晒太阳,预防佝偻病的发生。加强锻炼,增强体质,提高呼吸系统的抵抗力与适应环境的能力。

(4)在呼吸道感染的高发季节,家长不宜带小儿去公共场所。

(5)在气候骤变时,应及时为小儿增减衣服,要注意保暖,避免着凉。

七、护理结局评价

(1)患儿不适感减轻或无不适感。

(2)患儿体温维持在正常范围。

第二节　急性支气管炎患儿的护理

急性支气管炎是小儿常见的一种呼吸道疾病。本病常继发于上呼吸道感染之后,也常为肺炎的早期表现。也有的是小儿急性传染病如麻疹、百日咳、伤寒、猩红热等疾病的早期症状或并发症。

急性支气管炎,由各种病毒和细菌或二者混合感染所引起。另外,小儿年龄小,体格弱,气温变化冷热不均,公共场所或居室空气污浊,都可诱发本病。

疾病开始时表现为上呼吸道感染症状,发热、流鼻涕、咳嗽,咳嗽逐渐加重并且有痰,起初是白色黏痰,几天后变为黄色脓痰。有的小儿嗓子呼噜呼噜作响,早晚咳嗽较重,经常因咳嗽将食物吐出。还常伴有头痛、食欲缺乏、疲乏无力、睡眠不安、腹泻等症状。

另外,有一种特殊型的支气管炎,称为急性毛细支气管炎也叫作哮喘性支气管炎。主要表现为下呼吸道梗阻症状,似支气管哮喘样发作,患儿鼻翼翕动。呈喘憋状呼吸,很快出现呼吸困难,缺氧发绀。这种类型多见于 2 岁以内虚胖小儿,往往有湿疹或其他过敏史。

一、护理要点

(1)发热时要注意卧床休息,选用物理降温或药物降温。

(2)室内保持空气新鲜,适当通风换气,但避免对流风,以免患儿再次受凉。

(3)须经常协助患儿变换体位,轻轻拍打背部,使痰液易于排出。

二、注意事项

(1)急性支气管炎一般 1 周左右可治愈。有部分患儿咳嗽的时间要长些,逐渐会减轻、消失,适当的服些止咳剂即可。不过在患病的早期,对于痰多的患儿,不主张用止咳剂,以免影响排痰。痰稠咳重者可服用祛痰药。

(2)也有部分患儿发展为肺炎,就按护理肺炎患儿的方法精心护理。如果急性支气管炎发作时缺氧、发绀,必须住院治疗,若缺氧得不到及时纠正,会发生脑缺氧等并发症。其他最常见的并发症就是心力衰竭。

(3)对于哮喘重的患儿,请参考本节支气管哮喘的护理方法。在使用氨茶碱等缓解支气管痉挛的药物时,应在医师指导下用药,家长不可乱用。中药麻杏石甘汤或小青龙汤加减治疗急性支气管炎有一定效果,也可采取中西医结合治疗。

第三节　急性感染性喉炎患儿的护理

急性感染性喉炎是由病毒或细菌等引起的喉部黏膜的急性炎症,多见于 5 岁以下的儿童,冬、春季发病较多。由于小儿喉腔狭小、黏膜下血管淋巴组织丰富,声门下组织疏松等解剖特点,患儿易出现犬吠样咳嗽、声音嘶哑、吸气性喉鸣伴呼吸困难,严重时出现喉梗阻症状,若处理不及时,可危及生命。

一、临床特点

(一)症状

(1)发热:患儿可有不同程度的发热,严重时体温可高达 40 ℃以上并伴有中毒症状。

(2)咳嗽:轻者为刺激性咳嗽,伴有声音嘶哑,较重的有犬吠样咳嗽。

(3)喉梗阻症状:呈吸气性喉鸣、三凹症,重者迅速出现烦躁不安、吸气性呼吸困难、青紫、心率加快等缺氧症状。临床将喉梗阻分为 4 度。

Ⅰ度喉梗阻:安静时如常人,但活动(或受刺激)后可出现喉鸣及吸气性呼吸困难。胸部听诊呼吸音清晰,心率无改变。

Ⅱ度喉梗阻:即使在安静状态下也有喉鸣和吸气性呼吸困难。听诊可闻喉鸣传导或气管呼吸音,呼吸音强度大致正常。心率稍快,一般状况尚好。

Ⅲ度喉梗阻:吸气性呼吸困难严重,除上述表现外,还因缺氧严重而出现明显发绀,患儿常有极度不安、躁动、恐惧、大汗,胸廓塌陷,呼吸音明显减低。心率增快,常大于 140 次/min,心音低钝。

Ⅳ度喉梗阻:由于呼吸衰竭以及逐渐体力耗竭,患儿极度衰竭,呈昏睡状或进入昏迷,三凹征反而不明显,呼吸微弱,呼吸音几乎消失,胸廓塌陷明显,心率或慢或快,心律不齐,心音微弱,面色由发绀变成苍白或灰白。

(二)体征

咽部充血,肺部无湿啰音。直达喉镜检查可见黏膜充血肿胀,声门下黏膜呈梭状肿胀,黏膜表面有时附有黏稠性分泌物。

二、护理评估

(一)健康史

询问发病情况,病前有无上呼吸道感染现象。

(二)症状、体征

检查患儿有无发热、声音嘶哑、咳嗽、气促、三凹征。

(三)社会、心理

评估患儿及家长的心理状态,对疾病的了解程度,家庭环境及经济情况,了解患儿有无住院的经历。

(四)辅助检查

了解病原学及血常规检查结果。

三、常见护理问题

(1)低效性呼吸型态:与喉头水肿有关。

(2)舒适的改变:与咳嗽、呼吸困难有关。

(3)有窒息的危险:与喉梗阻有关。

(4)体温过高:与感染有关。

四、护理措施

（一）改善呼吸功能，保持呼吸道通畅

（1）保持室内空气清新，每日定时通风2次，保持室内湿度在60%左右，以缓解喉肌痉挛，湿化气道。

（2）适当抬高患儿颈肩部，怀抱小儿使头部稍后仰以保持气道通畅，体位舒适。

（3）Ⅱ度以上喉梗阻患儿应给予吸氧。

（4）用布地奈德混悬液＋肾上腺素用生理盐水稀释后雾化吸入，每日3～4次。以消除喉水肿，恢复气道通畅。

（5）指导较大患儿进行有效的咳嗽，当患儿剧烈咳嗽时，可嘱患儿深呼吸以抑制咳嗽。

（二）密切观察病情变化

根据患儿三凹征、喉鸣、青紫及烦躁的表现来判断缺氧的程度，及时发现喉梗阻，积极处理，避免窒息。如有喉梗阻先兆，立即通知医师，备好抢救物品，积极配合抢救。

（三）发热护理

监测体温变化，发热时给温水擦浴，解热贴敷前额，必要时按医嘱给予药物降温。

（四）提高患儿的舒适度

卧床休息，减少活动，各种护理操作尽量集中进行，避免哭闹。一般情况下不用镇静剂，若患儿过度烦躁不安，可遵医嘱使用地西泮、苯巴比妥肌内注射或10%水合氯醛灌肠。因氯丙嗪及吗啡有抑制呼吸的作用，不宜应用。

五、健康教育

（1）向患儿家长讲解疾病的有关知识和护理要点，指导家长耐心细致地喂养，进食易消化的流质或半流质，多饮水，不吃有刺激性的食物，避免患儿进食时发生呛咳。

（2）向家长说明雾化吸入的重要性，鼓励患儿配合治疗。

（3）避免哭闹时间过长，吸入有害气体或进食辛辣食物，刺激损伤喉部。

六、出院指导

（1）注意锻炼身体，合理喂养，增强机体抵抗力。

（2）养成良好卫生生活习惯，饭后漱口，多饮水，保持口腔清洁。

（3）一旦发生痉挛性喉炎（出现呼吸紧促如犬吠，喉鸣，吸气困难，胸廓塌陷，唇色青紫）应立即送医院治疗，并保持气道通畅（患儿头向后仰，解开衣领）。

第四节　肺炎患儿的护理

肺炎系指不同病原体或其他因素所致的肺部炎症。以发热、咳嗽、气促、呼吸困难和肺部固定湿啰音为共同临床表现。该病是儿科常见疾病中能威胁生命的疾病之一。据联合国儿童基金会统计，全世界每年约有350万＜5岁儿童死于肺炎，占＜5岁儿童总死亡率的28%；我国每年＜5岁儿童因肺炎死亡者约35万，占全世界儿童肺炎死亡数的10%。因此积极采取措施，降低小儿肺炎的死亡率，是21世纪世界儿童生存、保护和发展纲要规定的重要任务。

目前,小儿肺炎的分类尚未统一,常用方法有四种,各肺炎可单独存在,也可两种同时存在。①病理分类:可分为支气管肺炎、大叶性肺炎、间质性肺炎等。②病因分类:感染性肺炎如病毒性肺炎、细菌性肺炎、支原体肺炎、衣原体肺炎、真菌性肺炎、原虫性肺炎;非感染性肺炎如吸入性肺炎、坠积性肺炎等。③病程分类:急性肺炎(病程<1个月)、迁延性肺炎(病程1~3个月)、慢性肺炎(病程>3个月)。④病情分类:轻症肺炎(主要为呼吸系统表现)、重症肺炎(除呼吸系统受累外,其他系统也受累,且全身中毒症状明显)。

临床上若病因明确,则按病因分类,否则按病理分类。

一、病因与发病机制

引起肺炎的主要病原体为病毒和细菌,病毒中最常见的为呼吸道合胞病毒,其次为腺病毒、流感病毒等;细菌中以肺炎链球菌多见,其他有葡萄球菌、链球菌、革兰阴性杆菌等。低出生体重、营养不良、维生素D缺乏性佝偻病、先天性心脏病等患儿易患本病,且病情严重,容易迁延不愈,病死率也较高。

病原体多由呼吸道入侵,也可经血行入肺,引起支气管、肺泡、肺间质炎症,支气管因黏膜水肿而管腔变窄,肺泡壁因充血水肿而增厚,肺泡腔内充满炎症渗出物,影响了通气和气体交换;同时由于小儿呼吸系统的特点,当炎症进一步加重时,可使支气管管腔更加狭窄、甚至阻塞,造成通气和换气功能障碍,导致低氧血症及高碳酸血症。为代偿缺氧,患儿呼吸与心率加快,出现鼻翼翕动和三凹征,严重时可产生呼吸衰竭。由于病原体作用,重症常伴有毒血症,引起不同程度的感染中毒症状。缺氧、二氧化碳潴留及毒血症可导致循环系统、消化系统、神经系统的一系列症状以及水电解质和酸碱平衡紊乱。

(一)循环系统

缺氧使肺小动脉反射性收缩,肺循环压力增高,形成肺动脉高压;同时病原体和毒素侵袭心肌,引起中毒性心肌炎。肺动脉高压和中毒性心肌炎均可诱发心力衰竭。重症患儿常出现微循环障碍、休克甚至弥散性血管内凝血。

(二)中枢神经系统

缺氧和高碳酸血症使脑血管扩张、血流减慢,血管通透性增加,致使颅内压增高。严重缺氧和脑供氧不足使脑细胞无氧代谢增加,造成乳酸堆积、ATP生成减少和Na^+-K^+泵转运功能障碍,引起脑细胞内水钠潴留,形成脑水肿。病原体毒素作用亦可引起脑水肿。

(三)消化系统

低氧血症和毒血症可引起胃黏膜糜烂、出血、上皮细胞坏死脱落等应激性反应,导致黏膜屏障功能破坏,使胃肠功能紊乱,严重者可引起中毒性肠麻痹和消化道出血。

(四)水、电解质和酸碱平衡紊乱

重症肺炎可出现混合性酸中毒,因为严重缺氧时体内需氧代谢障碍、酸性代谢产物增加,常可引起代谢性酸中毒;而二氧化碳潴留、H_2CO_3增加又可导致呼吸性酸中毒。缺氧和二氧化碳潴留还可导致肾小动脉痉挛从而引起水钠潴留,重症者可造成稀释性低钠血症。

二、临床表现

(一)支气管肺炎

支气管肺炎为小儿最常见的肺炎。多见于3岁以下婴幼儿。

1.轻症

支气管肺炎轻症以呼吸系统症状为主，大多起病较急。主要表现为发热、咳嗽和气促。

(1)发热：热型不定，多为不规则热，新生儿或重度营养不良儿可不发热，甚至体温不升。

(2)咳嗽：较频，早期为刺激性干咳，以后有痰，新生儿则表现为口吐白沫。

(3)气促：多发生在发热、咳嗽之后，呼吸频率加快，每分钟可达40～80次，可有鼻翼翕动、点头呼吸、三凹征、唇周发绀。肺部可听到较固定的中、细湿啰音，病灶较大者可出现肺实变体征。

2.重症

重症肺炎常有全身中毒症状及循环、神经、消化系统受累的临床表现。

(1)循环系统：常见心肌炎、心力衰竭及微循环障碍。心肌炎表现为面色苍白、心动过速、心音低钝、心律不齐，心电图显示ST段下移和T波低平、倒置；心力衰竭表现为呼吸突然加快，>60次/min钟；极度烦躁不安，明显发绀，面色发灰；心率增快，>180次/min钟，心音低钝有奔马率；颈静脉怒张，肝脏迅速增大，尿少或无尿，颜面或下肢水肿等。

(2)神经系统：表现为烦躁或嗜睡，脑水肿时出现意识障碍、反复惊厥、前囟膨隆、脑膜刺激征等。

(3)消化系统：常有食欲缺乏、腹胀、呕吐、腹泻等；重症可引起中毒性肠麻痹和消化道出血，表现为严重腹胀、肠鸣音消失、便血等。

若延误诊断或病原体致病力强，可引起脓胸、脓气胸、肺大疱等并发症，多表现为体温持续不退，或退而复升，中毒症状或呼吸困难突然加重。

(二)几种不同病原体所致肺炎的特点

1.呼吸道合胞病毒性肺炎

呼吸道合胞病毒性肺炎由呼吸道合胞病毒感染所致，多见于2岁内婴幼儿，尤以2～6个月婴儿多见。常于上呼吸道感染后2～3 d出现干咳、低～中度发热，喘憋为突出表现，2～3 d后病情逐渐加重，出现呼吸困难和缺氧症状。肺部听诊可闻及多量哮鸣音、呼气性喘鸣，肺基底部可听到细湿啰音。喘憋严重时可合并心力衰竭、呼吸衰竭。

临床上有两种类型。

(1)毛细支气管炎：有上述临床表现，但中毒症状不严重，当毛细支气管接近完全阻塞时，呼吸音可明显减低，胸部X线常显示不同程度的梗阻性肺气肿和支气管周围炎，有时可见小点片状阴影或肺不张。

(2)间质性肺炎：全身中毒症状较重，呼吸困难明显，肺部体征出现较早，胸部X线呈线条状或单条状阴影增深，或互相交叉呈网状阴影，多伴有小点状致密阴影。

2.腺病毒性肺炎

腺病毒性肺炎为腺病毒引起，在我国以3、7两型为主，11、12型次之。本病多见于6个月～2岁的婴幼儿。起病急骤，呈稽留高热，全身中毒症状明显，咳嗽较剧，可出现喘憋、呼吸困难、发绀等。肺部体征出现较晚，常在发热4～5日后出现湿啰音，以后病变融合而呈现肺实变体征。少数患儿可并发渗出性胸膜炎。胸部X线改变的出现较肺部体征为早，可见大小不等的片状阴影或融合成大病灶，并多见肺气肿，病灶吸收较缓慢，需数周至数月。

3.葡萄球菌肺炎

葡萄球菌肺炎包括金黄色葡萄球菌及白色葡萄球菌所致的肺炎。多见于新生儿及婴幼儿。临床起病急，病情重，进展迅速，多呈弛张高热，婴儿可呈稽留热，中毒症状明显，面色苍白、咳嗽、呻吟、呼吸困难，皮肤常见一过性猩红热样或荨麻疹样皮疹，有时可找到化脓灶，如疖肿等。肺部体征出现较早，双肺可闻及中、细湿啰音，易并发脓胸、脓气胸等，可合并循环、神经及胃肠功能障碍。胸部X线常见浸润阴影，易变性是其特征。

4.流感嗜血杆菌肺炎

流感嗜血杆菌肺炎由流感嗜血杆菌引起。近年来，由于广泛使用广谱抗生素和免疫抑制剂，加上院内感染等因素，流感嗜血杆菌感染有上升趋势，多见于<4岁的小儿，常并发于流感病毒或葡萄球菌感染者。临床起病较缓，病情较重，全身中毒症状明显，有发热、痉挛性咳嗽、呼吸困难、鼻翼翕动、三凹征、发绀等，体检肺部有湿啰音或肺实变体征。易并发脓胸、脑膜炎、败血症、心包炎、中耳炎等。胸部X线表现多种多样。

5.肺炎支原体肺炎

肺炎支原体肺炎由肺炎支原体引起，多见于年长儿，婴幼儿发病率也较高。以刺激性咳嗽为突出表现，有的酷似百日咳样咳嗽，咯出黏稠痰，甚至带血丝；常有发热，热程1～3周。年长儿可伴有咽痛、胸闷、胸痛等症状，肺部体征不明显，常仅有呼吸音粗糙，少数闻及干湿啰音。婴幼儿起病急，呼吸困难、喘憋和双肺哮鸣音较突出。部分患儿出现全身多系统的临床表现，如心肌炎、心包炎、溶血性贫血、脑膜炎等。胸部X线检查可分为4种改变：①肺门阴影增浓；②支气管肺炎改变；③间质性肺炎改变；④均一的实变影。

6.衣原体肺炎

沙眼衣原体肺炎多见于6个月以下的婴儿，可于产时或产后感染，起病缓，先有鼻塞、流涕，后出现气促、频繁咳嗽，有的酷似百日咳样阵咳，但无回声，偶有呼吸暂停或呼气喘鸣，一般无发热。可同时患有结膜炎或有结膜炎病史。胸部X线呈弥漫性间质性改变和过度充气。肺炎衣原体肺炎多见于5岁以上小儿，发病隐匿，体温不高，咳嗽逐渐加重，两肺可闻及干湿啰音。X线显示单侧肺下叶浸润，少数呈广泛单侧或双侧浸润。

三、治疗要点

采取综合措施，积极控制感染，改善肺的通气功能，防止并发症。

(一)控制感染

根据不同病原体选用敏感抗生素积极控制感染，使用原则为：早期、联合、足量、足疗程，重症宜静脉给药。

WHO推荐的4种第一线抗生素为：复方磺胺甲基异恶唑、青霉素、氨苄西林、阿莫西林，其中青霉素为首选药，复方磺胺甲基异恶唑不能用于新生儿。怀疑有金葡菌肺炎者，推荐用氨苄西林、氯霉素、苯唑西林或氯唑西林和庆大霉素。我国卫计委对轻症肺炎推荐使用头孢氨苄(先锋霉素Ⅳ)。大环内酯类抗生素如红霉素、交沙霉素、罗红霉素、阿奇霉素等对支原体肺炎、衣原体肺炎等均有效。除阿奇霉素外，用药时间应持续至体温正常后5～7 d，临床症状基本消失后3 d。支原体肺炎至少用药2～3周。应用阿奇霉素3～5 d 1个疗程，根据病情可再重复一疗程，以免复发。葡萄球菌肺炎比较顽固。疗程宜长，一般于体温正常后继续用药2周，总疗程6周。

病毒感染尚无特效药物，可用利巴韦林、干扰素、聚肌胞、乳清液等，中药治疗有一定疗效。

(二)对症治疗

止咳、止喘、保持呼吸道通畅；纠正低氧血症、水电解质与酸碱平衡紊乱；对于中毒性肠麻痹者，应禁食、胃肠减压，皮下注射新斯的明。对有心力衰竭、感染性休克、脑水肿、呼吸衰竭者，采取相应的治疗措施。

(三)肾上腺皮质激素的应用

若中毒症状明显，或严重喘憋，或伴有脑水肿、中毒性脑病、感染性休克、呼吸衰竭等以及胸膜有渗出者，可应用肾上腺皮质激素，常用地塞米松，每日2～3次，每次2～5 mg，疗程为3～5日。

(四)防治并发症

对并发脓胸、脓气胸者及时抽脓、抽气；对年龄小、中毒症状明显、脓液黏稠经反复穿刺抽脓不畅者，以及有张力气胸者进行胸腔闭式引流。

四、护理措施

(一)改善呼吸功能

(1)保持病室环境舒适，空气流通，温湿度适宜，尽量使患儿安静，以减少氧的消耗。不同病原体肺炎患儿应分室居住，以防交叉感染。

(2)置患儿于有利于肺扩张的体位并经常更换，或抱起患儿，以减少肺部瘀血和防止肺不张。

(3)给氧。凡有低氧血症，有呼吸困难、喘憋、口唇发绀、面色灰白等情况立即给氧。婴幼儿可用面罩法给氧，年长儿可用鼻导管法。若出现呼吸衰竭，则使用人工呼吸器。

(4)正确留取标本，以指导临床用药；遵医嘱使用抗生素治疗，以消除肺部炎症，促进气体交换；注意观察治疗效果。

(二)保持呼吸道通畅

(1)及时清除患儿口鼻分泌物，经常协助患儿转换体位，同时轻拍背部，边拍边鼓励患儿咳嗽，以促使肺泡及呼吸道的分泌物借助重力和震动易于排出；病情许可的情况下可进行体位引流。

(2)给予超声雾化吸入，以稀释痰液，利于咳出；必要时予以吸痰。

(3)遵医嘱给予祛痰剂如复方甘草合剂等；对严重喘憋者遵医嘱给予支气管解痉剂。

(4)给予易消化、营养丰富的流质、半流质饮食，少食多餐，避免过饱影响呼吸；哺喂时应耐心，防止呛咳引起窒息；重症不能进食者，给予静脉营养。保证液体的摄入量，以湿润呼吸道黏膜，防止分泌物干结，利于痰液排出；同时可以防止发热导致的脱水。

(三)加强体温监测

观察体温变化并警惕高热惊厥的发生。对高热者给予降温措施。保持口腔及皮肤清洁。

(四)密切观察病情

(1)如患儿出现烦躁不安、面色苍白、气喘加剧、心率加速(>160～180次/min)、肝脏在短时间内急剧增大等心力衰竭的表现，及时报告医师，给予氧气吸入并减慢输液速度，遵医嘱给予强心、利尿药物，以增强心肌收缩力，减慢心率，增加心搏出量，减轻体内水钠潴留，从而减轻心脏负荷。

(2)若患儿出现烦躁或嗜睡、惊厥、昏迷、呼吸不规则等，提示颅内压增高，立即报告医师并共同抢救。

(3)患儿腹胀明显伴低钾血症时，及时补钾；若有中毒性肠麻痹，应禁食、予以胃肠减压，遵医嘱皮下注射新斯的明，以促进肠蠕动，消除腹胀，缓解呼吸困难。

(4)如患儿病情突然加重，出现剧烈咳嗽、烦躁不安、呼吸困难、胸痛、面色发绀、患侧呼吸运动受限等，提示并发脓胸或脓气胸，应及时配合进行胸穿或胸腔闭式引流。

(五)健康教育

向患儿家长讲解疾病的有关知识和护理要点，指导家长合理喂养，加强患儿体格锻炼，以改善小儿呼吸功能；对易患呼吸道感染的患儿，在寒冷季节或气候骤变外出时，应注意保暖，避免着凉；定期健康检查，按时预防接种。对年长儿说明住院和注射等对疾病痊愈的重要性，鼓励患儿克服暂时的痛苦，与医护人员合作；教育患儿咳嗽时用手帕或纸捂嘴，不随地吐痰，防止病原菌污染空气而传染给他人。

第五节　腹泻患儿的护理

一、护理评估

(一)健康史

应详细询问喂养史，是母乳喂养还是人工喂养，喂何种乳品，冲调浓度、喂哺次数及量，添加辅食及断奶情况。并了解当地有无类似疾病的流行。并注意患儿有无不洁饮食史、肠道内外感染、食物过敏史、外出旅游和气候变化史等。询问患儿腹泻开始时间，次数、颜色、性质、量、气味。并是否伴随发热、呕吐、腹胀、腹痛及里急后重等症状。既往有无腹泻史、其他疾病史和长期服用广谱抗生素史等。

(二)身体状况

观察患儿生命体征，有无腹痛、里急后重、大便性状为松散或水样，密切观察患儿生命体征、体重、出入量、尿量、神志状态、营养状态，皮肤弹性、眼窝凹陷、口舌黏膜干燥、神经反射等脱水表现。并评估脱水的程度和性质，检查肛周皮肤有无发红、破损；了解大便常规、大便致病菌培养等实验室检查结果。

(三)心理-社会状况

腹泻是小儿的常见病、多发病，年龄越小、发病率越高，特别是在卫生条件较差的地区，家长缺乏喂养及卫生知识是导致小儿易患腹泻的重要原因。故应了解患儿家长的心理状况及对疾病的病因、护理知识的认识程度，注意评估患儿家庭的经济状况、生活条件、卫生习惯、家长的文化程度及家长对病因、护理知识的了解程度，认识疾病流行趋势。

(四)实验室检查

了解大便常规及致病菌培养等化验结果。分析血常规、红细胞计数、血清电解质、尿素氮、二氧化碳结合力(CO_2CP)等可了解体内酸碱平衡紊乱性质和程度。

二、护理诊断

(一)体液不足

体液不足与腹泻、呕吐丢失过多和摄入量不足有关。

(二)体温过高

体温过高与肠道感染有关。

(三)有皮肤黏膜完整性受损的危险

有皮肤黏膜完整性受损的危险与腹泻大便次数增多刺激臀部皮肤及尿布使用不当有关。

(四)知识缺乏(家长)

与喂养知识、卫生知识及腹泻患儿护理知识缺乏有关。

(五)营养失调

营养低于机体需要量,呕吐腹泻等消化功能障碍所致。

(六)排便异常腹泻

排便异常腹泻与喂养不当,肠道感染或功能紊乱。

(七)腹泻

腹泻与喂养不当、感染导致胃肠道功能紊乱有关。

(八)有交叉感染的可能

交叉感染与免疫力低下有关。

(九)潜在并发症

1.酸中毒

酸中毒与腹泻丢失碱性物质及热能摄入不足有关。

2.低血钾

低血钾与腹泻、呕吐丢失过多和摄入不足有关。

三、护理目标

(1)患儿腹泻、呕吐、排便次数逐渐减少至正常,大便次数性状颜色恢复正常。

(2)患儿脱水、电解质紊乱纠正,体重恢复正常,尿量正常,获得足够的液体和电解质。

(3)体温逐渐恢复正常。

(4)住院期间患儿能保持皮肤的完整性,不再有红臀发生。

(5)家长能说出婴儿腹泻的病因、预防措施和喂养知识,能协助医护人员护理患儿。

(6)患儿不发生酸中毒,低血钾等并发症。

(7)避免交叉感染的发生。

(8)保证患儿营养的补充将患儿体重保持不减或有增加。

四、护理措施

新入院的患儿首先要测量体重,便于了解患儿脱水情况和计液量。以后每周测 1 次,了解患儿恢复和体重增长情况。

(一)体液不足的护理

1.口服补液疗法的护理

口服补液疗法的护理适用于无脱水、轻中脱水或呕吐不严重的患儿，可采用口服方法，它能补充身体丢失的水分和盐，执行医嘱给口服补液盐时应在4～6 h内少量多次喂，同时可以随意喂水，口服液盐一定用冷开水或温开水溶解。

(1)一般轻度脱水需50～80 mL/kg，中度脱水需80～100 mL/kg，于8～12 h内将累积损失量补足；脱水纠正后，将余量用等量水稀释按病情需要随时口服。对无脱水的患儿，可在家进行口服补液的护理，可将ORS溶液加等量水稀释，每日50～100 mL/kg，少量频服，以预防脱水(新生儿慎用)，有明显腹胀、休克、心功能不全或其他严重并发症者及新生儿不宜口服补液。在口服补液过程中，如呕吐频繁或腹泻、脱水加重，应改为静脉补液。患儿服用ORS溶液期间，应适当增加水分，以防高钠血症。

(2)护理中的注意事项：①向家长说明和示范口服液的配制方法。②向家长示范喂服方法：2岁以下的患儿每1～2 min喂1小勺约5 mL，大一点的患儿可用杯子直接喝，如有呕吐，停10 min后再慢慢喂服(每2～3 min喂1勺)。③对于在家进行口服补液的患儿，应指导家长病情观察方法。口服补液可直到腹泻停止，并继续喂养。如病情不见好转或加重，应及时到医院就诊。④密切观察病情，如患儿出现眼睑水肿应停止服用ORS液，改用白开水或母乳，水肿消退后再按无脱水的方案服用。4 h后应重新估计患儿脱水状况，然后选择上述适当的方案继续治疗护理。

2.禁食、静脉补液

禁食、静脉补液适用于中度以上脱水，吐、泻重或腹胀的患儿。在静脉输液前协助医师取静脉血做钾、钠、氯、二氧化碳结合力等项目检查。

(1)第一天补液：①输液总量，按医嘱要求安排24 h的液体总量。(包括累积损失量、继续损失量和生理需要量)：并本着"急需先补、先快后慢、见尿补钾"的原则分批输入。如患儿烦躁不安，应检查原因，必要时可遵医嘱给予适量的镇静剂，如复方氯丙嗪，10%水合氯醛，以防患儿因烦躁不安而影响静脉输液。一般轻度脱水90～120 mL/kg，中度脱水120～150 mL/kg重度脱水150～180 mL/kg。②溶液种类：根据脱水性质而定，若临床判断脱水困难，可先按等渗脱水处理。对于治疗前6 h内无尿的患儿首先要在30 min内输入2∶1液，一定要记录输液后首次排尿时间，见尿后给予含钾液体。③输液速度：主要取决于脱水程度和继续损失的量与速度，遵循先快后慢原则。明确每小时的输入量，一般茂菲氏滴管14～15滴为1 mL，严格执行补液计划，保证输液量的准确，掌握好输液速度和补液原则。注意防止输液速度过速或过缓。注意输液是否通畅，保护好输液肢体，随时观察针头有无滑脱，局部有无红肿渗液以及寒战发绀等全身输液反应。对重度脱水有明显周围循环障碍者应先快速扩容；累积损失量(扣除扩容液量)一般在前8～12 h内补完，每小时8～10 mL/kg；后12～16 h补充生理需要量和异常的损失量，每小时约5 mL/kg；若吐泻缓解，可酌情减少补液量或改为口服补液。④对于少数营养不良、新生儿及伴心、肺疾病的患儿应根据病情计算，每批液量一般减少20%，输液速度应在原有基础上减慢2～4 h，把累积丢失的液量由8 h延长到10～12 h输完。如有条件最好用输液泵，以便更精确地控制输液速度。

(2)第二天及以后的补液：脱水和电解质紊乱已基本纠正，主要补充生理需要量和继续损失量，可改为口服补液，一般生理需要量为每日 60～80 mL/kg，用 1/5 张含钠液；继续损失量是丢多少补多少，用1/3～1/2张含钠液，将这两部分相加于 12～24 h 内均匀静脉滴注。

3.准确记录出入量

准确记录出入量，是医师调整患儿输液质和量的重要依据。

(1)大便次数，量(估计)及性质、大便的气味、颜色、有无黏液、脓血等。留大便常规并做培养。

(2)呕吐次数、量、颜色、气味以及呕吐与其他症状的关系，体现了患儿病情发展情况。比如呕吐加重但无腹泻；补液后脱水纠正由于呕吐次数增多而效果不满意，这时要及时报告医师，以及早发现肠道外感染或急腹症。

4.严密观察病情，细心做好护理

(1)注意观察生命体征：包括体温、脉搏、血压、呼吸、精神状况。若出现烦躁不安、脉率加快、呼吸加快等，应警惕是否输液速度过快，是否发生心力衰竭和肺水肿等情况。

(2)观察脱水情况：注意患儿的神志、精神、皮肤弹性、有无口渴，皮肤、黏膜干燥程度，眼窝及前囟凹陷程度，机体温度及尿量等临床表现，估计患儿脱水程度，同时要动态观察经过补充液体后脱水症状是否得到改善。如补液合理，一般于补液后 3～4 h 应该排尿，此时说明血容量恢复，所以应注意观察和记录输液后首次排尿的时间、尿量。补液后 24 h 皮肤弹性恢复，眼窝凹陷消失，则表明脱水已被纠正。补液后眼睑出现水肿，可能是钠盐过多；补液后尿多而脱水未能纠正，则可能是葡萄糖液补入过多，宜调整溶液中电解质的比例。

(3)密切观察代谢性酸中毒的表现：中、重度脱水患者多有不同程度的酸中毒，当 pH 下降、二氧化碳结合力在 25%容积以下时，酸中毒表现明显。当患儿出现呼吸深长、精神萎靡、嗜睡，严重者意识不清、口唇樱红、呼吸有丙酮味。应准备碱性液，及时使用碱性药物纠正，应补充碳酸氢钠或乳酸钠。注意碱性液体有无漏出血管外，以免引起局部组织坏死。

(4)密切观察低血钾表现：常发现于输液后脱水纠正时，当发现患儿尿量异常增多，精神萎靡、全身乏力、不哭或哭声低下、吃奶无力、肌张力低下、反应迟钝、恶心呕吐、腹胀及听诊肠鸣音减弱或消失，呼吸频不规整，心电图显示 T 波平坦或倒置、U 波明显、S-T 段下移(或心律失常，提示有低血钾存在，应及时补充钾盐)等临床表现时，及时报告医师，做血生化检查。如果是低血钾症，应遵医嘱调整液体中钾的浓度。补充钾时应按照见尿补钾的原则，严格掌握补钾的速度，绝不可做静脉推注，以免发生高血钾引起心搏骤停。一般按每日 3～4 mmol/kg(相当于氯化钾200～300 mg/kg)补给，缺钾明显者可增至 4～6 mmol/kg，轻度脱水时可分次口服，中、重度脱水予静脉滴注。并观察记录好治疗效果。

(5)密切观察有无低钙、低镁、低磷血症：当脱水和酸中毒被纠正时，大多表现有钙、磷缺乏，少数可有镁缺乏。低血钙或低血镁时表现为手足搐搦、惊厥；重症低血磷时出现嗜睡、精神错乱或昏迷，肌肉、心肌收缩无力。(营养不良或佝偻病活动期患儿更甚)，这时要及时报告医师。静脉缓慢注射 10%葡萄糖酸钙或深部肌内注射 25%硫酸镁。

(6)低钠血症：低钠血症多见于静脉输液停止后的患儿。这是以为患儿进食后水样便次数再次增多。主要表现为患儿前囟及眼窝凹陷、肢端凉、精神弱、尿少等。要及时报告医师要继续补充丢失液体。

(7)高钠血症:高钠血症出现在遵医嘱禁食补液或口服补液后,患儿出现烦躁不安、口渴、尿少、皮肤弹性差,甚至惊厥。这时应报告医师,必要时取血查生化,待结果回报后根据具体情况调整液体的质和量。

(8)泌尿系统感染:患儿腹泻渐好,但仍发热,阵阵哭闹不安,此时要报告医师,根据医嘱留尿常规,并寻找感染病灶。并发泌尿系感染的患儿多见于女婴,在护理和换尿布时一定要注意女婴儿会阴部的清洁,防止上行性尿路感染。

5.计算液体出入量

24 h液体入量包括口服液体和胃肠道外补液量。液体出量包括尿、大便和不显性失水。呼吸增快时,不显性失水增加4~5倍,体温每升高1 ℃,不显性失水每小时增加0.5 mL/kg;环境湿度大小可分别减少或增加不显性失水;体力活动增多时,不显性失水增加30%。补液过程中,计算并记录24 h液体出入量,是液体疗法护理工作的重要内容。婴幼儿大小便不易收集,可用"秤尿布法"计算液体排出量。

(二)腹泻的护理

控制腹泻,防止继续失水。

1.调整饮食

根据世界卫生组织的要求对于轻中度脱水的患儿不必禁食,腹泻期间和恢复期适宜的营养对促进恢复、减少体重下降和生长停滞的程度、缩短腹泻后康复时间、预防营养不良非常重要。故腹泻脱水患儿除严重呕吐者暂禁食4~6 h(不禁水)外,均应继续喂养进食是必要的治疗与护理措施。但因同时存在着消化功能紊乱,故应根据患儿病情适当调整饮食,达到减轻胃肠道负担、恢复消化功能之目的。继续哺母乳喂养;人工喂养出生6个月以内的小儿,牛奶(或羊奶)应加米汤或水稀释,或用发酵奶(酸奶),也可用奶一谷类混合物,每天6次,以保证足够的热量。腹泻次数减少后,出生6个月以上的婴儿可用平常已经习惯的饮食,选用稀粥、面条、并加些熟的植物油、蔬菜、肉末等,但需由少到多,随着病情稳定和好转,并逐渐过渡到正常饮食。幼儿应给一些新鲜、味美、碎烂、营养丰富的食物。病毒性肠炎多有双糖酶缺乏,应限制糖量摄入,并暂停乳类喂养,改为豆制代用品或发酵奶,对牛奶和大豆过敏者应该用其他饮食,以减轻腹泻,缩短病程。腹泻停止后,继续给予营养丰富的饮食,并每日加餐1次,共2周,以赶上正常生长。双糖酶缺乏者,不宜用蔗糖,并暂停乳类。对少数严重病例口服营养物质不能耐受者,应加强支持疗法,必要时全静脉营养。

2.控制感染

感染是引起腹泻的重要原因,细菌性肠炎需用抗生素治疗。病毒性肠炎用饮食疗法和支持疗法常可痊愈。严格消毒隔离,防止感染传播,按肠道传染病隔离,护理患儿前后要认真洗手,防止感染,遵医嘱给予抗生素治疗。

3.观察排便情况

注意大便的变化,观察记录大便次数、颜色、性状、气味、量、及时送检,并注意采集黏液脓血部分,做好动态比较,根据大便常规检验结果,调整治疗和输液方案,为输液方案和治疗提供可靠依据。

(三)发热的护理

(1)保持室内安静、空气新鲜、通风良好,保持室温在18～22 ℃,相对湿度为55%～65%,衣被适度,以免影响机体散热。

(2)让患儿卧床休息限制活动量,利于机体康复和减少并发症的发生。多饮温开水或选择喜欢的饮料,以加快毒素排泄带走热量和降低体温。

(3)密切观察患儿体温变化每4 h测1次体温,体温骤升或骤降时要随时测量并记录降温效果。体温超过38.5 ℃时给予物理降温:温水擦浴;用30%～50%乙醇擦浴;冰枕、冷毛巾敷患儿前额,或冷敷腹股沟、腋下等大血管处;冷盐水灌肠。物理降温后30 min测体温,并记录于体温单上。

(4)按医嘱给予抗感染药及解热药,并观察记录用药效果,药物降温后,密切观察,防止虚脱。

(5)患儿的衣服,出汗后及时擦干汗液,更换衣服,并注意保暖,在严重情况下给予吸氧,以免惊厥抽搐发生。

(6)加强口腔护理,鼓励多漱口,口唇干燥时可涂护唇油。

(四)维持皮肤完整

由于腹泻频繁,大便呈酸性或碱性,含有大量肠液及消化酶,臀部皮肤常处于被大便腐蚀的状态,容易发生肛门周围皮肤糜烂,严重者引起溃疡及感染,要注意每次换尿布大便后须用温水清洗臀部及肛周并吸干,局部皮肤发红处涂以5%鞣酸软膏或40%氧化锌油并按摩片刻,促进血液循环。应选用消毒软棉尿布并及时更换。避免使用不透气塑料布或橡皮布,防止尿布皮炎发生。局部有糜烂者可在便后用温水洗净后用灯泡照烤,待烤干局部渗液后,再涂紫草油或1%龙胆紫效果更好。

(五)做好床边隔离

护理患儿前后均要认真洗手防止交叉感染。

(六)减轻患儿的恐惧

医护人员的检查、治疗应相对集中进行以减少患儿的哭闹,可根据患儿年龄给予不同玩具,减少其恐惧心理,若患儿哭闹不安影响静脉输液的顺利进行,必要时可根据医嘱适当应用镇静药物。

(七)对症治疗

腹胀明显者用肛管排气或肌内注射新斯的明。呕吐严重者针刺足三里、内关或肌内注射氯丙嗪等。

(八)注意口腔清洁

禁食患儿每日做口腔护理两次。由于长时间应用抗生素可发生鹅口疮。如口腔黏膜有乳白色分泌物附着即为鹅口疮,可涂制霉菌素;若发生溃疡性口炎时可用3%双氧水洗净口腔后,涂复方龙胆紫、金霉素鱼肝油。

(九)恢复期患儿护理

(1)新入院患儿分室居住,预防交叉感染。

(2)患儿消化功能恢复时，逐渐增加奶的质和量，细心添加辅食，避免小儿腹泻复发。

(十)健康教育

(1)宣传母乳喂养的优点，鼓励母乳喂养，尤其是出生后最初数月及出生后每个夏天更为重要，避免在夏季断奶。按时逐步加辅食，防止过食、偏食及饮食结构突然变动。如乳制品的调剂方法，辅食加方法，断奶时间选择方法，人工喂养儿根据具体情况。选用合适的代乳品。

(2)指导患儿家长配置和使用ORS溶液。

(3)注意饮食卫生，培养良好的卫生习惯；注意食物新鲜、清洁和奶具、食具应定时煮沸消毒，避免肠道内感染。教育儿童养成饭前便后洗手，勤剪指甲的良好习惯。

(4)及时治疗营养不良、维生素D缺乏性佝偻病等，加强体格锻炼，适当进行户外活动。防止受凉或过热，营养不良，预防感冒，肺炎及中耳炎等并发症的发生，避免长期滥用广谱抗生素。

(5)气候变化时及时增减衣物，防止受凉或过热，冬天注意保暖，夏天多喝水。尤其应做好腹部的保暖。集体机构中如有腹泻的流行，应积极治疗患儿，做好消毒隔离工作，防止交叉感染。

第六节 惊厥患儿的护理

惊厥的病理生理基础是脑神经元的异常放电和过度兴奋，是由多种原因所致的大脑神经元，暂时性功能紊乱的一种表现。发作时全身或局部肌群突然发生阵挛或强直性收缩，多伴有不同程度的意识障碍。惊厥是小儿最常见的急症，有5%～6%的小儿曾发生过高热惊厥。

一、病因

小儿惊厥可由众多因素引起，凡能造成脑神经元兴奋性功能紊乱的因素，如脑缺氧、缺血、低血糖、脑炎症、水肿、中毒变性、坏死等，均可导致惊厥的发生。将其病因归纳为以下几类。

(一)感染性疾病

1.颅内感染性疾病

(1)细菌性脑膜炎、脑血管炎、颅内静脉窦炎。

(2)病毒性脑炎、脑膜脑炎。

(3)脑寄生虫病，如脑型肺吸虫病，脑型血吸虫病，脑囊虫病，脑棘球蚴病，脑型疟疾等。

(4)各种真菌性脑膜炎。

2.颅外感染性疾病

(1)呼吸系统感染性疾病。

(2)消化系统感染性疾病。

(3)泌尿系统感染性疾病。

(4)全身性感染性疾病以及某些传染病。

(5)感染性病毒性脑病，脑病合并内脏脂肪变性综合征。

(二)非感染性疾病

1.颅内非感染性疾病

(1)癫痫。

(2)颅内创伤,出血。

(3)颅内占位性病变。

(4)中枢神经系统畸形。

(5)脑血管病。

(6)神经皮肤综合征。

(7)中枢神经系统脱髓鞘病和变性疾病。

2.颅外非感染性疾病

(1)中毒:如有毒动植物,氰化钠、铅、汞中毒,急性酒精中毒及各种药物中毒等。

(2)缺氧:如新生儿窒息,溺水,麻醉意外,一氧化碳中毒,心源性脑缺血综合征等。

(3)先天性代谢异常疾病:如苯酮尿症、黏多糖病、半乳糖血症、肝豆状核变性、尼曼一匹克病等。

(4)水电解质紊乱及酸碱失衡:如低血钙、低血钠、高血钠及严重代谢性酸中毒等。

(5)全身及其他系统疾病并发症:如系统性红斑狼疮、风湿病、肾性高血压脑病、尿毒症、肝昏迷、糖尿病、低血糖、胆红素脑病等。

(6)维生素缺乏症:如维生素 B_6 缺乏症、维生素 B_6 依赖症、维生素 B_1 缺乏性脑型脚气病等。

二、临床表现

(一)惊厥发作形式

1.强直一阵挛发作

强直一阵挛发作时突然意识丧失,摔倒,全身强直,呼吸暂停,角弓反张,牙关紧闭,面色青紫,持续10～20 s,转入阵挛期;不同肌群交替收缩,致肢体及躯干有节律地抽动,口吐白沫(若咬破舌头可吐血沫)。呼吸恢复,但不规则,数分钟后肌肉松弛而缓解,可有尿失禁,然后入睡,醒后可有头痛、疲乏,对发作不能回忆。

2.肌阵挛发作

肌阵挛发作是由肢体或躯干的某些肌群突然收缩(或称电击样抽动),表现为头、颈、躯干或某个肢体快速抽搐。

3.强直发作

强直发作表现为肌肉突然强直性收缩,肢体可固定在某种不自然的位置持续数秒钟,躯干四肢姿势可不对称,面部强直表情,眼及头偏向一侧,睁眼或闭眼,瞳孔散大,可伴呼吸暂停,意识丧失,发作后意识较快恢复,不出现发作后嗜睡。

4.阵挛性发作

阵挛性发作时全身性肌肉抽动,左右可不对称,肌张力可增高或减低,有短暂意识丧失。

5.局限性运动性发作

局限性运动性发作时无意识丧失,常表现为下列形式。

(1)某个肢体或面部抽搐:由于口、眼、手指在脑皮层运动区所代表的面积最大,因而这些部位最易受累。

(2)杰克逊(Jackson)癫痫发作:发作时大脑皮层运动区异常放电灶逐渐扩展到相邻的皮层区。抽搐也按皮层运动区对躯干支配的顺序扩展,如从面部抽搐开始→手→前臂→上肢→躯干→下肢。若进一步发展,可成为全身性抽搐,此时可有意识丧失。常提示颅内有器质性病变。

(3)旋转性发作:发作时头和眼转向一侧,躯干也随之强直性旋转,或一侧上肢上举,另一侧上肢伸直,躯干扭转等。

6.新生儿轻微惊厥

新生儿轻微惊厥是新生儿期常见的一种惊厥形式,发作时呼吸暂停,两眼斜视,眼睑抽搐,频频的眨眼动作,伴流涎,吸吮或咀嚼样动作,有时还出现上下肢类似游泳或蹬自行车样的动作。

(二)惊厥的伴随症状及体征

1.发热

发热为小儿惊厥最常见的伴随症状,如系单纯性或复杂性高热惊厥患儿,于惊厥发作前均有38.5 ℃,甚至 40 ℃以上高热。由上呼吸道感染引起者,还可有咳嗽、流涕、咽痛、咽部出血、扁桃体肿大等表现。如为其他器官或系统感染所致惊厥,绝大多数均有发热及其相关的症状和体征。

2.头痛及呕吐

头痛及呕吐为小儿惊厥常见的伴随症状之一,年长儿能正确叙述头痛的部位、性质和程度,婴儿常表现为烦躁、哭闹、摇头、抓耳或拍打头部。多伴有频繁喷射状呕吐,常见于颅内疾病及全身性疾病,如各种脑膜炎、脑炎、中毒性脑病、瑞氏综合征,颅内占位性病变等。同时还可出现程度不等的意识障碍,颈项抵抗,前囟饱满,颅神经麻痹,肌张力增高或减弱,克氏征、布鲁津斯基征及巴宾斯基征阳性等体征。

3.腹泻

如遇重度腹泻病,可致水电解质紊乱及酸碱失衡,出现严重低钠或高钠血症,低钙、低镁血症,以及由于补液不当,造成水中毒也可出现惊厥。

4.黄疸

新生儿溶血症,当出现胆红素脑病时,不仅皮肤巩膜高度黄染,还可有频繁性惊厥;重症肝炎患儿,当肝衰竭,出现惊厥前即可见到明显黄疸;在瑞氏综合征、肝豆状核变性等病程中,均可出现不等的黄疸,此类疾病初期或中末期均能出现惊厥。

5.水肿、少尿

各类肾炎或肾病为儿童时期常见多发病。水肿、少尿为该类疾病的首起表现,当其中部分患儿出现急、慢性肾衰,或肾性高血压脑病时,均可有惊厥。

6.智力低下

常见于新生儿窒息所致缺氧、缺血性脑病,颅内出血患儿,病初即有频繁惊厥,其后有不同程度的智力低下。智力低下亦见于先天性代谢异常疾病,如苯丙酮尿症、糖尿症等氨基酸代谢异常病。

三、诊断依据

(一)病史

了解惊厥的发作形式,持续时间,有无意识丧失,伴随症状,诱发因素及有关的家族史。

(二)体检

全面的体格检查,尤其神经系统的检查,如神志、头颅、头围、囟门、颅缝、脑神经、瞳孔、眼底、颈抵抗、病理反射、肌力、肌张力、四肢活动等。

(三)实验室及其他检查

1.血尿粪常规

血白细胞显著增高,通常提示细菌感染。红细胞血色素很低,网织红细胞增高,提示急性溶血。尿蛋白及细胞数增高,提示肾炎或肾盂肾炎。粪镜检,排除痢疾。

2.血生化等检验

除常规查肝肾功能、电解质外,应根据病情选择有关检验。

3.脑脊液检查

凡疑有颅内病变惊厥患儿,尤其是颅内感染时,均应做脑脊液常规、生化、培养或有关的特殊化验。

4.脑电图

阳性率可达80%～90%。小儿惊厥,尤其无热惊厥,其中不少系小儿癫痫。脑电图上可表现为阵发性棘波、尖波、棘慢波、多棘慢波等多种波型。

5.CT 检查

疑有颅内器质性病变惊厥患儿,应做脑 CT 扫描,高密度影见于钙化、出血、血肿及某些肿瘤;低密度影常见于水肿,脑软化,脑脓肿,脱髓鞘病变及某些肿瘤。

6.MRI 检查

MRI 对脑、脊髓结构异常反映较 CT 更敏捷,能更准确反映脑内病灶。

7.单光子反射计算机体层成像(SPECT)

单光子反射计算机体层成像可显示脑内不同断面的核素分布图像,对癫痫病灶、肿瘤定位及脑血管疾病提供诊断依据。

四、治疗

(一)止惊治疗

1.地西泮

每次 0.25～0.5 mg/kg,最大剂量不大于 10 mg,缓慢静脉注射,每分钟不大于 1 mg。必要时可在15～30 min后重复静脉注射 1 次。以后可口服维持。

2.苯巴比妥钠

新生儿首次剂量为 15～20 mg 静脉注射。维持量 3～5 mg/(kg·d)。婴儿、儿童首次剂量为5～10 mg/kg,静脉注射或肌内注射,维持量 5～8 mg/(kg·d)。

3.水合氯醛

每次 50 mg/kg,加水稀释成 5%～10%溶液,保留灌肠。惊厥停止后改用其他镇静剂止惊药维持。

4.氯丙嗪

剂量为每次 1～2 mg/kg，静脉注射或肌内注射，2～3 h 后可重复 1 次。

5.苯妥英钠

每次 5～10 mg/kg，肌内注射或静脉注射。遇有“癫痫持续状态”时可给予 15～20 mg/kg，速度不超过 1 mg/(kg·min)。

6.硫苯妥钠

催眠，大剂量有麻醉作用。每次 10～20 mg/kg，稀释成 2.5％溶液肌内注射。也可缓慢静脉注射，边注射边观察，止惊即停止注射。

(二)降温处理

1.物理降温

可用 30％～50％乙醇擦浴。头部、颈、腋下、腹股沟等处可放置冰袋。亦可用冷盐水灌肠。或用低于体温 3～4 ℃的温水擦浴。

2.药物降温

一般用安乃近 5～10 mg/(kg·次)，肌内注射。亦可用其滴鼻，大于 3 岁患儿，每次 2～4 滴。

(三)降低颅内压

惊厥持续发作时，引起脑缺氧、缺血，易致脑水肿；如惊厥系颅内感染炎症引起，疾病本身即有脑组织充血水肿，颅内压增高，因而及时应用脱水降颅内压治疗。常用 20％甘露醇溶液 5～10 mL/(kg·次)，静脉注射或快速静脉滴注(10 mL/min)，6～8 h 重复使用。

(四)纠正酸中毒

惊厥频繁，或持续发作过久，可致代谢性酸中毒，如血气分析发现血 pH＜7.2，BE 为 15 mmol/L时，可用 5％碳酸氢钠 3～5 mL/kg，稀释成 1.4％的等张液静脉滴注。

(五)病因治疗

对惊厥患儿应通过病史了解，全面体检及必要的化验检查，争取尽快地明确病因，给予相应治疗。对可能反复发作的病例，还应制订预防复发的防治措施。

五、护理

(一)护理诊断

(1)有窒息的危险。

(2)有受伤的危险。

(3)潜在并发症：脑水肿。

(4)潜在并发症：酸中毒。

(5)潜在并发症：呼吸、循环衰竭。

(6)知识缺乏。

(二)护理目标

(1)不发生误吸或窒息，适当加以保护防止受伤。

(2)保护呼吸功能，预防并发症。

(3)患儿家长情绪稳定，能掌握止痉、降温等应急措施。

(三)护理措施

1.一般护理

(1)将患儿平放于床上，取头侧位。保持安静，治疗操作应尽量集中进行，动作轻柔敏捷，禁止一切不必要的刺激。

(2)保持呼吸道通畅:头侧向一边,及时清除呼吸道分泌物。有发绀者供给氧气,窒息时施行人工呼吸。

(3)控制高热:物理降温可用温水或冷水毛巾湿敷额头部,每5～10 min更换1次,必要时用冰袋放在额部或枕部。

(4)注意安全,预防损伤,清理好周围物品,防止坠床和碰伤。

(5)协助做好各项检查,及时明确病因。根据病情需要,于惊厥停止后,配合医师做血糖、血钙或腰椎穿刺、血气分析及血电解质等针对性检查。

(6)加强皮肤护理:保持皮肤清洁干燥,衣、被、床单清洁、干燥、平整,以防皮肤感染及压疮的发生。

(7)心理护理:关心体贴患儿,处置操作熟练、准确,以取得患儿信任,消除其恐惧心理。说服患儿及家长主动配合各项检查及治疗,使诊疗工作顺利进行。

2.临床观察内容

(1)惊厥发作时,观察惊厥患儿抽搐的时间和部位,有无其他伴随症状。

(2)观察病情变化,尤其随时观察呼吸、面色、脉搏、血压、心音、心率、瞳孔大小、对光反射等重要的生命体征,发现异常及时通报医师,以便采取紧急抢救措施。

(3)观察体温变化,如有高热,及时做好物理降温及药物降温,如体温正常,应注意保暖。

3.药物观察内容

(1)观察止惊药物的疗效。

(2)使用地西泮、苯巴比妥钠等止惊药物时,注意观察患儿呼吸及血压的变化。

4.预见性观察

若惊厥持续时间长、频繁发作,应警惕有无脑水肿,颅内压增高的表现,如收缩压升高、脉率减慢,呼吸节律慢而不规则,则提示颅内压增高。如未及时处理,可进一步发生脑疝,表现为瞳孔不等大、对光反射消失、昏迷加重、呼吸节律不整甚至骤停。

六、康复与健康指导

(1)做好患儿的病情观察准备好急救物品,教会家属正确的退热方法,提高家长的急救知识和技能。

(2)加强患儿营养与体育锻炼,做好基础护理等。

(3)向家长详细交代患儿的病情、惊厥的病因和诱因,指导家长掌握预防惊厥的措施。

第七节　心包炎患儿的护理

心包炎可分感染和非感染性两类,且多为其他疾病(婴儿常见于败血症、肺炎、脓胸,学龄儿童多见于结核病、风湿病)的一种表现。

一、临床特点

(一)症状

较大儿童常有心前区刺痛,平卧时加重,坐位或前倾位可减轻,疼痛可向肩背及腹部放射;

婴儿则表现为烦躁不安。同时有原发病的症状表现,常有呼吸困难、咳嗽、发热等。

(二)体征

早期可听到心包摩擦音,多在胸骨左缘第3~4肋间最清晰,但多为一过性。有心包积液时心音遥远、低钝,出现奇脉。当心包积液达一定量时,心包舒张受限,出现颈静脉怒张、肝脏增大、肝颈反流征阳性、下肢水肿、心动过速、脉压变小。

(三)辅助检查

1.X线检查

X线检查示心影呈烧瓶样增大而肺血大多正常。

2.心电图

心电图示窦性心动过速,低电压,广泛ST段、T波改变。

3.超声心动图

超声心动图能提示心包积液的部位、量。

4.实验室检查

实验室检查示血沉增快,CRP增高,血常规白细胞、中性粒细胞增高。

二、护理评估

(一)病史

了解患儿近期有无感染性疾病以及有无结核、风湿热病史。

(二)症状、体征

评估患儿有无发热、胸痛,胸痛与体位的关系,评估有无心包填塞症状,如呼吸困难、心率加快、颈静脉怒张、肝大、水肿、心音遥远及奇脉。听诊心脏,注意有无心包摩擦音。

(三)社会、心理

评估家长对疾病的了解程度和态度。

(四)辅助检查

了解并分析胸片、心电图、超声心动图等检查结果。

三、常见护理问题

(一)疼痛

疼痛与心包炎性渗出有关。

(二)体温异常

体温异常与炎症有关。

(三)气体交换受损

气体交换受损与心包积液、心脏受压有关。

(四)合作性问题

急性心包填塞。

四、护理措施

(一)休息与卧位

患儿应卧床休息,宜取半卧位。

(二)饮食

给予患者高热量、高蛋白、高维生素、易消化的半流质或软食,限制钠盐摄入,少食易产气的食物，如薯类，多食芹菜、海带等富含纤维素的食物，以防止肠内产气过多引起腹胀及便秘而导致膈肌上抬。

（三）高热护理

及时做好降温处理，测定并及时记录体温。

（四）吸氧

胸闷、气急严重者给予氧气吸入。

（五）对症护理

有心包积液者，护理人员应做好患儿的解释工作，协助医师进行心包穿刺，操作过程中仔细观察生命体征的变化，记录抽出液体性质和量，穿刺完毕后局部加压数分钟后无菌包扎，送回病床后继续观察有无渗液、渗血，必要时局部沙袋加压。

（六）病情观察

(1)呼吸困难为急性心包炎和慢性缩窄性心包炎最主要突出症状，应密切观察呼吸频率和节律。

(2)当患儿出现静脉压升高，面色苍白、发绀，烦躁不安，肝脏在短期内增大，应及时报告医师并做好心包穿刺准备。

（七）心理护理

对患儿疼痛的描述予以肯定，并设法分散和减轻其不适感觉。

（八）健康教育

(1)向家长讲解舒适的体位、安静休息和充足的营养供给是治疗本病的良好措施。

(2)若需要进行心包穿刺时，应向家长说明必须配合和注意的事宜。

五、出院指导

(1)遵医嘱及时、准确使用药物并定期随访。

(2)由于心包炎患儿机体抵抗力减弱，出院后仍应坚持休息半年左右，并加强营养，以利心功能的恢复。

第八节　病毒性心肌炎患儿的护理

一、概述

病毒性心肌炎是由多种病毒侵犯心脏，引起局灶性或弥漫性心肌间质炎性渗出和心肌纤维变性、坏死或溶解的疾病，有的可伴有心包或心内膜炎症改变。可导致心肌损伤、心功能障碍、心律失常和周身症状。可发生于任何年龄，近年来发生率有增多的趋势，是儿科常见的心脏疾病之一。据全国九省市“病毒性心肌炎协作组”调查，其发病率占住院病儿总数的5.97%，占门诊患者总数的0.14%。

（一）病因

近年来由于病毒学及免疫病理学的迅速发展，通过大量动物实验及临床观察，证明多种病毒皆可引起心肌炎。其中柯萨奇病毒B6(1～6型)最常见，其他如柯萨奇病毒A、ECHO病毒、脊髓灰质炎病毒、流感及副流感病毒、腮腺炎病毒、水痘病毒、单纯疱疹病毒、带状疱疹病毒及肝炎病毒等也可能致病。由于柯萨奇病毒具有高度亲心肌性和流行性,据报道在很多原因不明的心肌炎和心包炎中,约39%的系由柯萨奇病毒B所致。

尽管罹患病毒感染的机会很多,而多数不发生心肌炎,在一定条件下才发病。例如,当机体由于继发细菌感染(特别是链球菌感染)、发热、缺氧、营养不良、接受类固醇或放射治疗等,而抵抗力低下时,可诱发发病。

病毒性心肌炎的发病原理至今未完全了解,目前提出病毒学说、免疫学说、生化机制等几种学说。

(二)病理

病毒性心肌炎病理改变轻重不等。轻者常以局灶性病变为主,而重者则多呈弥漫性病变。局灶性病变的心肌外观正常,而弥漫性者则心肌苍白、松软,心脏呈不同程度的扩大、增重。镜检可见病变部位的心肌纤维变性或断裂,心肌细胞溶解、水肿、坏死。间质有不同程度水肿以及淋巴细胞、单核细胞和少数多核细胞浸润。病变以左室及室间隔最显著,可波及心包、心内膜及传导系统。

慢性病例心脏扩大,心肌间质炎症浸润及心肌纤维化并有瘢痕组织形成,心内膜呈弥漫性或局限性增厚,血管内皮肿胀等变化。

二、临床表现

病情轻重悬殊。轻症可无明显自觉症状,仅有心电图改变。重型可出现严重的心律失常、充血性心力衰竭、心源性休克,甚至个别患者因此而死亡。有1/3以上的病例在发病前1~3周或发病同时呼吸道或消化道病毒感染,同时伴有发热、咳嗽、咽痛、周身不适、腹泻、皮疹等症状,继而出现心脏症状如年长儿常诉心悸、气短、胸部及心前区不适或疼痛、疲乏感等。发病初期常有腹痛、食欲缺乏、恶心、呕吐、头晕、头痛等表现。3个月以内婴儿有拒乳、苍白、发绀、四肢凉、两眼凝视等症状。心力衰竭者,可有呼吸急促、突然腹痛、发绀、水肿等症状;心源性休克者,可有烦躁不安,面色苍白、皮肤发花、四肢厥冷或末梢发绀等疾状;发生窦性停搏或心室纤颤时可突然死亡;高度房室传导阻滞在心室自身节律未建立前,由于脑缺氧而引起抽搐、昏迷称心脑综合征。如病情拖延至慢性期。常表现为进行性充血心力衰竭、全心扩大,可伴有各种心律失常。

体格检查:多数心尖区第一音低钝。一般无器质性杂音,仅在胸前或心尖区闻及Ⅰ~Ⅱ级吹风样收缩期杂音。有时可闻及奔马律或心包摩擦音。心律失常多见如阵发性心动过速、异位搏动、心房纤颤、心室扑动、停搏等。严重者心脏扩大,脉细数,颈静脉怒张,肝大和压痛,肺部啰音等;或面色苍白、四肢厥冷、皮肤发花、指(趾)发绀、血压下降等。

三、辅助检查

(一)实验室检查

(1)白细胞总数在10.0×10^9~20.0×10^9/L,中性粒细胞偏高。血沉、抗链“O”大多数正常。

(2)血清肌酸磷酸激酶、乳酸脱氢酶及其同工酶、谷草转氨酶在病程早期可增高。超氧化歧化酶急性期降低。

(3)若从心包、心肌或心内膜分离到病毒,或用免疫荧光抗体检查找到心肌中有特异的病毒抗原,电镜检查心肌发现有病毒颗粒,可以确定诊断;咽洗液、粪便、血液、心包液中分离出病毒,同时结合恢复期血清中同型病毒中和抗体滴度较第1份血清升高或下降4倍以上,则有助于病原诊断。

(4)补体结合抗体的测定以及用分子杂交法或聚合酶链反应检测心肌细胞内的病毒核酸也有助于病原诊断。部分病毒性心肌炎患者可有抗心肌抗体出现,一般于短期内恢复,如持续提高,表示心肌炎病变处于活动期。

(二)心电图检查

心电图在急性期有多变与易变的特点,对可疑病例应反复检查,以助诊断。其主要变化为ST-T改变,各种心律失常和传导阻滞。恢复期以各种类型的期前收缩为多见。少数为慢性期病儿可有房室肥厚的改变。

(三)X线检查

心影正常或不同程度的增大,多数为轻度增大。若反复迁延不愈或合并心力衰竭,心脏扩大明显。后者可见心搏动减弱,伴肺瘀血、肺水肿或胸腔少量积液。有心包炎时,有积液征。

(四)心内膜心肌活检

心导管法心内膜心肌活检,在成人患者中早已开展,小儿患者仅是近年才有报道,为心肌炎诊断提供了病理学依据。据报道:原因不明的心律失常、充血性心力衰竭患者,经心内膜心肌活检证明约40%为心肌炎;临床表现和组织学相关性较差。原因是EMB取材很小且局限,以及取材时不一定是最佳机会;心内膜心肌活检本身可导致心肌细胞收缩,而出现一些病理性伪迹。因此,对于心内膜心肌活检活检病理无心肌炎表现者不一定代表心脏无心肌炎,此时临床医师不能忽视临床诊断。此项检查一般医院尚难开展,不作为常规检查项目。

四、诊断与鉴别诊断

(一)诊断要点

1.病原学诊断依据

(1)确诊指标:自患儿心内膜、心肌、心包(活检、病理)或心包穿刺液检查,发现以下之一者可确诊心肌炎由病毒引起。①分离到病毒。②用病毒核酸探针查到病毒核酸。③特异性病毒抗体阳性。

(2)参考依据:有以下之一者结合临床表现可考虑心肌炎系病毒引起。①自患儿粪便、咽拭子或血液中分离到病毒,且恢复期血清同抗体滴度较第一份血清升高或降低4倍以上。②病程早期患儿血中特异性IgM抗体阳性。③用病毒核酸探针自患儿血中查到病毒核酸。

2.临床诊断依据

(1)心功能不全、心源性休克或心脑综合征。

(2)心脏扩大(X线、超声心动图检查具有表现之一)。

(3)心电图改变以R波为主的2个或2个以上主要导联(Ⅰ、Ⅱ、aVF、V_5)的ST-T改变持续4 d以上伴动态变化,窦房传导阻滞,房室传导阻滞,完全性右或左束支阻滞,成联律、多形、多源、成对或并行性期前收缩,非房室结及房室折返引起的异位性心动过速,低电压(新生儿除外)及异常Q波。

(4)CK-MB升高或心肌肌钙蛋白(cTnI或cTnT)阳性。

3.确诊依据

(1)具备临床诊断依据2项,可临床诊断为心肌炎。发病同时或发病前1～3周有病毒感染的证据支持诊断者。

(2)同时具备病原学确诊依据之一,可确诊为病毒性心肌炎,具备病原学参考依据之一,可临床诊断为病毒性心肌炎。

(3)凡不具备确诊依据,应给予必要的治疗或随诊,根据病情变化,确诊或除外心肌炎。

(4)应除外风湿性心肌炎、中毒性心肌炎、先天性心脏病、结缔组织病以及代谢性疾病的心肌损害、甲状腺功能亢进症、原发性心肌病、原发性心内膜弹力纤维增生症、先天性房室传导阻滞、心脏自主神经功能异常、β受体功能亢进及药物引起的心电图改变。

4.临床分期

(1)急性期:新发病,症状及检查阳性发现明显且多变,一般病程在半年以内。

(2)迁延期:临床症状反复出现,客观检查指标迁延不愈,病程多在半年以上。

(3)慢性期:进行性心脏增大,反复心力衰竭或心律失常,病情时轻时重,病程在1年以上。

(二)鉴别诊断

在考虑九省市心肌炎协作组制订的心肌炎诊断标准时,应首先除外其他疾患,包括风湿性心肌炎、中毒性心肌炎,结核性心包炎、先天性心脏病、结缔组织或代谢性疾病的心肌损害(包括维生素 B_1 缺乏症)、原发性心肌病、先天性房室传导阻滞、高原性心脏病、克山病、川崎病、良性期前收缩和神经功能紊乱、电解质紊乱及药物等引起的心电图改变。

五、治疗、预防、预后

本症尚无特殊治疗。应结合患儿病情采取有效的综合措施,可使大部分患儿痊愈或好转。

(一)一般治疗

1.休息

急性期至少应卧床休息至热退3～4周,有心功能不全或心脏扩大者,更应强调绝对卧床休息,以减轻心脏负荷及减少心肌耗氧量。

2.抗生素

虽对引起心肌炎的病毒无直接作用,但因细菌感染是病毒性心肌炎的重要条件因子,故在开始治疗时,均主张适当使用抗生素。一般应用青霉素肌内注射1～2周,以清除链球菌和其他敏感细菌。

3.保护心肌

大剂量维生素C,具有增加冠状血管血流量、心肌糖原、心肌收缩力、改善心功能、清除自由基、修复心肌损伤的作用。剂量为100～200 mg/(kg·d),溶于10%～25%葡萄糖液10～30 mL内静脉注射,每天1次,15～30 d为1个疗程;抢救心源性休克时,第一天可用3～4次。

至于极化液、能量合剂及ATP等均因难进入心肌细胞内,故疗效差,近年来多推荐:①辅酶 Q_{10} 1 mg/(kg·d),口服,可连用1～3个月。②1,6-二磷酸果糖0.7～1.6 mL/kg静脉注射,最大量不超过2.5 mL/kg(75 mg/mL),静脉注射速度10 mL/min,每天1次,10～15 d为1个疗程。

(二)激素治疗

肾上腺皮质激素可用于抢救危重病例及其他治疗无效的病例。口服泼尼松1～1.5 mg/(kg·d),用3～4 周,症状缓解后逐渐减量停药。对反复发作或病情迁延者,依据近年来对本病发病机制研究的进展,可考虑较长期的激素治疗,疗程不少于半年,对于急重抢救病例可采用大剂量,如地塞米松0.3～0.6 mg/(kg·d),或氢化可的松 15～20 mg/(kg·d),静脉滴注。

(三)免疫治疗

动物及临床研究均发现丙种球蛋白对心肌有保护作用。从 1990 年开始,在美国波士顿及洛杉矶儿童医院已将静脉注射丙种球蛋白作为病毒性心肌炎治疗的常规用药。

(四)抗病毒治疗

动物试验中联合应用利巴韦林和干扰素可提高生存率,目前欧洲正在进行干扰素治疗心肌炎的临床试验,其疗效尚待确定。目前环孢霉素 A、环磷酰胺尚无肯定疗效。

(五)控制心力衰竭

心肌炎患者对洋地黄耐受性差,易出现中毒而发生心律失常,故应选用快速作用的洋地黄制剂如毛花苷 C(西地兰)或地高辛。病重者用地高辛静脉滴注,一般病例用地高辛口服,饱和量用常规的 1/2～2/3 量,心力衰竭不重,发展不快者,可用每天口服维持量法。利尿剂应早用和少用,同时注意补钾,否则易导致心律失常。注意供氧,保持安静。若烦躁不安,可给予镇静剂。发生急性左心功能不全时,除短期内并用毛花苷 C(西地兰)、利尿剂、镇静剂、氧气吸入外,应给予血管扩张剂如酚妥拉明 0.5～1 mg/kg 加入 10%葡萄糖液 50～100 mL 内快速静脉滴注。紧急情况下,可先用半量以 10%葡萄糖液稀释静脉缓慢注射,然后将其余半量静脉滴注。

(六)抢救心源性休克

镇静、吸氧、大剂量维生素 C、扩容、激素、升压药、改善心功能及心肌代谢等。

近年来,应用血管扩张剂硝普钠取得良好疗效,常用剂量 5～10 mg,溶于 5%葡萄糖 100 mL 中,开始 0.2 μg/(kg·min)滴注,以后每隔 5 min 增加 0.1 μg/kg,直到获得疗效或血压降低,最大剂量不超过每分钟 4～5 μg/kg。

(七)纠正严重心律失常

心律失常的纠正在于心肌病变的吸收或修复。一般轻度心律失常如期前收缩、Ⅰ度房室传导阻滞等,多不用药物纠正,而主要是针对心肌炎本身进行综合治疗。若发生严重心律失常如快速心律失常、严重传导阻滞都应迅速及时纠正,否则威胁生命。

六、护理

(一)护理诊断

(1)活动无耐力:与心肌功能受损,组织器官供血不足有关。

(2)舒适的改变,胸闷:与心肌炎症有关。

(3)潜在并发症:心力衰竭、心律失常、心源性休克。

(二)护理目标

(1)患儿活动量得到适当控制休息得到保证。

(2)患儿胸闷缓解或消失。

(3)患儿无并发症发生或有并发症时能被及时发现和适当处理。

(三)护理措施

1.休息

(1)急性期卧床休息至热退后3～4周，以后根据心功能恢复情况逐渐增加活动量。

(2)有心功能不全者或心脏扩大者应绝对卧床休息。

(3)总的休息时间不少于3～6个月。

(4)创造良好的休息环境，合理安排患儿的休息时间。保证患儿的睡眠时间。

(5)主动提供服务，满足患儿的生活需要。

2.胸闷的观察与护理

(1)观察患儿的胸闷情况，注意诱发和缓解因素，必要时给予吸氧。

(2)遵医嘱给予心肌营养药，促进心肌恢复正常。

(3)保证休息，减少活动。

(4)控制输液速度和输液总量，减轻心肌负担。

3.并发症的观察与护理

(1)密切注意心率、心律、呼吸、血压和面色改变，有心力衰竭时给予吸氧、镇静、强心等处理，应用洋地黄制剂时要密切观察患儿有无洋地黄中毒表现，如出现新的心律失常、心动过缓等。

(2)注意有无心律失常的发生，警惕危险性心律失常的发生，如频发室早、多源室早、Ⅱ度以上房室传导阻滞房颤、室颤等。一旦发生，需及时通知医师并给予相应处理。如高度房室传导阻滞者给异丙肾上腺素和阿托品提升心率。

(3)警惕心源性休克，注意血压、脉搏、尿量、面色等变化，一旦出现心源性休克，立即取平卧位，配合医师给予大剂量维生素C或肾上腺皮质激素进行治疗。

(四)康复与健康指导

(1)讲解病毒性心肌炎的病因、病理、发病机制、临床特点及诊断、治疗措施。

(2)强调休息的重要性，指导患儿控制活动量，建立合理的休息制度。

(3)讲解本病的预防知识，如预防上呼吸道感染和肠道感染等。

(4)有高度房室传导阻滞者讲解安装心脏起搏器的必要性。

七、展望

近年来，由于对心肌炎的病原学进一步了解和诊断方法的改进，心肌炎已成为常见心脏病之一，对人类健康构成了不同程度的威胁，因而对此病的诊治研究也正日益受到重视。其中，胸闷、心悸常可提示心脏波及，心脏扩大、心律失常或心力衰竭为心脏明显受损的表现，心电图ST-T改变与异位心律或传导阻滞反映心肌病变的存在。但对于怀疑为病毒性心肌炎的患者，提倡进行心脏活检并行病理学检查。

但分离病毒检查或特异性荧光抗体检查存在以下几个问题。

(1)患者不易接受。

（2）炎性组织在心肌中呈灶状分布，由于活检标本小而致病灶标本不一定取到。

（3）提取 RNA 的质量和检测方法的敏感性不同。

（4）心脏上有病毒存在，而血液中不一定有抗原或抗体检出；心脏上无病毒存在，而心脏中有抗原或抗体检出；即使二者构成阳性反应也不足以证实有病毒性心肌炎存在；只有当感染某种病毒并引起相应的心脏损害时，心脏和血液检查呈阳性反应才有意义。在检查血液中抗原或抗体时，也会因检测试剂、检查方法、操作技术的不同而使结果迥异。

因此，病毒性心肌炎的确诊相当困难。由于抗病毒药物的疗效不显著，目前建议采用中西医结合疗法。有人用黄芪、牛磺酸及一般抗心律失常等药物为主的中西医结合方法治疗病毒感染性心肌炎，取得了比较满意的效果，如中药黄芪除具有抗病毒、调节免疫、保护心肌的作用，还可拮抗病毒感染心肌细胞对L 型钙通道的增加，抑制内向钠钙交换电流，改善部分心电活动，清除氧自由基，而广泛应用于临床。牛磺酸是心肌游离氨基酸的重要成分，也可通过抑制病毒复制，抑制病毒感染心肌细胞引起的钙电流增加，使受感染而降低的最大钙电流膜电压及外向钾电流趋于正常，使心肌细胞钙内流减少，在病毒性心肌炎动物模型及临床病毒性心肌炎患者中，具有保护心肌、改善临床症状等作用。

第九节　先天性心脏病患儿的护理

先天性心脏病（简称“先心病”），是胎儿时期心脏血管发育异常而致的畸形，是小儿时期最常见的心脏病。根据左右心腔或大血管间有无直接分流和临床有无青紫，可将先心病分为三大类：①左向右分流型（潜伏青紫型），常见有室间隔缺损、房间隔缺损、动脉导管未闭。②右向左分流型（青紫型），常见有法洛四联症和大动脉错位。③无分流型（无青紫型），常见有主动脉缩窄和肺动脉狭窄。

小儿先天性心脏病中最常见的是室间隔缺损、房间隔缺损、动脉导管未闭、肺动脉狭窄、法洛四联症和大动脉错位。

一、临床特点

（一）室间隔缺损

室间隔缺损（VSD）为小儿最常见的先天性心脏病，缺损可单独存在，亦可为其他畸形的一部分。按缺损部位可分为室上嵴上方、室上嵴下方、三尖瓣后方、室间隔肌部四种类型。临床症状与缺损大小及肺血管阻力有关。大型 VSD（缺损 1～3 cm 者）可继发肺动脉高压，当肺动脉压超过主动脉压时，造成右向左分流而产生发绀，称为艾森曼格（Eisenmenger）综合征。

1.症状

小型室间隔缺损可无症状；中型室间隔缺损易患呼吸道感染，或在剧烈运动时发生呼吸急促，生长发育多为正常，偶有心力衰竭；大型室间隔缺损在婴幼儿时期由于缺损较大，左向右分流量多超过肺循环量的 50%，使体循环内血量显著减少，而肺循环内明显充血，可于出生后1～3个月即发生充血性心力衰竭，平时反复呼吸道感染、肺炎、哭声嘶哑、喂养困难、乏力、多汗等表现,并有生长发育迟缓。

2.体征

心前区隆起;胸骨左缘第3～4肋间可闻及Ⅲ～Ⅳ/6级全收缩期杂音,在心前区广泛传导;肺动脉第二心音显著增强或亢进。

3.辅助检查

(1)X线检查:肺充血,心脏左室或左右室大;肺动脉段突出,主动脉结缩小。

(2)心电图:小型室间隔缺损,心电图多数正常;中等大小室间隔缺损示左心室增大或左右心室增大;大型室间隔缺损或有肺动脉高压时,心电图示左右心室增大。

(3)超声心动图:室间隔回声中断征象,左右心室增大。

(二)房间隔缺损

房间隔缺损按病理解剖分为继发孔(第二孔)缺损和原发孔(第一孔)缺损,以继发孔缺损为多见。继发孔缺损为较常见的先天性心脏病之一,以女性较多见,缺损位于房间隔中部卵圆窝处,血流动力学特点为右心室舒张期负荷过重。原发孔缺损位于房间隔下端,是心内膜垫发育障碍未能与第一房间隔融合,常合并二尖瓣裂缺。

1.症状

在初生后及婴儿期大多无症状,偶有暂时性青紫。年龄稍大,症状渐渐明显,患儿发育迟缓,体格瘦小,易反复呼吸道感染,活动耐力减低,有劳累后气促、咳嗽等症状。左胸部常隆起,一般无青紫或杵状指(趾)。

2.体征

胸骨左缘第2～3肋间闻及柔和的喷射性收缩期杂音,肺动脉瓣区第二心音可增强或亢进、固定分裂。

3.辅助检查

(1)X线检查:右心房、右心室扩大,主动脉结缩小,肺动脉段突出,肺血管纹理增多,肺门舞蹈。

(2)心电图:电轴右偏,完全性或不完全性右束支传导阻滞,右心房、右心室增大;原发孔ASD常见电轴左偏及心室肥大。

(3)超声心动图:右心房右心室增大,右心室流出道增宽,室间隔与左心室后壁呈同向运动。二维切面可显示房间隔缺损的位置及大小。

(三)动脉导管未闭

动脉导管未闭(PDA)是临床较常见的先天性心脏病,女性多于男性。开放的动脉导管位于肺总动脉分叉与主动脉之间,有管型、漏斗型和窗型,以漏斗型为多见。

1.症状

导管较细时,临床无症状。导管较粗时临床表现为反复呼吸道感染、肺炎,发育迟缓,早期即可发生心力衰竭。重症病例常有呼吸急促、心悸。临床无青紫,但若合并肺动脉高压,即出现青紫。

2.体征

胸骨左缘第2肋间可闻及粗糙、响亮、机器样的连续性杂音,向心前区、颈部及左肩部传导，肺动脉第二音亢进。脉压增宽，出现股动脉枪击音、毛细血管搏动和水冲脉。

3.辅助检查

(1)X线检查：分流量小者，心影正常；分流量大者，多见左心房、左心室增大，主动脉结增宽，可有漏斗征，肺动脉段突出，肺血增多，重症病例左右心室均肥大。

(2)心电图：左心房、左心室增大或双心室肥大。

(3)超声心动图：左心房、左心室大，肺动脉与降主动脉之间有交通。

(四)法洛四联症

法洛四联症(TOF)是临床上最常见的发绀型先天性心脏病，病变包括肺动脉狭窄、室间隔缺损、主动脉骑跨及右心室肥大，其中肺动脉狭窄程度是决定病情严重程度的主要因素。主动脉骑跨及室间隔缺损存在使体循环血液中混有静脉血，临床上出现发绀与缺氧，并代偿性引起红细胞增多现象。

1.症状

发绀是主要症状，它出现的时间早、晚和程度与肺动脉狭窄程度有关，多见于毛细血管丰富的浅表部位，如唇、指(趾)甲床、球结膜等。患儿活动后有气促、易疲劳、蹲踞等；并常有缺氧发作，表现为呼吸加快、加深，烦躁不安，发绀加重，持续数分钟至数小时，严重者可表现为神志不清，惊厥或偏瘫，死亡。发作多在清晨、哭闹、吸乳或用力后诱发，发绀严重者常有鼻出血和咯血。

2.体征

生长发育落后，全身发绀，眼结膜充血，杵状指(趾)；多有行走不远自动蹲踞姿势或膝胸位。胸骨左缘第2～4肋间闻及粗糙收缩期杂音；肺动脉第二心音减弱。

3.辅助检查

(1)X线检查：心影呈靴形，上纵隔增宽，肺动脉段凹陷，心尖上翘，肺纹理减少，右心房、右心室肥厚。

(2)心电图：电轴右偏，右心房、右心室肥大。

(3)超声心动图：显示主动脉骑跨及室间隔缺损，右心室流出道、肺动脉狭窄，右心室内径增大，左心室内径缩小。

(4)血常规：血红细胞增多，一般在$(5.0\sim9.0)\times10^{12}/L$，血红蛋白170～200 g/L，红细胞容积60%～80%。当有相对性贫血时，血红蛋白<150 g/L。

二、护理评估

(一)健康史

了解母亲妊娠史，在孕期最初3个月内有无病毒感染、放射线接触和服用过影响胎儿发育的药物，孕母是否有代谢性疾病。患儿出生有无缺氧、心脏杂音，出生后各阶段的生长发育状况。是否有下列常见表现：喂养困难，哭声嘶哑，易气促、咳嗽，青紫，蹲踞现象，突发性晕厥。

(二)症状、体征

评估患儿的一般情况，生长发育是否正常，皮肤发绀程度，有无气急、缺氧、杵状指(趾)，有无哭声嘶哑，有无蹲踞现象，胸廓有无畸形。听诊心脏杂音位置、性质、程度，尤其要注意肺动脉第二心音的变化。评估有无肺部啰音及心力衰竭的表现。

(三)社会、心理

评估家长对疾病的认知程度和对治疗的信心。

(四)辅助检查

了解并分析X线、心电图、超声心动图、血液等检查结果。较复杂的畸形者还应了解心导管检查和心血管造影的结果。

三、常见护理问题

(一)活动无耐力

活动无耐力与氧的供需失调有关。

(二)有感染的危险

感染与机体免疫力低下有关。

(三)营养失调

营养低于机体需要量,与缺氧使胃肠功能障碍、喂养困难有关。

(四)焦虑

焦虑与疾病严重,花费大,预后难以估计有关。

(五)合作性问题

脑血栓、脑脓肿、心力衰竭、感染性心内膜炎、晕厥。

四、护理措施

(1)休息:制订适合患儿活动的生活制度,轻症无症状者与正常儿童一样生活,但要避免剧烈活动;有症状患儿应限制活动,避免情绪激动和剧烈哭闹;重症患儿应卧床休息,给予妥善的生活照顾。

(2)饮食护理:给予高蛋白、高热量、高维生素饮食,适当限制食盐摄入,并给予适量的蔬菜类粗纤维食品,以保证大便通畅。重症患儿喂养困难,应有耐心,少量多餐,以免导致呛咳、气促、呼吸困难等,必要时从静脉补充营养。

(3)预防感染:病室空气清新,穿着衣服冷热要适中,防止受凉,应避免与感染性疾病患儿接触。

(4)注意心率、心律、呼吸、血压变化,必要时使用监护仪监测。

(5)防止法洛四联症患儿因哭闹、进食、活动、排便等引起缺氧发作,一旦发生可立即置于胸膝卧位,吸氧,遵医嘱应用普萘洛尔、吗啡和纠正酸中毒。

(6)青紫型先天性心脏病患儿由于血液黏稠度高,暑天、发热、吐泻时体液量减少,加重血液浓缩,易形成血栓,有造成重要器官栓塞的危险,因此应注意多饮水,必要时静脉输液。

(7)合并贫血者可加重缺氧,导致心力衰竭,须及时纠正。

(8)合并心力衰竭者按心力衰竭护理。

(9)做好心理护理关心患儿,建立良好护患关系,充分理解家长及患儿对检查、治疗、预后的期望心理,介绍疾病的有关知识、诊疗计划、检查过程、病室环境,消除恐惧心理。

(10)健康教育:①向家长讲述疾病的相关护理知识和各种检查的必要性,以取得配合。②指导患儿及家长掌握活动种类和强度。③告知家长如何观察病情变化,一旦发现异常(婴儿哭声无力,呕吐,不肯进食,手脚发软,皮肤出现花纹,较大患儿自诉头晕等),应立即呼叫。

④向患儿及家长讲述重要药物如地高辛的作用及注意事项。

五、出院指导

(1)饮食宜高营养、易消化,少量多餐。人工喂养儿用柔软的奶头孔稍大的奶嘴,每次喂奶时间不宜过长。

(2)休息应根据耐受力确立适宜的活动,以不出现乏力、气短为度,重者应卧床休息。

(3)避免感染居室空气新鲜,经常通风,不去公共场所、人群集中的地方。注意气候变化及时添减衣服,预防感冒。按时预防接种。

(4)发热、出汗时要给足水分,呕吐、腹泻时应到医院就诊补液,以免血液黏稠而发生脑血栓。

(5)保证休息,避免哭闹,减少外界刺激以预防晕厥的发生。当患儿在吃奶、哭闹或活动后出现气急、青紫加重或年长儿诉头痛、头晕时应立即将患儿取胸膝卧位并送医院。

第十节　新生儿败血症的护理

新生儿败血症系病原体侵入新生儿血液循环并在其中生长繁殖,产生毒素所造成的全身性感染。常见病原体为细菌,也可为真菌、病毒或其他病原体。细菌感染以葡萄球菌、大肠埃希菌为主。近年来,条件致病菌引起败血症有增多趋势。

一、临床特点

(一)产前、产时感染

一般在出生后 3 d 内出现症状,而产后感染一般在出生 3 d 后出现症状。

(二)临床表现

无特异性,表现为全身中毒症状,可累及多个系统。

(1)体温不稳定,可表现为发热或体温不升。面色苍白或青灰。

(2)神经系统:精神萎靡、嗜睡、反应低下、少哭少动、重者不哭不动。并发化脓性脑膜炎时则有激惹、凝视、颈部抵抗、前囟饱满、抽搐等。

(3)消化系统:少吃、不吃、呕吐、腹胀、腹泻、体重不增,严重患儿出现中毒性肠麻痹(腹胀、肠鸣音消失)和坏死性小肠结肠炎(吃奶量减少,胃潴留,腹胀,呕吐,腹泻,血便等)。

(4)呼吸系统:气促、发绀、呼吸暂停。

(5)循环系统:心率加快、脉搏细速、皮肤花纹、四肢末端凉或冷。重者出现毛细血管充盈时间延长、血压下降、酸碱平衡紊乱、出血、DIC 等循环衰竭表现。

(6)黄疸常加重,持续不退或退而复现,可伴肝脾大。

(7)硬肿。

(8)迁徙性病灶:脓毒败血症时可出现局部蜂窝组织炎、脓气胸、骨髓炎、肝脓肿等。

(9)发病前可有脐炎、脓皮病、甲沟炎等。

(三)辅助检查

(1)血常规:白细胞总数低于 $5.0\times10^9/L$ 或超过 $20\times10^9/L$,中性粒细胞比例升高,血小板小于100×10^9/L。

(2)末梢血C一反应蛋白(CRP)增高,大于8 mg/L。

(3)末梢血中性粒细胞杆状核细胞所占比例≥0.20。

(4)血培养阳性。

二、护理评估

(一)健康史

询问患儿有无宫内、产时和产后感染史,如母亲产前有无发热、胎膜早破、产程延长、羊水混浊发臭;是否为早产;患儿出生时有无复苏抢救史,是否接受过损伤性操作;近期有无皮肤黏膜破损,有无脐炎、脓疱疹等。

(二)症状、体征

注意体重增长情况。评估患儿的面色及肤色、反应、哭声、吃奶、体温情况;有无感染性病灶,特别是脐部和皮肤有无破损或化脓;有无腹胀、呼吸暂停、黄疸和肝脾肿大、硬肿、出血倾向及休克等;有无神经系统阳性体征。

(三)社会、心理

评估家长有无焦虑及家长对该病的认识程度、护理新生儿知识和技能的掌握程度、家庭的卫生习惯和居住环境等。

(四)辅助检查

注意白细胞总数、血小板值,有无中毒颗粒和核左移。了解血培养结果(但血培养阳性率低,约10%。阳性可确诊,阴性而症状和体征非常明显者仍不能排除败血症,尤其是在应用抗生素之后做血培养者)。了解CRP是否升高。

三、常见护理问题

(一)体温失调:体温升高或低于正常

体温失调与感染有关。

(二)皮肤黏膜完整性受损

皮肤黏膜完整性受损与皮肤破损或化脓性感染有关。

(三)营养失调:低于机体需要量

营养失调与食欲缺乏、摄入量不足及疾病消耗增加有关。

(四)有血管损伤的可能

血管损伤与败血症疗程长、需反复静脉穿刺有关。

(五)并发症问题

并发症包括感染性休克、化脓性脑膜炎、骨髓炎等。

(六)知识缺乏

家长缺乏护理新生儿知识和技能。

四、护理措施

(一)血培养采集

应在抗生素使用之前抽血以提高血培养阳性率,抽血时严格无菌操作避免杂菌污染,取血量至少1 mL,采血后即送细菌室培养。必要时同时做双部位采血,分别培养。

(二)保证有效静脉用药

(1)抗生素现配现用,遵医嘱准时分次使用,以维持抗生素有效血浓度。熟悉所用抗生素的药理作用、用法、不良反应及配伍禁忌。

(2)遵医嘱正确静脉输入免疫球蛋白:部分患儿输注免疫球蛋白 1 h 内可出现头痛、哭闹、心率加快、恶心。因此最初 0.5 h 以 5 mL/h 速度输入,如无不良反应再加快速度。血管活性药物应尽可能使用上肢近心端静脉,以较快发挥效果。纠正酸中毒用碳酸氢钠一般稀释至 1.4%,30~60 min 内输完。

(3)本病治疗疗程长且需每 12 h 1 次或每 8 h 1 次用药,加上部分抗生素如万古霉素等药物静脉刺激性强,因此静脉损伤大。应注意保护静脉,如采用外周静脉置管,应从远端到近端有计划地使用静脉,提高静脉穿刺成功率,尽量做到一针见血。肘部静脉暂时保留以备必要时中心静脉置管用。对于血培养持续阳性或并发化脓性脑膜炎、脓胸、骨髓炎等估计抗生素使用达 2 周以上者应及早行中心静脉置管。

(三)清除局部病灶

脐部感染时先用 3%过氧化氢溶液清洗,再涂 5%的聚维酮碘溶液,必要时用抗生素溶液湿敷;脓疱疹可用无菌针头刺破后涂 5%聚维酮碘溶液或抗生素软膏;鹅口疮在吃奶后或两餐奶间涂制霉菌素甘油;皮肤破损者局部涂 5%聚维酮碘溶液,创面大者必要时给予保温箱暴露疗法。

(四)维持正常体温

提供中性环境温度。体温偏低或体温不升时,及时予加盖包被、热水袋或保温箱保温;体温过高时给予松解包被、洗温水澡、多喂水,新生儿一般不用药物降温以免体温过度下降。

(五)耐心喂养,保证营养供给

不能进食时可行鼻饲或通过静脉补充能量和水分,必要时输注鲜血或血浆。

(六)密切观察病情,发现异常及时处理。

1.症状体征的观察

监测体温,观察面色、精神反应、哭声、吃奶、黄疸情况。注意有无出血倾向如皮肤黏膜出血,重症出血时可口吐咖啡色液体,应及时吸引清除防止窒息,并给予吸氧和止血药物。注意有无腹胀、潴留、呕吐、黏液血便等坏死性小肠结肠炎表现,必要时禁食,腹胀明显者给予胃肠减压、肛管排气。注意观察有无迁徙性病灶。

2.并发症的观察

如患儿出现持续发热、激惹、面色青灰、颈部抵抗、呕吐、前囟饱满、两眼凝视、呼吸暂停提示有化脓性脑膜炎可能;如患儿面色青灰、脉搏细速、毛细血管充盈时间延长、皮肤花纹、四肢厥冷、皮肤有出血点等应考虑感染性休克;黄疸突然加重伴拒食、嗜睡、肌张力减退提示胆红素脑病可能。出现以上情况应及早与医师联系,积极处理。

3.观察药物疗效和毒不良反应

抗生素应用后如病情无改善、反复或恶化,应及时与医师联系,以便适当调整抗生素。头孢类抗生素可引起双重感染和凝血功能障碍。万古霉素可造成听力、肾脏损害，输液速度宜慢，保证输注1小时以上，并监测尿常规，及时做听力检查。

接触患儿前洗手，保持患儿皮肤黏膜清洁、干燥、完整，做好脐部护理等，以防止院内继发感染。

五、出院指导

(一)出院后用药

新生儿败血症的抗菌治疗必须用足疗程。病情治愈出院者，出院后不必再用药，用药疗程未足而自动出院者，可遵医嘱带口服抗生素直至用足疗程，具体用药种类、剂量与方法必须遵照医嘱。口服药物一般在新生儿两餐奶间服用，服药时，将药物置于奶瓶中用适量的温开水溶化后套上奶嘴喂入，喂后再喂少许温开水，以冲尽奶瓶、奶嘴及口腔内的残余药液。

(二)出院时新生儿如存在某些问题，应告之家长做相应处理

脓疱疹每日 2 次在脓疱部位涂擦聚维酮碘溶液少许，勿用手挤压脓疱；脐炎者每日 2 次先用 3%过氧化氢溶液清洗脐部，再涂 5%的聚维酮碘溶液至脐部完全愈合。

(三)家庭观察，需要引起警惕的异常症状

精神食欲欠佳、嗜睡、哭声减弱、体温改变、脐部红肿、脐部有脓性渗液等。危险征兆：面色苍白或青灰、肢端厥冷、皮肤花斑等休克表现；并发化脓性脑膜炎时主要症状有发热、拒乳、呕吐、烦躁、颈部抵抗、尖叫、双眼发直、抽搐等。出现以上情况请立即就诊。

(四)做好日常护理，预防感染

保持婴儿皮肤黏膜、臀部及脐部的清洁干燥。勿用不洁布等揩洗新生儿口腔，不能针刺、艾灸、挑割和擦伤婴儿的皮肤黏膜。勤换尿布，每次大便后洗净臀部，预防尿布疹。避免尿液污染未愈合的脐部，包裹脐带的敷料必须无菌。接触婴儿前洗手，护理时动作应轻柔。减少探视，避免患病者护理婴儿。根据气候变化及时添减衣被，避免过冷或过热。

第十一节　新生儿窒息与复苏的护理

新生儿窒息是指生后 1 min 内，无自主呼吸或未能建立规律呼吸而导致低氧血症和混合性酸中毒。凡能造成胎儿或新生儿缺氧的因素均可引起窒息。本病是引起新生儿伤残和死亡的重要原因之一，需要争分夺秒抢救。

一、临床特点

(一)胎动、胎心率改变

缺氧早期胎动增加，胎心率加快≥160 次/min；晚期为胎动减少或消失，胎心率减慢(＜100 次/min)或消失。

(二)羊水呈黄绿或墨绿色

缺氧胎儿肛门括约肌松弛，排出胎粪污染羊水所致。

(三)Apgar 评分降低

0～3 分为重度窒息，4～7 分为轻度窒息，8～10 分为正常。如出生 1 min 评分 8～10 分，

5 min 后复评降到 7 分及以下亦属窒息。窒息患儿 5 min 再评分仍低于 6 分，神经系统损伤较大，预后较差(表 4-1)。

表 4-1　Apgar 评分标准

体征	0 分	1 分	2 分
心率	无	<100 次/min	>100 次/min
呼吸	无	浅慢，哭声弱	正常、哭声响
肌张力	松弛	四肢稍屈曲	四肢动作好
刺激反应	无反应	少有动作，皱眉	咳嗽、喷嚏、哭
皮肤颜色	青紫或苍白	躯干红，四肢青紫	全身红

(四)部分患儿复苏后可出现各系统受损及并发症

1.呼吸系统

羊水、胎粪吸入性肺炎、肺透明膜病、呼吸暂停。

2.神经系统

颅内出血、缺氧缺血性脑病。

3.血液系统

出血倾向及 DIC。

4.消化系统

应激性溃疡、坏死性小肠结肠炎、肝功能损害。

5.泌尿系统

尿少、蛋白尿及管型，重者可发生急性肾小管坏死，有血尿素氮及肌酐增高、高钾血症等。

6.循环系统

心肌受损、三尖瓣闭锁不全、心力衰竭、心源性休克或肺动脉高压。

7.代谢紊乱

低血钙、低血糖或高血糖、酸中毒。

(五)辅助检查

1.血气分析

血气分析示动脉血氧分压降低、二氧化碳分压增高、pH 下降。

2.血生化

血生化检查示血糖升高或降低、血钙降低、高血钾、心肌酶谱增高、血肌酐及尿素氮增高。

3.心电图

心电图示可有心肌受损改变。

4.胸部 X 线检查

胸部 X 线检查示可有肺气肿、肺不张等。

5.头颅 B 超或 CT

头颅 B 超或 CT 示缺氧缺血性脑病或颅内出血改变。

二、护理评估

(一)健康史

详细询问妊娠期孕母身体状况,产前的胎心和胎动以及破膜时间、胎盘脐带情况、胎位、产程长短、羊水情况等。

(二)症状、体征

评估皮肤颜色、呼吸情况、心率、四肢肌张力及对刺激的反应;观察皮肤、指甲有无胎粪污染;评估有无各系统受损表现。

(三)社会、心理

了解家长对小儿治疗预后的担忧和焦虑,对后遗症康复护理知识与方法的了解程度。

(四)辅助检查

了解血气分析电解质检查结果,尤其注意酸中毒程度及新生儿窒息时 $PaCO_2$ 情况;了解血生化检查值及胸部 X 线片、头颅 B 超或 CT 检查结果。

三、常见护理问题

(一)不能进行有效呼吸

患者不能进行有效呼吸与肺动脉收缩、肺血管阻力增加、肺血流减少,羊水胎粪吸入,中枢神经系统受损有关。

(二)心排血量减少

患者心排血量减少与肺水肿、肺动脉收缩、液体转移到组织间隙、心肌受损有关。

(三)组织灌注改变

组织灌注改变与低血容量、缺血有关。

(四)体温异常

患者体温异常与缺氧、体温调节中枢受损有关。

(五)有感染危险

感染与免疫功能低下、污染的羊水吸入有关。

(六)焦虑(家长)

家长的焦虑与病情危重及担心预后有关。

四、护理措施

(一)早期预测

估计胎儿娩出后有窒息危险时应事先做好复苏准备。复苏必备物品:婴儿辐射保暖台(事先预热)、负压吸引器、吸引管(5Fr、6Fr、8Fr)、复苏皮囊及面罩、供氧系统、新生儿喉镜、气管插管(2.5 mm、3 mm、3.5 mm、4 mm)、胃管、脐静脉插管包、各种型号注射器、手套、胶布、听诊器、心电监护仪、氧饱和度监护仪等。复苏药品:1∶10000 肾上腺素、生理盐水、10%葡萄糖、5%碳酸氢钠、注射用水、多巴胺、纳洛酮、5%白蛋白等。

(二)正确复苏

熟练掌握复苏程序。新生儿娩出后立即对是否足月妊娠、羊水清否、有无呼吸及哭声、肌张力情况做快速评估,如果 4 个问题中有一个答案是“否”,则通常认为这个婴儿需要按顺序进行 ABCD 下列 4 种措施中的一种或多种。新生儿复苏过程中每隔 30 秒评估 1 次,并根据呼吸、心率、肤色同步评估决定是否需要进行下一步措施。

A(最初复苏步骤):新生儿出生后快速评估新生儿羊水情况、呼吸及哭声、肌张力、是否足月,如回答有"否",立即将婴儿置于已预热好辐射保暖台上或用预热的毯子裹住以减少热量散失。摆正体位,将头摆成"鼻吸位"(新生儿仰卧或侧卧,颈部轻度伸仰到吸气位置),为使新生儿保持正确体位,仰卧时可在其肩胛下垫一折叠的毛巾(垫高 2～3 cm)。迅速清理呼吸道,先吸口腔后吸鼻腔(因鼻腔较敏感,吸引鼻腔时比吸口腔时更容易受刺激而引发呼吸运动,易造成口腔咽部的黏液、羊水在清理之前被吸入肺内),过度用力吸引可能导致喉痉挛和迷走神经性的心动过缓并使自主呼吸出现延迟,因此应限制吸管插入的深度和吸引时间(<10s/次),吸引器的负压不超过 100 mmHg(13.3 kPa)。用温热干毛巾快速擦干全身。重新摆正头部,使颈部轻微伸仰保持气道最佳开放状态。如患儿仍无呼吸,可拍打或弹足底 2 次或沿身体长轴快速摩擦腰背皮肤 1～2 次来促使呼吸出现。如出现正常呼吸、心率>100 次/min、肤色红润做好观察。如出现正常心率、呼吸,但有中心性发绀则予常压吸氧。如这些努力无效则需要正压通气。

B(正压通气):如经上述处理仍无规律呼吸建立,出现持续呼吸暂停或喘息或心率<100 次/min 或婴儿经 100%浓度常压给氧仍持续中心性发绀,应进行正压通气。正压通气可使用气流充气式气囊、自动充气式气囊等设备。通气频率一般为 40～60 次/min(胸外按压时为 30 次/min)。最初的几次正压呼吸需要30～40 cmH_2O(早产儿 20～25 cmH_2O),以后维持在 20 cmH_2O,如无法监测压力应该使用能使心率增加的最小压力。充分的人工呼吸应显示双肺扩张,可由胸廓起伏、呼吸音、心率及肤色来评价,如胸廓扩张不良可能与密闭不良、气道阻塞或压力不足有关,应重新调整面罩位置(面罩应正好封住口鼻)或纠正患儿头部位置或检查并清除气道分泌物或增大压力,必要时气管插管。在新生儿复苏过程中应用气管插管术有以下几个指征:需要气管内吸引胎粪;复苏囊面罩通气无效或需长时间使用;需要胸外按压;需要气管内给药。正压通气 30 秒后如有自主呼吸,且心率>100 次/min、肤色红润可停止正压通气。如自主呼吸不充分,或心率<100 次/min,须继续正压人工呼吸。如心率<60 次/min,继续正压人工呼吸并开始胸外按压。持续气囊面罩人工呼吸>2 min 可产生胃充盈,应常规插入 8Fr 胃管,用注射器抽气和在空气中敞开端口来缓解。

C(胸外按压):100%氧充分正压通气 30 s 后如心率<60 次/min,开始胸外按压,并继续正压通气。胸外按压的部位位于胸骨下 1/3 处(两乳头连线下方,剑突之上)。按压深度为胸廓前后径的1/3,产生可触及的脉搏为有效。按压有 2 种方法:双拇指重叠或并列按压,其余手指环抱胸廓支撑背部(双拇指－环抱术);或以右手食、中指指尖放在胸骨上按压,另一手支撑背部(双指法)。因为双拇指环抱术比双指法可产生更高的收缩期峰值和冠状动脉灌注压,所以建议采用前者。然而当需要进行脐插管术时,双指法也许更合适。胸外按压下压时间稍短于放松时间,这样的按压比率在理论上可以提供更多的血流,同时胸外按压与通气应该协调一致,避免同时施行。在放松时,胸壁应被完全扩张,但复苏者的拇指不应离开胸壁。胸外按压与通气应达到 3∶1,即每分钟 120 次动作中给予 90 次胸外按压和 30 次通气,约 1/2 s 的时间完成每次动作,2 s 完成一个循环(做 3 次胸外按压和1 次正压通气)。30 s 后再次评估心率,协调的胸外按压与通气应持续到自主心率>60 次/min。如心率仍<60 次/min,除继续胸外按压外,考虑使用肾上腺素。

D(用药):在新生儿复苏时,很少需要用药。但如果 30 s 100%氧正压通气和胸外按压后心率仍持续<60 次/min,则需要使用肾上腺素。①1∶10000 肾上腺素 0.1～0.3 mL/kg,过去的指南推荐通过气管插管给予初始剂量的肾上腺素,然而动物实验研究表明使用该推荐剂量插管内给药无效,插管内给予肾上腺素其剂量需较现在的推荐剂量高出很多,而高浓度、大剂量肾上腺素可导致新生儿高血压、心肌功能下降和神经功能受损。因此现在主张通过静脉给药。需要时 3～5 min 重复1 次(心率>100 次/min 停止给药)。②扩容剂:当怀疑新生儿有失血或出现休克症状(皮肤苍白、低灌注、脉搏弱)和对复苏措施无明显反应时,应考虑使用扩容剂。等张晶体液较白蛋白好,推荐用生理盐水,剂量为 10 mL/kg,静脉缓慢推入(>10 分钟),必要时可重复给予。当复苏早产儿时避免扩容剂输注太快,因为快速输注大量溶液可导致脑室内出血。③碳酸氢钠:在一般的心肺复苏过程中不鼓励使用碳酸氢钠,但在对其他治疗无反应时或严重代谢性酸中毒时可使用。剂量为 2 mmol/kg,用 5%(0.6 mmol/ mL)碳酸氢钠溶液 3.3 mL/kg,用等量 5%～10%葡萄糖溶液稀释后经脐静脉或外周静脉缓慢注射(>5 min)。注意碳酸氢钠的高渗透性和产生 CO_2 的特性可对心肌和大脑功能有害,应在建立充分的人工呼吸和血液灌注后应用。④纳洛酮:不推荐在产房新生儿呼吸抑制的初步复苏过程中使用纳洛酮。如果需要使用纳洛酮,心率和肤色必须首先被通气支持纠正。首选的途径是静脉或肌内注射。推荐剂量为 0.1 mg/kg。有报告提示吸毒母亲出生的婴儿给予纳洛酮后导致癫痫发作,因此纳洛酮应避免应用于那些长期暴露于阿片类物质母亲出生的新生儿身上。纳洛酮较母源性阿片类物质的半衰期更短,因此应严密监测新生儿,如反复呼吸暂停或通气不足,应给予后续剂量的纳洛酮。

(三)复苏后护理

1.加强监护

复苏后的新生儿不应将其视同正常新生儿对待,而必须给予密切观察监护,监护内容有以下几种。

(1)生命体征:包括呼吸、心率、血压、氧饱和度,呼吸是监护的重点,应密切观察呼吸的频率、节律的变化,注意有无呼吸困难。若复苏后患儿呼吸已正常,2 d 后又加快者,常是继发肺炎的征兆。

(2)重要脏器受损的表现:观察患儿反应是否灵敏,有无两眼凝视、四肢抖动、肌张力改变、颅内压增高等神经系统表现;记录出入液量尤其注意小便的次数、量以及颜色,了解肾功能情况;注意观察有无腹胀、呕吐咖啡色物等应激性溃疡表现及腹胀、胃潴留、便血等坏死性小肠结肠炎表现等。

(3)皮肤颜色:如有发绀应仔细查找原因,及时处理。

(4)监测各种实验室检查结果:血气分析、血钾、血氯、血钠值;血糖、血胆红素、心肌酶谱、肌酐、尿素氮值等。

2.保证营养

维持血糖正常,严防低血糖造成神经系统损伤。如无并发症生后半小时可吸吮母亲乳头;重度窒息儿复苏恢复欠佳者,适当延迟开奶时间,并防止呕吐物吸入再次引起窒息,如果喂养不能保证营养者予静脉补液。

3.预防感染

曾气管插管，疑有感染者用抗生素预防感染，加强新生儿口腔、皮肤、脐部护理，工作人员应严格执行无菌操作技术，接触患儿前洗手。

(四)维持合适体温

有缺氧缺血损伤的婴儿应避免体温过高。必要时应用人工低温疗法如适度的全身低温(34～34.5 ℃)或选择性脑部低温(34～35 ℃)，但目前尚无足够的证据常规推荐使用。

(五)安慰家长

耐心细致地解答病情，取得家长的理解，减轻家长的恐惧心理，得到家长的最佳配合。

第十二节　新生儿肺炎的护理

新生儿肺炎是一种常见病。按病因不同可分为吸入性肺炎和感染性肺炎两大类。

一、临床特点

(一)吸入性肺炎

主要指胎儿或新生儿吸入羊水、胎粪、乳汁等引起的肺部炎症。胎儿在宫内或娩出时吸入羊水所致肺炎称羊水吸入性肺炎；吸入被胎粪污染的羊水引起的肺炎称胎粪吸入性肺炎；出生后因喂养不当、吞咽功能不全、反流或呕吐、食管闭锁和唇裂、腭裂等引起乳汁吸入而致肺炎称乳汁吸入性肺炎。其中以胎粪吸入性肺炎最为严重，病死率最高。

1.羊水、胎粪吸入者

羊水、胎粪吸入者多有宫内窘迫和(或)产时的窒息史。

(1)羊水吸入量少者可无症状或仅轻度呼吸困难，吸入量多者常在窒息复苏后出现呼吸窘迫、青紫，口腔流出液体或泡沫，肺部可闻及粗湿啰音。

(2)胎粪吸入者症状常较重，分娩时可见羊水混胎粪，患儿皮肤、脐窝、指(趾)甲胎粪污染，口鼻腔、气管内吸引物中含胎粪。窒息复苏后很快出现呼吸急促、鼻翼翕动、三凹征、呼气呻吟及发绀、甚至呼吸衰竭。双肺可闻及干湿啰音。可并发肺不张、肺气肿、纵隔气肿或气胸、持续肺动脉高压、ARDS等。

2.乳汁吸入者

乳汁吸入者常有喂奶时或喂奶后呛咳，乳汁从口、鼻腔流出或涌出。症状与吸入程度有关。患儿可有咳嗽、喘憋、气促、发绀、肺部啰音等。严重者可导致窒息。

3.辅助检查

(1)血气分析：常有低氧血症或高碳酸血症，pH值降低。

(2)胸部X线检查：双肺纹理增粗，常伴肺气肿或肺不张，可见结节状阴影或不规则斑片状影。胎粪吸入性肺炎双肺可有广泛粗颗粒阴影或斑片状云絮影，常伴气漏。

(二)感染性肺炎

感染性肺炎是指出生前、出生时或出生后感染细菌、病毒、原虫等微生物引起的肺炎。宫内和分娩过程中感染以大肠埃希菌、B族链球菌、巨细胞病毒为主；生后感染以金黄色葡萄球菌、大肠埃希菌为主，近年来条件致病菌如克雷伯菌、表皮葡萄球菌、厌氧菌、真菌等亦可引起。新生儿感染性肺炎多数为产后感染性肺炎，可由上呼吸道炎症向下蔓延引起，也可为败血症并发。

宫内、产时感染发病早，产后感染发病较晚。

1.症状与体征

主要有发绀、呻吟、口吐泡沫、呼吸急促、鼻翼扇动、点头样呼吸、三凹征、体温异常、反应差、吃奶差。早产儿可见呼吸暂停，日龄大的新生儿可有咳嗽。双肺可闻及干湿啰音。严重者可出现呼吸衰竭、心力衰竭。金黄色葡萄球菌肺炎易并发气胸、脓胸、脓气胸，病情常较严重。

2.辅助检查

(1)外周血常规：白细胞总数细菌感染大多增高；病毒感染正常或降低。

(2)宫内感染脐血或出生早期血 IgM＞200 mg/L。

(3)血气分析和电解质测定：常有低氧血症或高碳酸血症，pH 值降低，可伴有电解质紊乱。

(4)病原学检查：采集深部气道分泌物或支气管肺泡灌洗液做细菌培养，必要时做病毒学及支原体、衣原体、解脲脲原体检测可呈阳性。

(5)胸部 X 线摄片：产前感染者常以肺间质病变为主；产时 B 族链球菌感染，胸片与肺透明膜病相似，后期呈大片磨玻璃影；产后感染者多见两肺散在斑片状阴影，可伴大片融合或肺不张、肺气肿等。

二、护理评估

(一)健康史

询问母亲孕期尤其是孕后期有无感染病史如巨细胞病毒或弓形虫等感染；有无羊膜早破；询问羊水颜色、性质，有无宫内窘迫或产时窒息；了解 Apgar 评分；了解生后新生儿有无脐部或皮肤等感染病史及呼吸道感染性疾病接触史；有无长期住院、气管插管等医源性感染的因素。

(二)症状、体征

注意评估患儿是否反应差、发热或体温不升，注意呼吸频率、节律、深浅度，观察有无发绀、呻吟、口吐白沫、呼吸急促、吸气性三凹征、胸腹式呼吸、咳嗽、呼吸暂停等。

(三)社会、心理

新生儿肺炎多数预后良好，痊愈出院。少数早产儿肺炎、胎粪吸入性肺炎、呼吸机肺炎等病情较重、病死率高或病程迁延者应注意评估家长有无焦虑与恐惧。

(四)辅助检查

了解痰、血化验、胸部 X 线片检查结果，尤其应注意了解血气分析结果，以指导氧疗。

三、常见护理问题

(一)不能有效清理呼吸道

不能有效清理呼吸道与炎症使呼吸道分泌物增多、咳嗽无力等有关。

(二)气体交换功能受损

气体交换功能受损与吸入羊水、胎粪、奶汁及肺部炎症有关。

(三)喂养困难

患儿喂养困难与呼吸困难、反应差、拒奶、呛奶等有关。

(四)体温异常

患儿体温异常与肺部感染有关。

(五)并发症问题

并发症包括心力衰竭、气胸、脓胸或纵隔气肿。

四、护理措施

(一)保持呼吸道畅通,改善肺部血液循环,改善通气和换气功能

(1)胎头娩出后立即吸尽口、咽、鼻黏液,无呼吸及疑有分泌物堵塞气道者,立即进行气管插管,并通过气管内导管将黏液吸出,再吸氧或人工呼吸。

(2)室内空气宜新鲜,保持湿度在60%左右。分泌物黏稠者可行雾化吸入,湿化气道分泌物,使之易排出。雾化液可用生理盐水,也可加入抗感染、平喘、化痰药物,雾化吸入每次不超过15 min,以免引起肺水肿。

(3)胸部物理疗法促进血液循环,利于肺部炎症吸收。①头高位或半卧位以利呼吸,肺不张者取健侧卧位。经常翻身、有条件多怀抱。②拍背:由下而上,由外周向肺门用弓状手掌拍击,使小气道分泌物松动易于进入大气道。③吸痰:吸痰负压75～100 mmHg。有下呼吸道分泌物黏稠,造成局部阻塞引起肺不张、肺气肿者可用纤维支气管镜术吸痰。④根据病情和胸片中病变的部位选用适当的体位引流,以利呼吸道分泌物或胎粪的清除。⑤病程迁延者可行胸部超短波或红外线理疗。

保持安静减少氧耗,避免剧烈哭闹,必要时遵医嘱使用镇静剂。

(二)合理用氧

轻、中度缺氧采用鼻导管给氧,氧流量为0.5～1 L/min或面罩给氧,氧流量为2～3 L/min。重度缺氧可用头罩给氧,氧流量为5～8 L/min。并根据动脉血氧分压及时调节吸入氧浓度,使PaO_2维持在50～80 mmHg至青紫消失为止。如青紫无改善,PaO_2持续低于50 mmHg或$PaCO_2$持续高于60 mmHg,并发生呼吸衰竭时,可气管内插管进行机械通气。给氧浓度不宜过高,时间不宜太长,以免发生早产儿视网膜病、支气管肺发育不良等并发症。

(三)维持正常体温

置患儿于中性环境温度中。患新生儿肺炎时,体温可能升高也可能降低,应根据病情不同,采取相应方法维持正常体温。

(四)耐心喂养,保证营养供给

患儿易呛奶,能喂奶时应将头部抬高或抱起,并少量多餐耐心间隙喂奶,不宜过饱,以免影响呼吸和引起呕吐、吸入。呛奶严重或呼吸困难明显者可行鼻饲。进食少者根据不同日龄、体重、对液量的具体要求给予静脉补液,重症肺炎补液时适当控制输液速度避免诱发心力衰竭。

(五)密切观察病情,及时发现异常并积极处理

监测体温、心率、呼吸、血压、经皮氧饱和度、动脉血气,记录出入液量。并注意观察以下几点。

(1)呼吸系统表现是否改善,如青紫、呼吸困难、咳嗽有无改善。

(2)全身症状是否好转如反应、体温、进奶量等。

(3)观察有无并发症,如面色苍白或发绀加重、烦躁、短期内呼吸明显加快,心率加快,肝脏

增大，提示并发心力衰竭，应配合做好给氧、镇静、强心、利尿等处理。如烦躁不安、突然呼吸困难伴青紫加重、一侧胸廓饱满及呼吸音降低可能合并气胸，应立即做好胸腔穿刺或胸腔闭锁引流准备。如出现烦躁、前囟隆起、惊厥、昏迷，则可能并发中毒性脑病，遵医嘱进行止痉、脱水等治疗。如腹胀明显，可能存在中毒性肠麻痹或低血钾，予禁食、胃肠减压、肛管排气，低血钾根据血钾报告补钾。

五、出院指导

（一）孩子出院后的环境

选择阳光充足、空气流通的朝南房间为佳。室温要求在 22～24 ℃，夏冬季可借助空调或取暖器调节。相对湿度 55%～65%为宜，气候干燥时可在室内放一盆水。保持室内空气新鲜，无层流或新风系统病室应定时通风，冬天可每日通风 2 次，每次 30 min，避免对流风。

（二）用药

病愈出院后，一般不需要用药。如需服用药物要根据医嘱，不可随意增减。请勿在小儿哭闹时喂药，以免误吸入气管。

（三）喂养

喂养要有耐心，以少量多餐为宜。奶头孔大小要适宜。喂好后将小儿竖直，头伏于母亲肩上，轻拍其背以排出咽下的空气避免溢乳和呕吐，待打嗝后再取右侧卧位数分钟。容易吐奶的小儿可同时抬高肩背部，以促进胃排空减少吐奶的发生。当小儿发生呕吐时，迅速将小儿的头侧向一边，轻拍其背部，并及时清除口鼻腔内的奶汁防止奶汁吸入。

（四）日常护理

多怀抱小儿，如肺炎未愈出院或肺炎恢复期可在脊柱两侧由下而上，由外向内用弓状手掌拍其背部。经常检查鼻孔是否通畅，清除鼻孔内的分泌物。卧位一般取右侧卧位，如仰卧时要避免颈部前屈或过度后伸。洗澡时，要求室温 26～30 ℃，水温 38～40 ℃，关好门窗，动作轻快，及时擦干，注意保暖避免着凉。根据季节及气候及时增减衣服，防止过热或着凉，衣着以小儿的手足温暖而不出汗为宜。少去公共场所，减少探视，避免接触呼吸道感染者。

第十三节　新生儿黄疸的护理

新生儿黄疸又称高胆红素血症，是由于新生儿时期血清胆红素浓度升高而引起皮肤、巩膜等黄染的临床现象。分为生理性黄疸及病理性黄疸两大类。严重者非结合胆红素进入脑部可引起胆红素脑病（核黄疸），危及生命或导致中枢神经系统永久性损害而留下智力落后、听力障碍等后遗症。

一、临床特点

（一）生理性黄疸

主要由于新生儿肝葡萄糖醛酸转移酶活力不足引起。黄疸一般生后 2～3 d 开始出现，4～5 d 达高峰，10～14 d 消退，早产儿可延迟到 3～4 周。血清胆红素足月儿<221 μmol/L

(12.9 mg/dL)，早产儿＜256.5μmol/L(15 mg/dL)。一般情况良好，以血中非结合胆红素升高为主。

(二)病理性黄疸

1.一般特点

一般特点如下。①黄疸出现早，一般在生后 24 h 内出现。②黄疸程度重，血清胆红素足月儿＞221 μmol/L(12.9 mg/dL)，早产儿＞256.5 μmol/L(15 mg/dL)。③黄疸进展快，血清胆红素每日上升＞85 μmol/L(5 mg/dL)。④黄疸持续时间长，足月儿超过 2 周或早产儿超过 4 周黄疸仍不退或退而复现。⑤血清结合胆红素＞26 μmol/L(1.5 mg/dL)。⑥重者可引起胆红素脑病，又称核黄疸，是由于血中游离非结合胆红素通过血脑屏障引起脑组织的病理性损害。胆红素脑病一般发生在出生后 2～7 d，早产儿更易发生。临床分为警告期、痉挛期、恢复期、后遗症期。警告期表现：嗜睡、吸吮力减弱、肌张力低下，持续 12～24 h。痉挛期表现：发热、两眼凝视、肌张力增高、抽搐、两手握拳、双臂伸直内旋、角弓反张，多数因呼吸衰竭或肺出血死亡，持续 12～48 h。恢复期表现：抽搐减少或消失，恢复吸吮能力，反应好转，此期约持续 2 周。后遗症期于生后 2 个月或更晚时出现，表现为手足徐动、眼球运动障碍、听力障碍、牙釉质发育不良、智力障碍等。

2.不同病因引起病理性黄疸的特点

(1)胆红素来源增多引起病理性黄疸：以非结合胆红素增高为主。

新生儿溶血：①同族免疫性溶血如新生儿 ABO 或 Rh 溶血症或其他血型不合溶血。ABO 或 Rh 溶血症往往于出生后 24 h 内出现黄疸，并迅速加重，可有进行性贫血。ABO 溶血病可呈轻中度贫血或无明显贫血；Rh 溶血病贫血出现早且重，严重者死胎或出生时已有严重贫血、心力衰竭，部分患儿因抗体持续存在，可于出生后 3～6 周发生晚期贫血。全身水肿，主要见于 Rh 溶血病；肝脾大，髓外造血活跃所致；低血糖，见于重症 Rh 溶血病大量溶血时造成还原型谷胱甘肽增高刺激胰岛素释放所致；重症者可有皮肤瘀点、瘀斑、肺出血等出血倾向；容易发生胆红素脑病。血型鉴定母婴 Rh 或 ABO 血型不合；血中有致敏红细胞及免疫性抗体，改良直接抗人球蛋白试验阳性，抗体释放试验阳性，游离抗体试验阳性。②红细胞酶缺陷溶血如葡萄糖 6-磷酸脱氢酶(G-6-PD)缺乏症，往往生理性黄疸持续不退或进行性加重、贫血、易发生胆红素脑病、高铁血红蛋白还原率下降。③红细胞形态异常如遗传性球形或椭圆形、口形红细胞增多症等。球形红细胞增多症可早期出现溶血性贫血，外周血直径较小的球形红细胞增多，红细胞脆性试验阳性，有家族史。④血红蛋白病如地中海贫血，可引起胎儿水肿综合征、低色素小细胞性贫血、黄疸、肝脾大。

体内出血：头颅血肿、颅内出血、内脏出血等溢至血管外红细胞寿命会缩短而出现黄疸，有相应部位出血的表现。

红细胞增多症：常见于宫内缺氧、胎－胎输血、脐带结扎延迟等。一般在出生后 48 h 出现黄疸加深，病儿有多血貌或青紫，呼吸暂停，静脉血红细胞＞6×10^{12}/L，血红蛋白＞220 g/L，血细胞比容＞65％。

肠肝循环增加：①开奶延迟，吃奶少，大便排出延迟、排出少或不排(如肠闭锁等消化道畸形)使胆红素重吸收增加而出现黄疸。以非结合胆红素升高为主。②母乳性黄疸,见于母乳喂养幼儿,可能与母乳中β-葡萄糖醛酸苷酶活性高使胆红素重吸收增加有关。黄疸于出生后3～8 d出现,1～3周达高峰,6～12周消退,停喂母乳3～5 d黄疸明显减轻或消退,如重新母乳喂养黄疸可稍加重,患儿一般情况良好。

其他:维生素E缺乏、低锌血症可影响红细胞膜功能;孕母分娩前静脉滴注催产素(>5 U)和不含电解质的葡萄糖溶液使胎儿处于低渗状态导致红细胞通透性及脆性增加而溶血,母亲有分娩前用药史。以非结合胆红素升高为主。

(2)肝摄取结合胆红素减少:以非结合胆红素升高为主。

葡萄糖醛酸转移酶受抑制:家族性、窒息、缺氧、低体温、低血糖、使用水合氯醛、婴儿室应用酚类清洁剂可抑制肝酶活力。患儿有血糖及体温异常、窒息、用药等相应病史,以非结合胆红素升高为主。

先天性葡萄糖醛酸转移酶缺乏症(Crigler-Najjar综合征):分2型,Crigler-Najjar Ⅰ型为葡萄糖醛酸转移酶完全缺乏,常染色体隐性遗传病,多于出生后3 d内出现明显黄疸,并持续终身,黄疸不能被光疗所控制,需换血再行光疗方能奏效,如不换血大多发生胆红素脑病,酶诱导剂无效。Crigler-Najjar Ⅱ型为葡萄糖醛酸转移酶部分缺乏,常染色体显性遗传病,酶诱导剂有效,个别发生胆红素脑病。

家族性暂时性新生儿高胆红素血症(Lucey-Driscoll综合征):为母孕中、后期血清中一种能通过胎盘到达胎儿体内的孕激素抑制了葡萄糖醛酸转移酶所致。有明显家族史,多于出生后48 h内出现严重黄疸,如不及时换血可发生胆红素脑病,出生后2周内黄疸逐渐消退。

先天性非溶血性黄疸(Gilbert综合征):常染色体显性遗传病。肝细胞摄取胆红素功能障碍,也可伴有葡萄糖醛酸转移酶活性部分减低。一般黄疸轻,呈慢性或间歇性。

酸中毒、低蛋白血症:影响非结合胆红素与白蛋白结合。血气分析pH降低或血白蛋白低。

药物:磺胺类、水杨酸盐、维生素K_3、吲哚美辛、毛花苷C与胆红素竞争Y、Z蛋白结合位点;噻嗪类利尿剂可使胆红素与白蛋白分离等。患儿有用药史。

其他:甲状腺功能低下、脑垂体功能低下、先天愚型等常伴血胆红素升高或生理性黄疸消退延迟。甲状腺功能低下表现为少哭、喂奶困难、吸吮无力、肌张力低、腹膨大、便秘、生理性黄疸持续不退,血清T_3、T_4降低,TSH增高。

(3)胆红素排泄障碍:引起结合胆红素增高或混合性高胆红素血症。

肝细胞对胆红素的排泄障碍:①新生儿肝炎综合征,如TORCH(T:弓形虫;R:风疹病毒;C:巨细胞病毒;H:单纯疱疹病毒;O:其他如乙肝病毒、梅毒螺旋体、EB病毒等感染)引起,以巨细胞病毒感染最常见。感染可经胎盘传给胎儿或在通过产道时被感染,常在出生后1～3周或更晚时出现黄疸,粪便色浅或灰白,尿色深黄,可有厌食、呕吐、肝大、肝功能异常;血清巨细胞病毒、疱疹病毒、风疹病毒、弓形虫IgM抗体阳性;巨细胞病毒(CMV)感染者还可有CMV特异性结构蛋白PP65阳性、尿CMV-DNA阳性;梅毒患儿梅毒螺旋体间接血凝试验(TPHA)及快速血浆反应素试验(RPR)阳性。②先天性代谢缺陷病,如半乳糖血症,患儿进食乳类后出现黄疸、呕吐、体重不增、白内障、低血糖和氨基酸尿,红细胞1-磷酸半乳糖尿苷转移酶活性低,血半乳糖升高。③先天性遗传性疾病如家族性进行性胆汁淤积、先天性非溶血性黄疸(结合胆红素增高型)等。以结合胆红素升高为主。家族性进行性胆汁淤积起初为间歇性黄疸,常诱发于感染,以后转变为慢性进行性胆汁淤积,肝硬化。

胆管胆红素的排泄障碍:①新生儿先天性胆道闭锁,出生后1～3周出现黄疸并逐渐加重,大便生后不久即呈灰白色,皮肤呈深黄绿色,肝脏明显增大,质硬,大多于3～4个月后发展为胆汁性肝硬化,以结合胆红素增高为主,腹部B超检查可发现异常。②先天性胆总管囊肿,呈间歇性黄疸、腹部肿块、呕吐、无黄色大便,超声检查可确诊。③胆汁黏稠综合征,严重新生儿溶血病时大量溶血造成胆总管被黏液或浓缩胆汁所阻塞。皮肤呈深黄绿色,大便呈灰白色,尿色深黄,以结合胆红素升高为主。④肝和胆道肿瘤、胆道周围淋巴结病压迫胆总管引起黄疸,以结合胆红素升高为主。腹部B超或CT协助诊断。

(4)混合性:如新生儿败血症,感染的病原体或病原体产生毒素破坏红细胞及抑制肝酶活性引起黄疸。常表现为生理性黄疸持续不退或退而复现或进行性加重,有全身中毒症状,有时可见感染灶,早期以非结合胆红素升高为主或两者均高,晚期有的以结合胆红素升高为主,血培养可阳性,白细胞总数、C－反应蛋白增高。

(三)辅助检查

(1)血常规:溶血者红细胞和血红蛋白降低(早期新生儿小于145g/L),网织红细胞显著增高(大于6%),有核红细胞增高(大于10/100个白细胞)。

(2)血清总胆红素增高,结合和(或)非结合胆红素升高。

二、护理评估

(一)健康史

了解母亲妊娠史(胎次、有无不明原因的流产、早产及死胎、死产史和输血史,妊娠并发症,产前有无感染和羊膜早破);有无黄疸家族史;患儿的兄、姐有无在新生儿期死亡或者明确有新生儿溶血病;询问父母血型、母婴用药史;了解患儿喂养方式(母乳或人工喂养)、喂养量和大小便颜色、量;了解患儿有无接触樟脑丸、萘;询问黄疸出现时间及动态变化。

(二)症状、体征

评估黄疸程度、范围;有无皮肤黏膜苍白、水肿、肝脾大;评估患儿有无心率快等心力衰竭表现及嗜睡、角弓反张、抽搐等胆红素脑病的表现;检查有无头颅血肿;注意有无脓疱疹、脐部红肿等感染灶;注意大小便颜色及大便次数、量。

(三)社会、心理

评估家长对黄疸病因、预后、治疗、护理的认识程度;了解家长心理状态。有无认识不足和焦虑。

(四)辅助检查

了解母子血型,血红蛋白、网织红细胞、血清胆红素值尤其是非结合胆红素是否升高,抗人球蛋白试验、红细胞抗体释放试验等是否阳性。了解红细胞脆性试验、肝功能检查是否异常。高铁血红蛋白还原率是否小于75%。了解血培养是否阳性、白细胞总数、C－反应蛋白是否增高。了解血、宫内感染病原学检查结果及腹部B超等检查结果。

三、常见护理问题

(一)并发症问题

常并发胆红素脑病。

(二)有体液不足的危险

体液不足与光照使失水增加有关。

(三)皮肤完整性受损

皮肤完整性受损与光照疗法引起结膜炎、皮疹、腹泻致尿布疹有关。

(四)有感染的危险

感染与机体免疫功能低下有关。

(五)知识缺乏

家长缺乏黄疸的护理知识。

四、护理措施

(一)密切观察病情

(1)观察黄疸的进展和消退情况:监测胆红素值;观察皮肤黄染程度、范围及其变化;注意大小便色泽。

(2)注意有无拒食、嗜睡、肌张力减退等胆红素脑病的早期表现。

(3)观察贫血进展情况:严密监测患儿贫血的实验室检查结果。观察患儿面色、呼吸、心率、尿量、水肿、肝脏大小等情况,判断有无心力衰竭。

(二)减少胆红素产生,促进胆红素代谢,预防胆红素脑病

1.做好蓝光疗法和换血疗法准备工作与护理工作

具体见蓝光疗法和换血疗法。需做换血疗法者用无菌生理盐水持续湿敷脐带残端保持新鲜,防止脐血管干燥闭合,为脐动脉插管做准备。

2.遵医嘱给予血浆、白蛋白和肝酶诱导剂

非结合胆红素增高明显者遵医嘱尽早使用血浆、白蛋白以降低胆红素脑病的危险。白蛋白一般稀释至5%静脉输注。溶血症者遵医嘱正确输注丙种球蛋白以抑制溶血。

3.杜绝一切能加重黄疸、诱发胆红素脑病的因素

避免发生低温、低血糖、窒息、缺氧、酸中毒、感染,避免不恰当使用药物等。①做好保暖工作,监测体温,维持体温正常。②供给足够的热量和水分,如病情允许及早、足量的喂养,不能进食者由静脉补充液体和热量。监测血糖,及时处理低血糖。③监测血气分析、电解质,缺氧时给予吸氧,及时纠正酸中毒。④避免使用影响胆红素代谢的药物如磺胺类、吲哚美辛等。⑤防止感染:加强皮肤、黏膜、脐带、臀部护理,接触患儿前洗手。⑥保持大便通畅,必要时开塞露灌肠,促进胆红素排泄。⑦避免快速输入高渗性药液,以免血脑屏障暂时开放而使胆红素进入脑组织。

(三)减轻心脏负担,防止心力衰竭

(1)保持患儿安静,减少不必要的刺激,各项治疗护理操作尽量集中进行。

(2)白蛋白静脉输注4 h左右,必要时在输注后遵医嘱预防性使用呋塞米以减轻心脏负荷。

(3)心力衰竭时输液速度为5 mL/(kg·h)左右。遵医嘱给予利尿剂和洋地黄类药物,并

密切观察药物反应，防止中毒。

五、出院指导

（一）用药

出院时若黄疸程度较轻，日龄已大，可不必再服用退黄药物。出院时黄疸仍明显，可能需要服用苯巴比妥与尼可刹米联合制剂（酶诱导剂）3～6 d。贫血者强调铁剂的补充。G-6-PD缺陷者，可因某些药物如维生素 K_3、磺胺类、解热镇痛药及新生霉素等引起溶血和黄疸，乳母和小儿都应避免应用。肝炎综合征病程较长，一般需 4～6 个月，出院后常需要服用保肝药，如葡醛内酯、胆酸钠等，同时小儿要加强脂溶性维生素 A、D、E、K 的补充。

（二）复查

疑有胆红素脑病或已确诊胆红素脑病，应加强神经系统方面的随访，以便尽早做康复治疗。新生儿溶血病的小儿，一般在出生后 2～3 个月内每 1～2 周复查 1 次血红蛋白，若血红蛋白降至 80 g/L 以下，应输血以纠正贫血。患肝炎综合征的小儿，应每隔 1～2 个月复查肝功能，直至完全康复。

（三）就诊

孩子出现下列情况如小儿黄疸持续时间较长，足月儿大于 2 周，早产儿大于 4 周，黄疸消退或减轻后又再出现或加重，更换尿布时发现大便颜色淡黄或发白甚至呈陶土色，尿色变深黄或呈茶色，或者皮肤出现瘀斑、瘀点、大便变黑等，家长要引起重视，及时就诊。

（四）喂养

母乳营养高、吸收快、无菌且含有多种免疫活性物质，即使是新生儿溶血病仍提倡母乳喂养，可按需喂养。若为 G-6-PD 缺陷者，乳母和小儿忌食蚕豆及其制品。母乳性黄疸，若黄疸较深可暂停或减少母乳喂养，改喂其他乳制品，2～4 d 后黄疸会减退，再喂母乳时黄疸再现，但较前为轻且会逐渐消退，所以不必因黄疸而放弃母乳喂养。

（五）促进孩子康复的措施

婴儿和产妇的房间应该空气清新，阳光充足。抱孩子适当进行户外活动，多晒太阳。保持大便通畅，如大便秘结及时用开塞露灌肠排出大便减少胆红素吸收。由于低温、低血糖会加重黄疸，应避免受寒和饥饿。G-6-PD 缺陷者衣服保管时勿放樟脑丸。

溶血症患儿母亲如再次妊娠，需做好产前监测与处理。孕期监测抗体滴度，不断增高者，可采用反复血浆置换术。胎儿水肿，或胎儿 Hb 低于 80 g/L，而肺尚未成熟者，可行宫内输血；重症 Rh 阴性孕妇既往有死胎、流产史，再次妊娠中 Rh 抗体效价升高，羊水中胆红素增高，且羊水中磷脂酰胆碱/鞘磷脂比值大于 2，可提前分娩，减轻胎儿受累。胎儿娩出后及时送新生儿科诊治。

第五章 手术室护理

第一节 手术室护理概述

手术室护理工作的内容主要为手术室管理和手术患者的护理。

手术室管理包括对手术室设施、仪器设备、手术器械、周围环境、常用药品的管理，要求物品配备齐全、功能完好并处于备用状态。手术间内部设施、温控、湿控要求应当符合环境卫生学管理和医院感染控制的基本要求。

手术室护理工作具有高风险、高强度、高应急等特点，因此必须与临床科室等有关部门加强联系，有效预防手术患者在手术过程中的意外伤害，保证手术患者的安全和围术期各项工作的顺利进行。

手术室护理采用以手术患者为中心的整体护理模式，根据岗位各司其职，但又须相互密切合作，共同完成护理任务。

一、手术室巡回护士

(一)手术前一天

1.术前访视

术前一天至病房访视手术患者，有异常、特殊情况及时交班。

2.术前用物检查

检查灭菌手术用物是否符合规范、准备齐全；检查次日手术所用仪器、设备性能是否正常；检查次日手术特殊需求能否得到满足(如骨科和脑外科特殊体位的手术床准备)。

(二)手术当天

1.术前

(1)检查手术灭菌包的有效期和室内各类用物、仪器设备、医用气体是否齐全；调节室内温湿度，做好环境准备；检查室内恒温箱是否调节至适当温度。

(2)核对手术通知单无误后，由手术室工作人员(一般为工勤人员)至病房接手术患者；病房护士陪同手术患者至手术室半限制区，与手术室巡回护士进行手术患者交接，共同核对手术患者身份、手术信息、术前准备情况及所带入用物，正确填写手术患者交接单并签名，适时进行心理护理。

(3)手术室巡回护士将手术患者转运至手术间内手术床，做好防坠床措施。协助麻醉医师施行麻醉。

(4)按医嘱正确冲配抗生素，严格遵守用药查对制度，并于划皮前30～60 min给药。

(5)协助洗手护士穿无菌衣。提供手术操作中所需的无菌物品(如手套、缝针等)。

(6)与洗手护士共同执行手术物品清点任务。按规范正确清点纱布、器械、缝针等术中用物的数量和检查完整性,及时、正确地记录清点内容,并签字。

(7)严格执行手术安全核查制度。在麻醉前、手术划皮前,手术室巡回护士、手术医师、麻醉医师共同逐项核查确认手术安全核查表内容,并签字。

(8)手术护理操作尽量在手术患者麻醉后进行。例如,留置导尿管、放置肛温测温装置等,尽量减少手术患者的疼痛。操作时注意保护患者的隐私。

(9)正确放置手术体位,充分暴露手术视野;妥善固定患者肢体,约束带松紧适宜,维持肢体功能位,防止受压;床单保持平整、干燥、无皱折;调节头架、手术操作台高度;调整无影灯位置、亮度。

(10)正确连接高频电刀、负压吸引、外科超声装置、腹腔镜等手术仪器设备,划皮前完成仪器设备自检,仪器脚踏放置在适宜的位置;完成手术仪器使用前准备工作,如正确粘贴高频电刀电极板、环扎止血仪器的止血袖带。

(11)督查手术人员执行无菌操作规范的情况,如手术医师外科洗手、手术部位皮肤消毒、铺无菌手术巾等操作,及时指出违规行为。

2.术中

(1)维持手术间室内环境整洁、安静、有序。严格督查手术医师、洗手护士、麻醉医师、参观手术人员、实习学生遵守无菌操作原则、消毒隔离制度和手术室参观制度。

(2)密切关注手术进展,调整无影灯灯光,及时供给手术操作中临时需求的无菌物品(如器械、缝针、纱布、吻合器、植入物等),并记录。

(3)注意手术患者的生命体征波动。保持静脉输液通路、动静脉测压通路、导尿管等通畅;观察吸引瓶液量,及时提示手术医师术中出血量;定时检查、调整手术患者的手术体位,防止闭合性压疮的发生。

(4)术中输液、输血、用药必须严格遵守用药查对制度。紧急情况下执行的术中口头医嘱应复述 2 遍后经确认再执行,术后手术医师必须补医嘱。

(5)熟练操作术中所需仪器设备。例如:正确调节高频电刀、超声刀、心脏除颤仪等仪器设备的参数;变温毯的故障排除、电钻术中拆装。

(6)手术中在非手术部位盖大小适宜的棉上衣保暖。术中冲洗体腔的盐水,水温必须在 35～37 ℃。遇上大手术或年老体弱患者,要根据现有条件加用保温装置(温水循环热毯或热空气装置)。

(7)术中手术标本及时与洗手护士、手术医师核对后放入标本袋存放(特殊情况除外)。如手术标本需快速做冰冻切片检验,必须及早送检。

(8)术中发生应急事件(如停电、心脏停搏、变态反应等),应按照手术室应急预案,及时积极配合抢救,挽救患者生命。

(9)与洗手护士在关闭腔隙前、关闭腔隙后及缝皮后分别共同执行手术物品清点制度,按规范正确清点术中用物数量,完整、正确、及时地记录,并签字确认。

(10)准确及时书写各类手术室护理文件和表单。

3.术后

(1)协助医师包扎手术切口,擦净血迹,评估患者皮肤情况,采取保暖措施,妥善固定肢体,执行防坠床措施。固定各种引流管及其他管道,防止滑脱,待麻醉医师记录尿量后,将尿袋内的尿液放空。

(2)手术患者离开手术间前,手术室巡回护士、手术医师、麻醉医师共同再逐项核查、确认手术安全核查表、手术患者交接单内容并签字。

(3)在手术人员协同下将手术患者安全转运至接送车。手术患者的病历、未用药品、影像学资料等物品随手术患者带回病房或监护室。护送手术患者离开手术室。

(4)严格执行手术室标本管理制度。手术室巡回护士、手术医师、洗手护士共同再次核对手术标本,正确保存、登记、送检。

(5)清洁、整理手术间设施、设备、仪器,填写使用情况登记手册。所有物品物归原位,更换手术床床单及被套,添加手术间常用的一次性灭菌物品如手套、缝线等。若为感染手术,则按感染手术处理规范进行操作。

(6)正确填写各种手术收费单。

二、手术室洗手护士

(一)手术前一天

(1)了解手术情况:次日手术患者病情、手术方式、手术步骤,以及所需特殊器械、物品及仪器设备。

(2)协助巡回护士检查术前用物。

(二)手术当天

1.术前

(1)协助巡回护士检查灭菌器械、敷料包是否符合规范、准备齐全;准备手术所需一次性无菌用品,包括各类缝针、引流管、止血用物和特殊器械等;准备次日手术所用仪器、设备。

(2)严格按照查对制度检查无菌器械包和敷料包的有效期、包外化学指示胶带及外包装完整性、是否潮湿及被污染。在打开无菌器械包和敷料包后,检查包内化学指示卡。严格按照无菌原则打开器械包和敷料包。

(3)提前 15 min 按规范洗手、穿无菌手术衣、戴无菌手套。

(4)与巡回护士共同执行手术物品清点制度。按规范正确清点纱布、器械、缝针等术中用物的数量、检查完整性,按规范铺手术器械台。

(5)协助并督查手术医师按规范铺无菌巾,协助手术医师系无菌手术衣带、戴无菌手套。

(6)严格按照无菌原则将高频电刀、负压吸引、外科超声装置、腹腔镜等各种连接管路或手柄连接线交予巡回护士连接,并妥善固定在手术无菌区域。

2.术中

(1)严格执行无菌操作,遇打开空腔脏器的手术,须用无痛碘纱布垫于其周围。及时回收处理相关器械,关闭空腔脏器后更换手套和器械。

(2)密切关注手术进展及需求,主动、正确、及时地传递器械、敷料及针线等。

(3)及时取回暂时不用的器械,擦净血迹;及时收集线头;无菌巾一经浸湿,及时更换或加盖，手术全程保持手术操作台无菌、干燥、整洁。

(4)密切关注手术进展，若术中突发大出血、心搏骤停等意外情况，要沉着冷静，积极配合手术。

(5)密切注意手术器械等物品的功能性与完整性，发现问题及时更换；规范精密器械的使用与操作。

(6)与手术医师正确核对并保管术中取下的标本，按标本管理制度及时交予巡回护士。

(7)妥善保管术中的自体骨、异体骨、移植组织或器官，不得遗失或污染。

(8)正确管理术中外科用电设备的使用，防止电灼伤患者和手术人员。

(9)术中手术台上需用药物时，按查对制度抽取药物，并传递于手术医师使用。

(10)术中需使用外科吻合器、手术植入物时，应及时向巡回护士通报型号、规格及数量，与手术医师、巡回护士共同核对后，方能在无菌区域使用。

(11)与巡回护士在关闭腔隙前、后及缝皮后分别按手术用物清点规范正确清点术中用物数量并检查完整性。

3.术后

(1)协助巡回护士做好手术患者的基础护理工作，并协助将患者安全转运至接送车上。

(2)按手术用物清点规范，在手术物品清点记录单上签字。

(3)与手术医师、巡回护士共同核对手术标本。

(4)对常规器械、专科器械和腹腔镜器械等进行规范清洗和处理，精密器械和贵重器械单独进行规范清洗和处理，若为感染手术，则按感染手术处理规范对器械、敷料等物品进行处理。

三、手术室器械护士

(1)每天上午检查灭菌物品的有效期、包外化学指示胶带及外包装情况；清点手术器械包与敷料包数量；及时补充添加一次性消毒灭菌物品。

(2)检查包装，保持灭菌区和无菌物品存放区清洁整齐，保持敷料柜、无菌用品柜上用物排列整齐、定位放置、标签醒目。无菌用品柜上的无菌包和一次性消毒灭菌物品按失效日期的先后顺序排列。

(3)检查、核对每包手术器械的清洁度、完好性与关节的灵活性，对损坏或功能不良的器械进行更换或及时送修。

(4)负责待灭菌器械及物品的包装，选择正确的包装方法及材料，按规定放置包外及包内化学指示物，并填写灭菌物品包装的标识，若遇硬质容器还应检查安全闭锁装置。

(5)负责每天对预真空压力蒸汽灭菌、过氧化氢低温等离子灭菌和环氧乙烷灭菌的技术操作，保证灭菌手术物品及时供应。

(6)根据手术通知单准备并发放次日手术用器械、敷料。如需特殊手术器械，应立即准备做灭菌处理并发放；如需植入物及植入性手术器械，在生物监测合格后方可发放。

(7)负责外来器械及手术植入物的接收、清点、清洗、核对、消毒灭菌及监测登记发放工作。

(8)负责手术器械的借物管理，严格执行借物管理制度。

(9)对清洗、消毒、灭菌操作过程、日常监测和定期监测进行具有可追溯性的记录，负责保存清洗消毒监测资料和记录不少于 6 个月，保留灭菌质量监测资料和记录不少于 3 年。

(10)专人负责管理精密器械与贵重器械,督查各专科组员进行保养管理工作,并做相应记录。

(11)负责与各专科组长之间保持沟通,了解临床器械使用情况,每半年对器械进行一次保养工作。

(12)根据持续质量改进制度及措施,发现问题及时处理,认真执行灭菌物品召回制度。

四、手术室值班护士

(1)与日班护士交班前,完成手术间内基数物品、体位垫、贵重仪器及值班备用物品的清点核对,做到数量相符、定位放置并登记签名。核对所有术中留取标本,确认手术标本、病理申请单、标本送检登记本三者书写内容一致。

(2)与日班护士交班前,按次日手术通知单检查并核对次日手术所需器械、敷料及特殊手术用物;检查灭菌包有效期、灭菌效果及是否按失效日期进行先后顺序排列。

(3)与日班护士进行交接班,全面了解手术室内各种情况,做到心中有数。

(4)根据轻重缓急,合理安排并完成急诊手术,积极并正确应对可能出现的各种突发事件,若遇重大问题,应及时与医院总值班人员或手术室护士长取得联系。

(5)仔细核对次日第一台手术患者的姓名、病区床号和住院号,如信息缺失或错误,应与相关病房护士和手术医师及时沟通。

(6)值班过程中,若接到次日选择性手术安排有改变通知,应及时向手术室护士长及麻醉科汇报,征得同意,通知供应室更换器械、敷料,准备特殊手术用物,并做好次日的晨交班。

(7)临睡前仔细巡视手术室,负责将手术间内所有物品及仪器、设备归于原位。认真检查手术室内所有门窗、消防通道、水、电、中心供气、中心负压、灭菌锅等开关的关闭情况,若发现问题,及时处理解决。

(8)次日晨巡视手术间,检查特殊手术用物是否处于备用状态(如C型臂机、显微镜、腹腔镜、体外变温毯等)。开启室内恒温箱,调节至适当温度并放置0.9%生理盐水。检查洗手用品(如手刷、洗手液等)是否处于备用状态。

(9)负责检查待灭菌器械的灭菌状况,保证次日第一台手术器械的正常使用。

(10)按照手术通知单顺序,安排接手术患者。迎接第一位手术患者入室,核对手术患者身份、手术信息、术前准备情况及所带入用物,正确填写手术患者交接单并签名。做好防坠床和保暖工作,进行心理护理。

(11)完成手术室护理值班交班本的填写,要求书写认真、字迹清楚、简明扼要,内容包括值班手术情况及手术室巡视结果、物品及手术标本清点结果、当天手术器械及特殊手术用物准备情况等。

(12)第一值班护士参加手术室晨间交班,汇报相关值班内容。

五、手术室感染监控护士

(1)每天对含氯消毒剂进行浓度监测。至少每周对戊二醛浓度进行监测1次。每月对手术室空气、无菌物品及器械、化学灭菌剂、物体表面和手术人员手进行细菌培养监测。每半年对紫外线灯管强度进行监测。

(2)负责收集、整理、分析相关监测数据和结果,将化验报告单按时间顺序进行粘贴保存;

一旦细菌培养监测不合格，应及时告知护士长，查明原因，采取有效措施后再次进行细菌培养监测，直至培养合格。

(3)负责将细菌培养监测的数据和结果报告护士长和医院感染控制部门。

(4)监督和检查手术室消毒隔离措施及手术人员无菌操作技术，对违反操作规程或可能污染环节应及时纠正，并与护士长一同制定有效防范措施。

(5)完成手术室及医院感染知识的宣传和教育工作。

六、手术室护理教学工作

(1)根据手术室护理教学计划与实习大纲及实习护生学历层次，制订手术室临床带教计划，包括确立具体教学目标、教学任务、考核内容与方法，并安排教学日程。

(2)完成手术室环境、规章制度、手术室工作内容、常用手术器械物品、手术体位、基本手术配合等手术室专科理论教学，达到手术室护理教学计划与实习大纲的要求。

(3)进行手术室专科操作技能教学，完成外科洗手、铺无菌器械台等基本手术室操作的示教与指导；带领实习护生熟悉各种中小手术的洗手及巡回工作，并逐步带教实习护生独立参加常见中小手术的洗手工作。

(4)带领实习护生参与腹腔镜、泌尿科、脑外科、胸骨科等大型疑难手术的见习教学。

(5)带领实习护生参与供应室工作，完成供应室布局、器械护士工作内容、常用消毒灭菌方法及监测等理论教学，并指导实习护生参与待灭菌器械及物品的包装等操作。

(6)开展手术室专科安全理论教育，防止实习护生发生护理差错和事故。

(7)及时与手术室护士、实习护生进行沟通，了解实习护生学习效果，反馈信息和思想动态，及时并正确解答实习护生提问，满足合理学习要求。

(8)负责组织实习护生总复习，完成手术室专业理论、专科技术操作考核；完成实习考核与鉴定意见的填写。

(9)对实习护生进行评教评学，征求实习护生对手术室护理教学及管理的建议和意见，提出整改措施，及时向护士长及科护士长反映实习期间存在的情况。

七、手术室护理管理工作

手术室护士长作为手术室的主要管理者，全面负责手术室的护理管理工作，保证手术室高质量的工作效率和有效运转。

(1)全面负责手术室的护理行政管理、临床护理管理、护理教研管理及对外交流。

(2)制定手术室护理工作制度和各级各班各岗位护理人员职责、手术室护理操作常规、护理质量考核标准，督查执行情况并进行考核。负责组织手术室工勤人员的培训和考核。

(3)合理进行手术室护理人员排班，根据人员情况和手术特点科学地进行人力资源调配。定期评估人力资源使用情况，负责向护理部提交人力资源申请计划。合理进行手术室人才梯队建设。

(4)每天巡视、检查并评估手术配合护理质量和岗位职责履行情况，参加并指导临床工作。检查手术室环境清洁卫生和消毒工作，检查工勤人员工作质量。

(5)定期组织与开展科室的业务学习并进行考核，关注学科及专业的发展动态。负责组织和领导科室的护理科研普及推广和护理新技术应用。

(6)对手术室护理工作中发生的隐患、差错或意外特殊事件,组织相关人员分析原因并提出整改措施和处理意见,及时上报护理部。

(7)填报各类手术量统计报表,与手术医师及其他科室领导进行沟通和合作。

(8)负责手术室仪器设备、手术器械购置前的评估和申报。定期检查并核对科室物资、一次性耗材的领用和耗用情况,做好登记,控制成本。

第二节　安排手术与人员

手术室护士长应合理安排择期手术与急诊手术,并保证手术室护士的配置满足手术需要。同时,手术室护士每天都应对次日行手术的患者进行术前访视。

一、手术预约

(一)择期手术预约

1.手术预约

所有择期手术由手术科室医师提前向手术室预约,一般在手术前一天上午,按规定时间通过电脑预约程序完成。择期手术预约的具体内容包括手术患者姓名、病区、床号、住院号、性别、年龄、术前诊断、拟定手术名称、手术切口类型、手术者(主刀、第一助手、第二助手、第三助手、第四助手)、参观人员、麻醉方式、手术特殊体位和用品等。

2.手术房间安排

手术室护士长应根据不同类型的手术,安排不同级别的手术间。安排原则为无菌手术与污染手术分室进行;若无条件,应先进行无菌手术,后进行污染手术。安排手术时应注意以下事项:①护士长应在手术日前一天的规定时间内完成次日择期手术安排,并在电脑确认提交后向全院公布信息,相关手术科室医师可由医院内网查询。②临时增加或更改择期手术顺序,手术科室医师须与手术室护士长和麻醉医师协商后决定手术时间,并及时更换手术通知单。③手术因故取消,手术科室医师应填写停刀通知单,及时与手术室护士长和麻醉医师沟通。

(二)急诊手术安排

急诊手术由急诊值班医师将急诊手术通知单填写完整(内容同择期手术),送至手术室,由手术室护士长或手术室值班护士根据急诊手术患者病情的轻重缓急、手术的切口分类,与麻醉科进行沟通后及时安排。如遇紧急抢救,急诊值班医师可先电话通知手术室,同时填写急诊手术通知单;手术室负责人员接电话后,应优先予以安排并与麻醉科沟通,5 min 内答复急诊手术患者入室时间,做好一切准备工作,以争取抢救时间。

二、手术人员安排与术前访视

(一)手术室护士的配置和调配

为保证医疗活动的正常进行,须根据各医院的实际工作量合理进行人员配置,一般综合性医院手术室护士与手术台比例为(2.5～3.5)∶1,同时须遵循以下原则,结合动态调配,将每个人的能力发挥到极致,达到人尽其用,物尽其用。

1.年龄结构配备

年龄结构合理，老、中、青结合，根据各年龄的不同特点合理安排，建议采用1∶2∶1的比例。

2.职称配备

各级职称结构合理，形成一个不同层次的合理梯队，高、中、初级职称的比例为(0～1)∶4∶8;800张以上床位的医院或教学医院的比例可调整为1∶3∶6。

3.专业能力配备

专业能力结构合理，根据从事本专业的年限和实际工作能力分高(10年以上)、中(5～10年)、低(5年以下)层次。

(二)日间人员安排

手术前一天，在完成手术间安排后，麻醉科、手术室分别进行人员安排，按常规每台手术配备洗手护士和巡回护士各1名，特大手术如心脏手术、移植手术、特殊感染手术等，根据实际情况分别配备洗手护士和巡回护士各2名。根据不同的麻醉方式配备麻醉医师1～2名。

(三)夜间及节假日人员安排

除正常值班护士外，另设有备班，由第一值班护士根据手术需要进行人员统一调度安排；遇突发紧急事件时，向护士长汇报统一调配。

(四)手术前访视

1.访视目的

访视目的是通过术前访视，对手术患者进行第一次身份核对和手术核对，同时对手术患者进行术前宣教和整体评估，了解手术患者心理需要，缓解其紧张和恐惧心理。

2.访视方法及内容

手术前一天，由次日负责相关手术的巡回护士进行术前访视。手术室护士进入病房查看病史，核对术前知情同意书和手术医嘱，核对相关诊断报告和影像学资料，仔细查阅手术患者的一般生命体征、疾病史、手术史、过敏史、特殊化验指标(如乙肝、丙肝、梅毒、艾滋病等)、与输血相关的表单是否齐全等。与病房护士进行交流，了解手术患者的一般情况后对手术患者进行身份核对和术前宣教。与手术患者进行核对，包括：①开放式地询问手术患者姓名、年龄等基本信息；询问手术患者手术部位和手术方式，与病历核对。②核对身份识别腕带。③核对手术标识。为手术患者进行手术前宣教，内容包括：手术室及手术流程简介；禁食、禁水情况；术日晨注意事项，包括病服反穿，不能穿内衣裤，去除饰物、义齿、隐形眼镜等，小便排空，如有体温异常、经期情况及时向手术医师说明；入手术室后须知，包括防止坠床的事宜、麻醉配合、可能遇到的护理问题及配合方法指导等；询问手术患者有无特殊需求。最后按术前访视单内容对手术患者进行评估，并正确填写。

(五)手术资料汇总

每天实施的所有手术，应以手术科室为单位按手术类别(急诊、择期、日间手术)进行分类，详细登记，每月汇总完成月报表交予医务处，同时保存原始资料。

第三节 转运和交换

一、转运者及转运车要求

根据手术通知单，手术室工勤人员通过手术推车或平车的方式前往病房接手术患者，外出接送手术患者时，必须严格按要求穿外出衣、换外出鞋，检查患者推车的完好性，并保持棉被清洁、整齐无破损。

二、交接内容

转运者到达病房后先核对手术患者的姓名、床号、住院号，准确无误后，协助将手术患者移动至患者推车上。病区护士应携带病历和手术所需物品护送手术患者至手术室，并与巡回护士在手术室门口半限制区进行交接，具体内容为：①根据病历内手术知情同意书和身份识别带核对手术患者姓名、病床号、住院号、拟手术名称、药物过敏史和血型。②检查手术标识是否准确无误。③确认禁食情况和肠道准备等术前准备均已完成，检查手术患者的手术衣是否穿戴正确，是否已取下义齿、饰物等。④评估手术患者神志、皮肤情况、导管情况。⑤核对带入手术室的药物、影像学资料、腹带等特殊物品。交接核对无误后，病区护士与巡回护士一同填写手术患者转运交接记录单并签名。

此外，在转运途中，手术室护士应注意保证手术患者安全，推车者需站于手术患者头部，病历由参与护送的手术室护士或手术医师保管，他人不得随意翻阅，手术团队成员应保护手术患者的隐私。

三、转运注意事项

(1)由病房进入手术室的手术患者须戴好手术帽进入限制区，步行进入手术室的当日手术患者，需在指定区域内更换衣、裤、鞋。

(2)工勤人员和巡回护士共同护送手术患者至指定手术间，分别站于手术床两侧，协助手术患者从患者推车缓慢转移至手术床上，呈仰卧位，垫枕。

(3)予手术患者膝盖处适当的约束保护，防止意外坠床。

(4)注意给予手术患者保暖措施，冬天可以使用保温毯。

(5)为减轻手术患者的紧张情绪，可根据手术患者的不同需求选择适当的音乐放松心情。

第四节 核对手术患者

一、接患者前

接患者出发前，第一次查对手术通知单与手术安排表一致，查对内容包括手术间号、患者姓名、性别、科室、床号、手术时间、手术台次。

二、病房接患者时

在病房，第二次查对手术通知单、患者、病历一致，查对内容包括患者姓名、性别、科室、床号、手术时间、患者携带物品如X线片、药品等。

三、在手术患者等待区

(1)患者接至手术等待区后,由前一日值班人员第三次查对手术通知单、病历、患者(腕式识别带)、手术安排表一致,查对内容包括手术间号、患者姓名、性别、科室、床号、手术时间和手术台次。

(2)二线值班护士和麻醉医师查对患者后在手术安排表上签名,挂上手术间号码挂牌,让患者暂时在等待室等待手术;由该台手术的巡回护士与麻醉医师至等待室再次查对患者无误后将患者接入手术间。

四、患者入手术间

(1)该台手术的巡回护士核对患者科室、床号、姓名、性别、年龄、手术名称、手术部位等。

(2)麻醉医师及手术第一助手再次核对无误后,在患者及患者财产交接本相应栏签名。

(3)接台手术在同一手术间进行时,更要注意严格查对。

五、接台手术

(1)接台手术时,巡回护士提前电话通知病房做术前准备,并在患者及患者财产交接本上填写好患者基本情况,将手术通知单夹在患者及患者财产交接本内送至机动护士或办公室护士处。

(2)若巡回护士较忙,可电话通知机动护士去手术间取患者财产交接本并确认所接患者。

(3)患者被接至等待室后,办公室护士查对患者、为患者戴手术帽并告知办公室人员将患者手术情况动态信息录入电脑显示屏,以告知患者家属。

第五节　摆放手术体位

手术体位的正确放置,能在充分暴露术野的同时保证手术患者维持正常的呼吸、循环功能,有效缩短手术时间,防止和减轻各种相关并发症的发生,是手术成功的基本保障之一,也是手术室护士必须正确掌握的基本的操作技能之一。

一、手术体位管理原则

(1)根据手术部位的不同,放置最佳的手术体位,使术野充分暴露,便于医师的操作。

(2)应确保呼吸、循环功能不受干扰,以利于麻醉医师术中观察及静脉给药。

(3)避免肢体的神经血管受压、肌肉拉伤、皮肤受损等,保证手术患者安全。

(4)在确认手术患者被充分固定和支撑的同时,应尽可能地保持符合手术患者生理功能的舒适体位。

(5)应注意保护患者隐私,避免身体过分暴露。体位放置时各种物品(各类防护垫、固定带、护臂套、护脸胶布等)应准备充分。

二、常见手术体位的应用范围和摆放方法

根据手术部位及手术入路的需要,常见手术体位分为5种,分别为仰卧位、侧卧位、俯卧位、膀胱截石位和坐位。

(一)仰卧位

仰卧位适用于头、面、胸、四肢、腹部及下腹部手术,是外科手术中最常用的手术体位。

1. 摆放方法

(1)放置搁手板,将双臂放于搁手板上,外展小于90°以防止臂丛神经受损,手心朝上,远端关节高于近端关节;亦可根据手术需要,使双臂自然放于身体两侧,用事先横放于手术患者背部的小单卷裹固定双手。遇神经外科额、颞、顶及颅前窝等手术,可用小单将身体包裹,并用约束带固定,松紧适宜。

(2)根据手术患者腰前凸深度,放置厚薄合适的软垫,维持腰部正常生理曲线。

(3)膝关节腘窝部垫一软垫,使双腿自然弯曲,以达到放松腹部肌肉,增加手术患者舒适度的目的。

(4)双下肢伸直,使头、颈、躯干、下肢呈一直线,约束带固定于膝关节上2cm左右,松紧以平插入一掌为宜。

(5)双足跟部放置脚圈,减少局部受压。

2.注意事项

(1)注意麻醉头架和器械托盘摆放的位置,避免影响手术患者呼吸、循环功能和麻醉医师的观察。

(2)肝、脾手术如脾切除术、肝右叶切除术等,可根据手术需要在术侧垫一软垫,抬高并暴露术野。

(3)胸部前切口手术如乳腺癌根治术,将患侧上肢外展置于托手器械台上,外展小于90°,调整托手器械台高度与手术床高度一致,并于术侧垫一软垫,充分暴露术野。

(4)前列腺及膀胱手术可根据手术需要,在手术患者骶尾部垫一软垫,既有利于暴露术野又分散了骶尾部的压力。

(5)颅脑手术时,头部必须高于躯体3～5cm,此举有利于静脉回流,避免脑充血导致颅内压增高。

(二)侧卧位

侧卧位主要分为90°侧卧位和半侧卧位。90°侧卧位适用于胸外科(如肺、食管)、泌尿外科(肾脏、输尿管等)和脑外科(颞部肿瘤、桥小脑角区肿瘤)手术;半侧卧位适用于胸腹联合切口及前胸部手术。

1.90°侧卧位摆放方法

(1)待手术患者麻醉后,将手术患者身体呈一直线从仰卧位转成90°侧位,患侧朝上。

(2)放置头圈于手术患者头下,患者使眼睛和耳朵处于头圈的空隙中。

(3)90°侧卧位搁手架分为上下两层,患侧上肢放置于上层,健侧上肢放置于下层,并分别予以固定,手指稍露,便于观察末梢血液循环。

(4)于健侧腋下(即胸部下方第4、5肋处)放置胸枕,其厚度以手术患者健侧臂丛神经及血管不受压为宜。

(5)下腹部和臀部分别用一个髂托固定。

(6)根据手术方式调整双腿伸直或弯曲,并用约束带固定髋关节或膝关节。双腿间和踝部分别夹一软枕，避免骨隆突处受压。

2.半侧卧位摆放方法

半侧卧位是指使手术患者侧转成 30°～40°体位。先将手术患者健侧上肢放置于搁手板上，外展小于 90°。患侧上肢用护臂套保护后屈曲固定于麻醉头架上，高度适宜，避免外展及牵拉过度。患侧肩、胸、腰背部放置适当的软垫或半侧卧位专用斜坡式软垫。健侧腋下平乳头处和(或)髂前上棘处用 1～2 个髂托固定。双下肢用约束带固定，腘窝部垫一软垫。双足跟部放置脚圈，以减少局部受压。

3.注意事项

(1)将手术患者从仰卧位翻转成侧卧位的过程中，必须保持手术患者头、颈、躯干呈一直线，呈“滚筒式”翻转。

(2)上肢搁手架应可调节高度和角度，使双上肢外展均不超过 90°，并呈抱球状。

(3)开颅手术放置侧卧位时，应使手术患者背侧尽量靠近床的边缘，并向前俯，必须注意身体的背部和四脚固定架之间要加衬垫，以防压伤。

(4)手术患者导尿管及深静脉穿刺管应从空隙中穿出，保证引流通畅；电极板应粘贴于患侧下肢的大腿、小腿或臀部。

(三)俯卧位

俯卧位适用于后颅窝、颈椎后路、脊柱后入路、腰背部等手术。

1.摆放方法

(1)待手术患者麻醉后，将手术患者呈一直线从仰卧位缓慢转换为俯卧位，转换体位时应使其双臂紧贴于身体两侧，避免肩肘关节意外扭曲受伤。

(2)将手术患者头部移出手术床，直接放置于头托上或固定于头架上，调整头托或头架位置及高度，保证手术部位突出显露的同时呼吸通畅。

(3)双上肢平放于身体两侧，中单固定，约束带加固，或将双上肢自然弯曲置于头两侧搁手架上。

(4)胸部垫一大软垫，尽量靠上，于髂嵴两侧各垫一小方垫；或将两个中圆枕呈外八字形斜垫于两锁骨至肋下，将一中圆枕横垫于耻骨联合和髂嵴下，呈三角形，使胸腹部呈悬空状，保持呼吸运动不受限和静脉回流通畅。

(5)双侧膝盖下各垫一小软圈，两小腿胫前横置一软枕，使手术患者小腿呈自然微曲，增加舒适度。双足背下垫一小方软枕，避免足背过伸引起足背神经损伤。双腿用约束带固定。

2.注意事项

(1)头部需妥善固定于头托或头架上，使用头托者必须注意前额、眼睛、耳朵、下颚、颧骨等处的保护，可选择凝胶头托或在放置体位前在前额、颧骨等易受压处给予防压疮透明敷贴，防止压疮发生。

(2)放置俯卧位时应使用适当体位垫，使胸腹部悬空，避免受压，保持呼吸通畅和静脉回流。

(3)男性手术患者注意避免阴茎和阴囊受压，女性手术患者注意避免乳房受压。

(4)肥胖的手术患者应注意两侧手臂的固定和保护，避免术中手臂意外滑落或固定约束过紧造成压伤。

(四)膀胱截石位

膀胱截石位适用于会阴部及经腹会阴直肠手术。

1.摆放方法

(1)将搁脚架分别置于手术床的两侧,根据手术患者大腿的长度及手术方式调节搁脚架的高度和方向。

(2)手术患者呈仰卧位,待麻醉后,脱去长裤,套上棉质裤套,下移手术患者身体,直至其尾骨略超过手术床背板下沿。

(3)将手术患者屈髋屈膝,大腿外展成60°~90°,分别缓慢置于搁脚架上,根据不同手术方式调节大腿间的角度及前屈角度,并用约束带固定双脚。

(4)卸下或摇下手术床尾部1/3部分,根据手术需要,可于臀部下方置一软垫,以减轻局部压迫,便于操作。

(5)将一侧上肢置于身体旁,用小单包裹固定,另一侧上肢置于搁手板上,外展小于90°。

2.注意事项

(1)大腿前屈的角度应根据手术需要调整。经腹会阴手术,搁脚架与手术台呈70°左右,单纯会阴部手术成105°左右,腹腔镜下左半结肠癌、乙状结肠癌和直肠癌根治术,双腿不要过度分开,股髂关节、膝关节屈曲成150°~170°。

(2)两侧搁脚架必须处于同一水平高度。

(3)放置截石位必须注意保护双侧腘窝,在腘窝下应置平整的薄软垫,并且避免其外侧面受硬物挤压,防止腓总神经损伤。

(4)手术结束恢复体位时,应缓慢地将一条腿先从搁脚架上放下,避免血流动力学短时间内发生变化,引起直立性低血压。

(5)对于有骨盆、股骨颈骨折史的手术患者,可抬高骶尾部使盆腔尽可能得到伸展。放置和恢复直立均应小心操作,尽量使髋关节和膝关节同时运动,避免髋关节旋转,尤其是外旋外展。

(6)放置截石位过程中,应注意手术患者的保暖,并且注意保护手术患者的隐私。

(7)需进行肠道灌洗的直肠手术,应在手术患者臀下铺置防水巾,防止冲洗液浸湿床单,引发压疮。

(五)坐位

坐位适用于后颅手术。

1.摆放方法

(1)双腿选择合适的防栓袜或缠弹力绷带,避免形成栓塞,防止深静脉血栓甚至肺栓塞的发生。

(2)双膝下垫一长圆枕,使两腿稍有弯曲,防止下肢过伸。

(3)静脉通路通常建立于手术患者的左上肢,妥善固定,同时须保持静脉通路的通畅,外接延长管,方便于术中加药。

(4)两臂套上护臂套,以防电刀灼伤。稍露双手手指,有利于在术中观察末梢循环。双手分别放置在长圆枕上并予以固定。

(5)卸下手术床头板，双手抱住手术患者头部，床背慢慢抬起，直至床背成 90°。

(6)儿童或坐高较低者，臀下垫软方枕若干，以使手术切口及消毒范围高于床背。

(7)安置头架，并固定于手术床，调整手术床位置。

(8)手术患者前胸与头架之间垫大方枕予以保护，并用约束带固定于床背。

2.注意事项

(1)穿防栓袜前评估手术患者腿的长度和小腿最粗段的周长，选择合适的防栓袜。穿防栓袜前应先抬高双下肢，然后再穿。

(2)为防止体位性低血压，床背抬高速度尽量放慢，在整个过程中，需密切监测各项指标，如有血压下降或心率减慢等，应立即停止体位变动。

(3)体位安放完毕后，再次仔细检查头架的各个关节是否拧紧，检查手术患者身体的各部位是否已妥善固定，检查导尿管和深静脉穿刺管是否通畅，集尿袋可挂于手术患者左侧床边，以便观察术中的尿量。

(4)手术结束后手术患者仍须保持坐位姿势送回病房，为保证安全，须将手术患者头部固定在床头。

第六节　手术中患者的监护

一、基本监测技术

(一)心电监测

心电监测是临床上应用最为广泛的病情监测参数，指用心电监护仪对被监护者进行持续不间断的心电功能监测，通过心电监护仪反映心肌电活动的变化。早期，为了连续监测患者的心电，出现了由心电示波、心率计和心电记录器构成的最基本的心电监护仪。随着医学的发展，急危重症患者的监护水平不断提高，加之电子及计算机技术等在医疗仪器设备中的应用，又产生了多导心电、呼吸、温度、血压及血氧饱和度等多参数的监护仪。目前，心电监测普遍采用床旁监护仪发送的心电波形和数字形式来获取相关信息。床旁监护系统是通过导联线与机体相关部位的电极片连接获取心电信号，再经电模块将其进行放大及有关处理。除心电信号，床旁监护系统可配备其他模块，获取多种监测信息。

1.心电导联的连接

心电电极多采用一次性液柱型电极(银-氯化银电极嵌入含浸渍导电糊泡沫塑料的杯型合成树脂)，在丙苯酮或乙醚混合液清洁皮肤后，贴于相应位置。目前基本上采用 5 个电极，具体放置如下。①右上为红色(RA)，胸骨右缘锁骨中线第 1 肋间；②右下为黑色(RL)，右锁骨中线剑突水平处；③中间为褐色(C)，胸骨左缘第 4 肋间；④左上为黄色(LA)，胸骨左缘锁骨中线第 1 肋间；⑤左下为白色(LL)，左锁骨中线剑突水平处。通过电极放置的位置可模拟心电图导联检查效果，以便对监测结果进行合理分析。例如：两侧锁骨下与两侧锁骨中线第 7 肋间可模拟标准导联；两侧锁骨下和胸骨中侧第 4 肋间可模拟 V_1 导联；两侧锁骨下和左锁骨中线第

5肋间可模拟 V_5 导联。此外，临床上根据不同情况只放置3个电极也可达到监测目的，如只放置RA、RL、LA电极。

2.心电监护指标及目的

心电监测的主要指标包括心率和心律、QRS波形、有无P波与P波形态、振幅及间期、P-R间期、Q-T间期、R-R间期、T波形态及有无异常波形出现等。应通过对上述指标的监测，达到及时发现致命性与潜在致命性心律失常、可能影响血流动力学的过缓或心动过速及心肌缺血的ST段和T波的改变的目的。致命性快速心律失常包括心室颤动、心室扑动、持续性室性心动过速，以及心房颤动且心室率超过220次/min者等，常见病因包括呼吸疾病并发急性心肌梗死、冠心病心肌缺血急性发作及其他严重心脏病。致命性心律失常包括长时间心脏停顿或心室停顿及高血钾所致的严重缓慢心律失常等，其常见呼吸系统疾病的病因有呼吸衰竭、气道梗阻、肺动脉栓塞，以及其他心脏病如急性心肌梗死、心肌炎及心包压塞等。心肌缺血的监测常需要将心电电极模拟 V_5 导联位置，而无关电极分别放置于胸骨柄和右腋前线第5肋间。心肌缺血监测的目的为发现无症状性心肌缺血与确诊有症状的心肌缺血；监测持续心肌缺血状态发展动向；心肌缺血治疗效果监测等。

3.监测的原理

心电监护的基本过程是在导联线电极上获取心电信息，经心电模块放大及有关处理。心电模块主要包括导联选择、生物放大器、心率计、信号处理等部分。心电信号通过导联线上的电极获取，导联选择不同电极间的电位进行测量，而人体体表的心电信号幅度只有1 mV左右，必须将其放大1 000倍以上才能通过监视器显示和记录器记录出来，因此心电放大器是一个高增益、高输入阻抗的放大器。

4.护理

(1)操作程序：使用心电监护仪必须掌握正确的操作流程，以确保监护仪的正常运转和使用寿命。目前临床上使用的综合心电监护仪的操作程序基本相似。具体要求如下。①准备物品：主要有心电监护仪机器及其配件，如导联线、血氧监测线与探头、电极贴、生理盐水棉球、配套血压测量袖带等。②患者准备：患者取舒适体位，如平卧或半卧位，解释监护的需要与目的。擦拭清洁导联粘贴部位。③接通心电监护仪：连接电源，打开主机，等待机器自检结束，调试仪器至功能监测状态并根据需要调试报警范围。④连接电极：贴电极片，连接心电导联线，如电极与导线连接为按扣式，应将电极与导线连接后贴于相应部位。⑤连接袖带：将袖带绑至肘窝上3～6 cm处，松紧以插入两手指为宜。连接测量血压的导线。⑥监测指标并记录。

(2)注意事项：①心电监测的效果受多种因素的影响，其中最重要的是电极粘贴是否稳妥。若要保证监测质量，须对胸部皮肤进行剃毛处理或用细砂纸轻轻摩擦皮肤，再放置电极。一般60～72 h更换电极片。②监测时要注意患者体位改变或活动对监测结果的影响，心电示波可出现不规则曲线，呈现伪心率或心律。因此，对监测结果要进行综合分析，必要时听诊心音进行对比，以确定监测结果的真伪。③使用胸前心电监护导联时，若存在规则的心房活动，则应选择P波显示较好的导联。QRS振幅应大于0.5 mV，以便能触发心率计数。如除颤时放置电极板，必须暴露出患者的心前区。心电监护只是为了监测心率、心律变化，若需分析ST段异常或更详细地观察心电图变化，则应做常规12导联心电图。

(二)动脉血压监护

1.基本概念

(1)血压:血管内血液对血管壁的侧压力。测压以大气压为准,用血压高于大气压的数值表示血压的高度,通常以 mmHg、kPa 为单位来表示。产生血压的重要因素是心血管系统内血液充盈和心脏的射血力量。

(2)动脉压:器官组织灌注的一个极好的生理和临床指标,适度有效的器官组织灌注对生存必不可少。动脉压取决于心排量和血管阻力。其相互间的关系可用公式表达:平均动脉压－中心静脉压＝心排量×外周血管阻力。动脉压在一个心动周期中可能随着心室的收缩与舒张而发生规律性的波动。心室收缩时,动脉压升高,动脉压达到最高值时称为收缩压;心室舒张时,动脉压下降,动脉压降至最低时为舒张压;收缩压与舒张压的差值称为脉压;一个心动周期中每一瞬间动脉血压的平均值,被称为平均动脉压。但须注意平均动脉压不是收缩压与舒张压之和的一半,而是更接近于舒张压。

(3)正常值:正常人血压会受多方面因素的影响。WHO 将血压分为“理想血压”“正常血压”“正常高压”等(表 5-1)。血压的数值可随年龄、性别及其他生理情况而变化。年龄增加,动脉血压逐年增高,收缩压的升高比舒张压的升高更明显。男性比女性高,女性在更年期以后有明显的升高。体力劳动或情绪激动时血压可暂时升高。

(4)动脉压波形:正常血压波形可分为二相,即收缩相和舒张相。收缩相是指主动脉瓣开放和快速射血到主动脉时所形成的波形,此动脉波形急剧上升至顶峰,随后血流经主动脉到周围动脉,压力下降,主动脉瓣关闭,在动脉波下降支斜坡上出现切迹,称重搏切迹。舒张相是指从主动脉瓣关闭直至下一次收缩开始,动脉压波形逐渐下降至基线,舒张相最低点是舒张压。

表 5-1　血压水平的定义和分类(WHO/ISH)

类别	收缩压/mmHg	舒张压/mmHg
理想血压	<120	<80
正常血压	<130	<85
正常高压	130～139	85～99
1 级高血压(轻度)	140～159	90～99
亚组:临界高血压	140～149	90～94
2 级高血压(中度)	160～179	100～109
3 级高血压(重度)	≥180	≥110
单纯收缩性高血压	≥140	<90
亚组:临界收缩期高血压	140～149	<90

注:当收缩压和舒张压分属于不同分级时,以较高的级别作为标准。(1 kPa＝7.5 mmHg)

2.监测方法与原理

目前,临床常用的监测血压的方法有两大类。一类是无创测量法,即袖带式自动间接动脉血压监测。其原理来自传统的人工听诊气袖法,不同的是在判别收缩压和舒张压时,其是通过检测气带内气压的搏动实现的。另一类是有创测量法,即在动脉内置管进行动脉血压连续监测的直接动脉血压监测法，其原理是使用一般的弹簧压表，但能测出平均动脉压，而使用电子压力换能器监测仪则可测出动脉收缩压、舒张压，还可测得压力波形，且记录一次心动周期的压力波形的变化。两类监测血压法各有其优点和不足。直接动脉压监测的主要优点如下。

(1)可连续监测收缩压、舒张压和平均动脉压，并将其数值及波形实时显示在监护仪荧光屏上，及时准确地反映患者血压动态变化。

(2)有助于根据动脉血压的变化判断体内血容量、心肌收缩力、外周阻力及有无心包填塞等病情变化。

(3)可以弥补袖带监测血压导致的血压测不出或测量不准确的不足，直接反映动脉血压的实际水平。

(4)可通过动脉置管采集各种动脉血标本，以免除因反复动脉穿刺给患者带来的痛苦。无创血压监测法操作较有创监测法安全、简单、易于操作，可直接避免有创监测时置管出现的血栓或感染等危险。一般来说，在危重症患者的急救过程中多采用有创监测法，但随病情缓解应尽早改为无创监测法，以减少各种并发症的发生。

3.影响因素

影响动脉血压的因素很多，如每搏输出量、心率、外周阻力、动脉管壁的弹性及循环血量等。这些因素相互关联、相互影响，如心率影响心室充盈和每搏输出量的某些变化，心排血量的改变必伴有血流速度和外周阻力的变化。另外，神经体液因素调节引起的心排血量的变化往往会引起外周阻力的变化。临床实际中遇到具体情况，必须结合患者的血流动力学指标的改变，综合各种因素全面分析和判断。

4.临床意义

动脉血压是衡量机体生理功能的一项重要指标，动脉血压过低或过高都可对机体各脏器功能的相对稳定产生十分不利的影响。监测动脉血压可推算其他心血管参数，如每搏输出量、心肌收缩力、全身循环阻力等。观察血压波形还可对患者的循环状况进行粗略估计。波形高尖见于高血压、动脉硬化及应用升压药和增强心肌收缩力的药物；波形低钝见于低心排综合征、低血压休克和心律失常及药物影响等情况。

5.护理

无创血压监测法的护理较为简单，按常规血压测量法护理要求进行即可。下面重点对有创血压监测方法的护理加以论述。

(1)保持测压管通畅，防止血栓形成：①定时监测血压通畅情况，随时注意通路、连接管等各个环节是否折曲、受压，定时冲洗管路。②保持三通管正确的方向，测量时开通三通管，并以肝素盐水持续冲洗测压管。③抽取动脉血后或闭管前必须立即用肝素盐水进行快速正压封管，以防凝血阻管。④管路中如有阻塞，应及时抽出血凝块，切勿将血块推入，以防形成动脉血栓。⑤在病情平稳后应及时考虑拔出置管，改为无创血压监测，以防并发症出现。⑥保持各接头连接紧密，防止渗漏。

(2)防止感染：①严格无菌操作，每天消毒穿刺部位，并至少每 24 h 更换 1 次透明贴膜。②每次经测压管抽取动脉血标本时，均应以碘酒、乙醇消毒接头处。③各接头及整个管路应保持严格封闭及无菌状态。

(3)防止空气栓塞:在操作过程中,严格控制空气进入管路,防止空气栓塞。

(4)预防并发症:常见并发症有远端肢体缺血、出血、感染和测压管脱出,具体护理如下。

远端肢体缺血:主要原因是血栓形成、血管痉挛及局部长时间包扎过紧等。预防办法如下。①置管前要判断肢端动脉有无缺血症状。②穿刺血管时,动作要轻柔稳准,穿刺针选择要粗细得当,避免反复穿刺损伤血管。③固定肢体勿过紧,防止影响血液循环。

局部出血血肿:穿刺后要密切观察局部出血情况,对应用抗凝药或有出血倾向者要增加压迫止血的时间,至少 5 min。穿刺局部应用宽胶布加压覆盖,必要时加沙袋压迫止血。如有血液渗出要及时清除,以免影响对再次出血情况的观察。

感染:动脉置管可发生局部或全身感染。全身感染多由血源性感染所致,一旦发生后果严重。因此,置管期间须严密观察体温变化。如出现高热、寒战,应及时查找原因;如发现穿刺部位出现红、肿或有分泌物形成,应加强换药,并取分泌物进行细菌培养,以协助诊断,合理选择抗生素。置管期间一旦发生感染应立即拔管,并将测压管末端无菌封闭送做细菌培养。

测压管脱出:置管期间,穿刺针及管路要固定稳妥,防止翻身等操作将管拉出。对躁动患者要采取保护措施,必要时将患者手包紧,防止患者不慎将管拔出,一旦发生管路脱出,切忌将管送回,以防感染。

(三)血氧饱和度监护

血氧饱和度(SaO_2)是指血氧含量与血红蛋白完全氧合的氧容量之比。即 SaO_2=动脉血实际结合氧/动脉血氧结合饱和时含氧量×100 %。临床上常用的 SaO_2 监测仪通过无创的红外线探头监测患者指(趾)端小动脉搏动时的氧合血红蛋白的百分数而获得经皮 SaO_2。SaO_2 正常范围为 94 %～100 %。

1.测定方法

经皮血氧饱和度的探头有两种。一种是指夹式,探头由夹子式构成,一面发射红光,一面接收,适用于成人及儿童。另一种是粘贴式,由两个薄片构成,可分别粘在患者指或趾两侧,适用于新生儿和早产儿,因儿童的指或趾较小且细嫩,用指夹式探头夹不住,即便夹住也容易压伤指或趾。

2.测定原理

(1)分光光度测定法:将红外线探头放置于患者指(趾)端等适当的位置,根据血红蛋白和氧合血红蛋白对光吸收特性不同的特点,利用发光二极管发射红外光和红外线穿过身体适当部位的性质,用可以穿透血液的红光(波长 660 μm)和红外线(940 μm)分别照射组织(指或趾),并以光敏二极管接受照射后的光信号,为了排除动脉血以外其他组织的影响,只取搏动的信号,经计算机采样分析处理氧合血红蛋白占总血红蛋白的百分数,最终将数据显示在监视器上。但如果无脉搏,则不能进行测量。

(2)容积测定法:正常生理情况下,毛细血管和静脉均无搏动,仅小动脉有搏动。入射光线通过手指时,在心脏收缩期,手指血容量增多,光吸收量最大;反之,在心脏舒张期,光吸收量最小。因此,光吸收量的变化反映了组织血容量的变化。此种方法只测定搏动性血容量,而不受毛细血管和静脉影响,也与肤色和皮肤张力无关。

3.临床意义

(1)提供低氧血症的监测指标,指导氧疗:监测指尖 SaO_2 方法简单、便捷、安全,通过监测所得的 SaO_2 指标,可以及时发现危重症患者的低氧血症及其程度,指导选择和调节合理氧疗方式,改善低氧血症,避免或减少氧中毒的发生。

(2)提供应用机械通气治疗的依据,指导通气参数的调整:监测能帮助确定危重症患者实施机械通气治疗的时机,并在机械通气过程中与其他指标相结合,对机械通气选择的通气模式、给氧浓度等参数进行调整,还可为撤机和拔除气管插管提供参考依据。

(3)提供心率监测:有些监护仪在测量血氧饱和度的同时还可以通过血氧饱和度模块获取心率参数,其原理是通过末梢血管的脉动波计算出心率。此优点保证了心电图受干扰时心率测量的准确性,临床上应用较为方便。

4.影响因素

血氧饱和度的监测结果会受很多因素影响,如患者脉搏的强弱、血红蛋白的质和量、皮肤和指甲状态、患者血流动力学变化等。患者烦躁不安会导致测量结果不准,在使用时应固定好探头,尽量使患者安静,以免报警及不显示结果。因探头为红线及红外线,所以照蓝光的新生儿应将探头覆盖,避免直接照射,损伤探头。严重低血压、休克、体温过低或使用血管活性药物,以及血红蛋白水平较高均可影响测量结果,应结合患者病情综合判断指标的准确性,防止影响病情的治疗和诊断。极高的环境光照也会影响测量结果,使用时应尽量避免。有研究表明,对于那些存在外周血管痉挛或因外界寒冷刺激诱导的外周低灌流,采取额贴监测血氧饱和度比指尖的监测更有优势。

5.护理

(1)血氧饱和度的监测应排除各种干扰因素,尤其应注意人为因素的干扰,如探头放置位置、吸痰后的影响、肢端的温度等。

(2)要对监测探头进行维护和保养,防止导线断折。

(3)监测时,探头红外线射出面应直对手指(趾)甲床侧,指尖放置深度合适,以防检测结果不准确。

(4)发现监测结果持续下降,低于 94 %时,应及时查找分析原因,排除非病情变化因素后仍不缓解,应立即采取措施。不宜在测血压侧指尖监测血氧饱和度,以免影响监测结果。

(5)可以通过血氧饱和度监测结果粗略评估动脉血氧分压水平,以便及时判断病情变化。即 SaO_2>90 %,相当于 PaO_2>7.98 kPa(60 mmHg);SaO_2 为 80 %~90 %,相当于 PaO_2 5.32~7.98 kPa(40~60 mmHg);SaO_2<80 %,相当于 PaO_2<5.32 kPa(40 mmHg)。

二、特殊监测技术

(一)中心静脉压监护

中心静脉压(Central venous pressure, CVP)是指右心房、上下腔静脉近右心房处的压力,主要反映右心的前负荷,正常值为4~12 cm H_2O。监测中心静脉压的变化,有助于判断体内血容量、静脉回心血量、右心室充盈压或心功能状态,对指导临床静脉补液及利尿药的应用有着极其重要的意义,中心静脉压是重危患者的重要监测指标。

1.测量方法

CVP测量通常采用开放式测量方法。此法通过颈外静脉、颈内静脉或锁骨下动脉至上腔静脉，或者通过股静脉至下腔静脉，其中上腔静脉较下腔静脉测量准确。测量时，保持测压管的一端与大气相通的状态。另外，还有一种方法为闭合式测量，即整个测量过程保持闭合状态，不与大气相通，而通过压力传感器与压力监测仪相连来测量。右心漂浮导管也可直接测得中心静脉压。开放式测压的具体要求如下。

(1)物品准备：监护仪、监测CVP的测压管件一套、三通管、刻度尺、肝素盐水、延长管及无菌消毒用物。

(2)患者准备：向患者做好解释，以取得配合；取平卧位，上腔静脉测压时要将上肢外展30°～45°，定位零点为基准点，即平卧时，右心房在腋下的水平投影平面，一般定为平腋中线第4肋间处。

(3)监测压力：CVP监测分连续监测和间断监测。连续测量时需备综合监护仪与中心静脉压测压管一套。间断测量为每次连接测量后取下测压管。CVP监测有两种方法，一种是间断手动人工测量法，另一种是连续仪器测量法。具体操作方法如下。

间断手动人工测量方法：①将生理盐水冲入一次性延长管，三通管与接中心静脉置管的输液器相连，排尽管道内气体后备用。②将三通管一次性延长管侧开放，开放一次性延长管远端，保持垂直位，观察延长管内生理盐水下降幅度，当水柱保持不动时，从基点起测量水柱高度，结果即中心静脉压测量值。③测量后关闭三通管与延长管的连接，开放输液器端。

连续仪器测量方法：①经锁骨下静脉或颈内静脉将中心静脉导管植入上腔静脉靠近右心房处。②导管末端通过延长管接三通接头，与测压鼓、压力换能器和监护仪相连，三通接头的另一端开口连接输液器。③测压时，使压力换能器与患者的右心房处于同一水平(平卧位时，平腋中线水平)，压力换能器校零。④关闭输液器，使中心静脉导管与压力换能器相通；监护仪上可自动显示压力波形和数值。⑤测压结束时将压力的换能器端关闭，输液器端与中心静脉导管连通，开始输液。

2.影响因素与临床意义

中心静脉压力来源于4种压力成分。

(1)静脉毛细血管压。

(2)右心房充盈压。

(3)作用静脉外壁的压力，即静脉收缩压和张力。

(4)静脉内壁压，即静脉内血容量。

因此，中心静脉压与血容量、静脉张力和右心功能有关。中心静脉压升高见于右心及全心功能衰竭、房颤、肺栓塞、气管痉挛、输血补液过量、纵隔压迫、张力性气胸、各种慢性肺疾病、心包填塞、血胸、应用血管收缩药物和患者躁动等情况。中心静脉压下降常见于失血或脱水引起的血容量不足，也可见于周围血管扩张，如应用扩张血管药物及麻醉过深等。机械通气的患者也可影响中心静脉压，但不同的通气模式对中心静脉压的影响程度不同。平均气道压越高，对循环的影响越大，两者呈正相关。近年来，相关研究已显示PEEP、PEEP＋PSV、SIMV、IPPV等通气模式对CVP影响较大，尤其是在低血容量时的影响更为显著。

3.护理

(1)防止测压管阻塞:测压通路须持续静脉滴注生理盐水,或测压后用肝素盐水正压封管。如停止生理连续点滴应定时进行常规封管,每天3次。发现测压通路内冲入较多血液,应随时封管,以防有血凝块阻塞。

(2)保持测压准确性:每次测压前均要重新校对测量零点,因患者可能随时发生体位的变动。测压时,应先排尽测压管中的气泡,防止气体进入静脉造成气栓或影响测量的准确性。测压应在患者平静状态下进行,患者咳嗽、腹胀、烦躁或机械通气应用PEEP均可影响测量结果的准确性。因此,如有上述症状,可先给予处理,待平静10～15 min后再行测压。如应用呼吸机治疗时,当测压管中水柱下降至基本静止状态,可暂时断开气管插管与呼吸机的连接,观察水柱,其再次静止时,即静脉压。但对于无自主呼吸的患者要慎重行事。

(3)排除干扰因素:测压过程中,测压管中的液面波动最初可快速下降,当接近静脉压时,水柱液面可随呼吸而上下波动,且越来越微弱,下降速度也会越来越缓慢,直到静止不动,即静脉压高度。但须注意此时应首先排除测压管阻塞或不够通畅因素,原因可能为静脉导管堵塞、受压或尖端顶于血管壁或管道漏液等,应给予及时处理,以排除干扰。测压时,应禁止同时输入药物,特别是血管活性药物,防止药液输入过快而发生意外。

(4)严格无菌操作:每天消毒穿刺点、更换透明敷贴,每天更换输液管和测压管。测压或换管时必须严格消毒各个连接部位。一旦发现感染征象或排除其他原因的高热不退,应及时拔出导管,并剪下导管近心端2～3cm,行细菌培养。如穿刺部位出现发红等感染情况,应禁止用透明胶布,改用棉质纱布,以透气、干燥创面,同时增加换药次数。

(5)按需测量:测量中心静脉压的频次应随病情而定,切忌过于频繁。测量后准确记录,异常改变要随时报告医师处理。

(6)确保机械通气状态下测量数值的准确性:在机械通气过程中,为避免气道压力、循环血容量、通气模式及测量过程脱机等因素对CVP的影响,可对机械通气时需测量CVP的患者应用回归方程进行计算,所测得的值与患者实际CVP无显著差异,且方法安全、简便。但对肺顺应性差的患者,在用此回归方程时所得脱机后的CVP值比实际脱机所测的CVP稍低。其回归方程为 $y=0.98x-1.27$ 和 $y=0.86x-1.33$(y 和 x 分别为脱机前后的CVP值),只要将测得的患者上机时的CVP代入上述回归方程,即可计算出脱机后的CVP值。

(7)妥善固定管道:除静脉穿刺点及管道须用透明胶布固定外,还应在距穿刺点5cm处加固胶布。固定部位应避免关节及凹陷处。对清醒患者做好解释,取得配合;对躁动患者应给予适当束缚,防止牵拉或误拔导管。在保证测压管道系统密闭及通畅的同时,还应防止管道受压、扭曲,接头松动或脱落。

(二)肺循环血流动力学监护

肺循环指血液由右心室开始,经肺动脉、肺毛细血管、肺静脉,最终到达左心房的循环过程。肺循环血流动力学研究肺循环的压力、流量、阻力及其他相关问题,是了解肺循环功能的重要方法。许多呼吸系统疾病均直接导致肺循环的异常,因此监测肺循环功能的变化对呼吸系统疾病的诊治具有十分重要的意义。目前,肺循环血流动力学的监测方法已广泛应用于临床,尤其是危重患者的救治中。

1.肺循环压力测定

肺循环压力的测定技术分为创伤性和无创性两类。前者主要为右心漂浮导管检查技术，后者包括超声法、胸部X线检查技术、肺阻抗血流图技术、磁共振成像技术、血气分析、心电图技术等。创伤性技术测定结果虽然准确，但会对患者造成一定的损伤，检查所需的费用较为昂贵，检查所用的仪器设备较为复杂，临床应用也较为局限，且不宜重复随诊检查，患者多难以接受。无创检查方便、无创伤、价格便宜，适合多次反复检查，但检查的准确性与有创检查相比不够确切。

目前，肺循环压力测定最直接的检查方法为右心漂浮导管检查测压法。此法被认为是评价各种无创检查性测压法准确性的"金标准"。右心漂浮导管检查除可获取肺动脉压、肺毛细血管楔压、右心房压力的参数外，还可进行心排血量的测定，并可采取混合静脉血标本以测定混合静脉血血气指标。检查所用的主要设备与仪器包括右心漂浮导管(Swan-Ganz导管)或血流引导管(flow-dirted catheter)、压力传感器、生理记录仪、穿刺针、扩张套管等其他无菌手术器材与敷料等。检查时须在严格无菌条件下，经肘前静脉、锁骨下静脉、颈静脉或股静脉穿刺插入漂浮导管进行测定。其原理是通过导管腔内的盐水柱将血管或心腔内压力信号传递到压力换能器上，同步连续示波显示压力曲线及测定的数据，并记录曲线图形。操作者可以通过压力曲线形态判断导管前端所处的具体位置。

测定肺动脉压力时，应注意以下各点以确保测量的准确性。

(1)先调定零点，然后使换能器上与大气相通的三通口与患者心房处于同一水平，再校正监护仪零点。

(2)挤压注水器冲洗肺动脉管腔，确认其通畅。

(3)将换能器与通向肺动脉的管腔连通，测得肺动脉压力。

(4)记录呼气末肺动脉压值，但须注意肺动脉压力可能受其他因素的影响，如呼吸和应用机械通气的患者。

有自主呼吸时，吸气相胸腔呈负压，肺动脉压会明显高于呼气相的压力。相反，间歇正压机械通气时，吸气相呈正压，此时的肺动脉压会明显低于呼气相时的压力。因此，无论何种状态，肺动脉压均应以呼气末数值为准。肺动脉嵌顿压的测定与测定肺动脉压的方法基本相似，不同的是要在测定肺动脉压基础上使导管气囊充气，导管漂入肺毛细血管测得的结果同样应以呼气末时的压力为准。

测量各种压力时，应确保导管气囊嵌顿的满意效果。具体方法为：先用0.01%肝素生理盐水冲洗肺动脉管腔，以排除因血块阻塞造成的假性肺动脉楔压，缓慢充气1～1.5 mL至肺动脉波形变化为相当于或低于肺动脉舒张压的细小波形，放气后出现典型的肺动脉波形，即导管气囊嵌顿满意，也是导管的满意位置。如有测不到肺动脉楔压的情况，应考虑可能为导管退出肺动脉或气囊破裂。如需拔出右心漂浮导管，应先核实气囊确实已放气，再缓慢地将漂浮导管拔出，扩张导管外管后应压迫止血至穿刺部位不再渗血。右心漂浮导管持续应用时间过长可出现多种并发症，须密切观察相关的症状和体征。常见并发症有心律失常、感染、肺栓塞及肺动脉破裂、导管气囊破裂、血栓形成与栓塞、导管在心房或心室内扭曲或打结等，更严重时，可以出现导管折于静脉内，甚至心搏骤停。

2.心排血量测定

心排血量又称心输出量。它反映整个循环状态,受静脉回流量、外周血管阻力、外周组织需氧量、血容量、体位、呼吸、心率和心肌收缩力的影响。目前,临床上常用Fick法(包括直接与间接Fick法)和热稀释法(亦为间接Fick法),后者方法较为简单,应用较为普遍。另外,还有一种方法为心阻抗图,其是20世纪60年代出现的应用生物电阻抗原理以测定心排血量的技术。此种技术具有无创伤、价廉、检查迅速等优点,已为学术界所重视。

(1)Fick法测定:心排血量(L/min)=耗氧率(mL/min)/[动脉-混合血静脉血氧含量差(mL/dL)×10]。其中氧耗量可直接测得。动静脉血管含量差测定可分别抽取动脉血和混合静脉血(经右心管抽取),经血气分析仪直接测得。但是由于此法中混合动脉血采集较为困难,因此其在临床上的应用受到限制。

(2)热稀释法:将0 ℃的冷生理盐水作为指示剂,经Swan-Ganz导管注入右心房,随血液进入肺动脉,由温度传感器连续测定流过指示剂在右心房和肺动脉内的温度变化,并记录温度/时间稀释曲线。经心排血量时计算仪描记曲线的面积,按公式算出心排血量,并显示、记录其值。此法的优点是指示剂无害,可多次测量,无须抽血检验,机器可自动计算出结果,且测量时无须穿刺动脉。

(3)心阻抗图:应用生物电阻抗原理,通过测定心动周期中胸腔生物电阻抗的变化,间接推算心搏量SV,再乘以心率即得心排血量CO。其公式为:$SV=\rho \times (L/Z_0)^2 \times B\text{-}X$ 间期 $\times C$。式中SV为心搏量(mL);ρ 为血液电阻率,为常数135;L 为两电极之间的距离(cm);Z_0 为胸腔基础阻抗(Ω);$B\text{-}X$ 间期为心阻抗血流图的微力图上由 B 点至 X 点的时间间期(s);C 为心阻抗血流图的微分图上收缩波的最大波幅(Ω/s)。

影响测定准确性的因素很多。心排血量过低时,心肌等组织与血液间的热交换可使测得值高于实际值。心排血量过高(>10 L/min)时测定结果亦不准确。其他如血液温度在呼吸和循环周期中的波动、呼吸不规则、低温液体在进入心室前温度升高等因素均可影响测量结果。在临床实际中,心排血量测定通过心排血量测定仪计算,能迅速显示数据。

3.护理

导管的正确使用及有效的护理对血流动力学监测数值的准确性具有重要意义。

(1)测量准备。①患者准备:操作前要向患者介绍有关检查的重要性和必要性,消除患者紧张情绪,取得患者配合。体位既要满足监测的需要,又要保持患者舒适。枕头的位置非常重要,其摆放一定要使患者满意。②呼吸道准备:术前尽量清除呼吸道痰液,给予及时的翻身、叩背,刺激咳嗽,必要时给予吸痰。手术当天,给予支气管扩张剂以扩张支气管,减轻气道反应性,避免术中咳嗽影响检查结果。

(2)掌握操作要点:护士应熟悉导管的放置和测量操作程序,熟悉导管所在部位的压力及正常值,了解并发症及预防措施。置管时要密切观察屏幕上压力波形及心率和心律的变化。放置导管的位置不一,如肘正中静脉、右锁骨下静脉、股静脉、左锁骨下静脉和右颈内静脉。这些穿刺点都有优缺点。穿刺部位一般选择右侧颈内静脉,这是漂浮导管操作的最佳途径,导管可以直达右心房,从皮肤到右心房的距离最短,并发症少,容易成功。经锁骨下静脉穿刺固定稳妥、便于护理。经股静脉插入导管达右心房的距离较远,经导管感染的机会多。置管前,导管的肺 A 腔及右房腔以肝素盐水溶液冲洗，并检查气囊有无漏气。患者取 10°～20°体位，头转向左侧，远离穿刺点，要严格执行无菌操作。密切观察心电监测，注意患者的生命体征变化，认真记录，发现异常及时报告处理。通过监视器上典型压力波形的变化就可知导管在心腔中的位置。

导管放置成功后准确记录导管位于穿刺点的刻度，测量时换能器应置于心脏水平，每次测量前都应调整到零点，特别是体位变动后更要注意，否则所测压力值不准。重新校对零点，确定侧压部位后再进行测量并记录。

中心静脉导管做输液通路时，不要输入血液制品、清蛋白、脂肪乳液、高渗液体，因其容易堵塞和污染液体。气囊要用气体充气，而不能用液体，因为液体不能压缩，容易对心脏或肺动脉内膜造成损伤。用空气充气时如气囊破裂容易造成空气栓塞。利用漂浮导管进行血流动力学监测是危重症监测室的一个重要监护技术。

(3)避免和及时纠正影响压力测定的因素：检测压力最好选在患者平静呼吸的呼气末，且避免测压时患者产生剧烈咳嗽。如患者接受机械通气治疗，测量肺毛细血管楔压时必须暂停呼吸机通气，否则测量结果为肺泡内压。测压系统中大气泡未排净，可使测压衰减，压力值偏低。导管检查过程中如有微小的气泡不会引起严重的后果，但进入较多气泡时，情况则较严重，文献报道病死率为 50 %。应防止气泡进入监测系统，发现气泡要用注射器及时抽出。测压系统中有小气泡，压力值偏高。测量时换能器应置于心脏水平，每次测量前应调整零点，特别是体位变动后，要重新校对零点。因此，测压时只有排除上述原因，才能准确评估血流动力学，估计左心功能。总之，出现问题时，要观察屏幕正上方的提示。

(4)并发症的预防与护理。

测压管道堵塞：管道堵塞时，压力波形消失或波形低钝，用生理盐水500 mL加入3200 U肝素，以 3 mL/h 的速率泵入测压管内或以 2～3 mL/h(4～6 U/mL)的速率间断推注，以防止堵塞。留管时间稍长会出现压力波形低钝、脉压变小，但冲洗回抽均通畅，则考虑为导管顶端有活瓣样的血栓形成。护士要注意肺动脉压力值及波形的变化。一旦管腔堵塞、无回血，不宜勉强向里推注。

气囊破裂、空气栓塞：气囊充气最好用 CO_2 气充，充气速度不宜过快，充气量不超过 1.5 mL，气囊充气时间不可过长，一般为 10～30 个心动周期(10～20 s)，获得肺动脉楔压波形后，立即放气。PCWP 不能连续监测，最多不超过 20 s，监测中要高度警惕导管气囊破裂，如发现导管气囊破裂，应立即抽出气体，做好标记并交班，以免引起气栓。气囊充气测肺楔压将针筒与导管充气口保持锁定状态，放气时针芯自动回弹，容积与先前充气体积相等，否则说明气囊已破裂，勿再充气测肺楔压，并尽早拔管防止气囊碎片脱落。PCWP 测定后要放松气囊并退出部分导管，防止肺栓塞和肺破裂。尽量排尽测压管和压力传感器内的气泡。

血栓形成和肺栓塞：导管留置时间过长会使血中的纤维蛋白黏附于导管周围，导管尖端位置过深，近于嵌入状态时血流减慢，管腔长时间不冲洗，以及休克和低血压患者处于高凝状态等情况，均易形成血栓。血栓形成后会出现静脉堵塞症状如上肢水肿、颈部疼痛、静脉扩张。

肺动脉破裂和肺出血：肺动脉破裂和肺出血是最严重的并发症，保尔森(Paulson)等统计 19 例肺动脉破裂患者，11 例发生死亡。肺动脉破裂的发生率占 0.2 %，常见于气囊充气过快或导管长期压迫肺动脉分支。肺出血临床可表现为突发的咳嗽、咯血、呼吸困难,甚至休克,双肺可闻及水泡音。肺小动脉破裂的症状为胸痛、咯血、气急;发生肺动脉破裂时,病情会迅速恶化,应使患肺保持低位(一般为右肺),必要时行纤维支气管镜检查或手术治疗。多见于老年患者,肺动脉高压和心脏瓣膜病。

导管扭曲、打结、折断:出现导管扭曲应退出和调换。退管困难时注入冷生理盐水10 mL。打结时可在X线透视下放松气囊后退出。导管在心内打结多发生于右室,导管软、管腔较小,插入过快或用力过大,可使导管扭曲打结;测压时可见导管从右房或右室推进15 cm后仍只能记录到右室或肺动脉压,X线片即可证实。此时应将导管退出,重新插入。

心律失常:严密监测变化,心律失常以房性和室性早搏最常见,也有束支传导阻滞,测压时导管经三尖瓣入右心室及导管顶端触及室壁时极易诱发室性早搏。如发现室性早搏、阵发性室性心动过速要及时报告医师。一般停止前送导管,早搏即可消失,或静脉注射利多卡因控制。测压时要熟练掌握操作技术,减少导管对室壁的刺激。如遇严重的室速、室颤应立即报告医师,并及时除颤。

缩短置管时间预防感染:留置导管一般在3~5 d,以不超过7 d为宜,穿刺部位每天消毒后用透明膜覆盖,便于观察有无渗血,保持清洁、干燥,如患者出现高热、寒战等症,则为感染所致,应立即拔管。感染可发生在局部穿刺点和切口处,也能引起细菌性心内膜炎。怀疑感染的病例应做导管尖端细菌培养,同时应用有效的抗生素。在血流动力学稳定后拔除导管,拔管时须按压穿刺点以防止局部出血。

(三)血气监护

血液、气体和酸碱平衡正常是体液内环境稳定、机体赖以健康生存的一个重要方面。

1.血气分析指标

(1)动脉血氧分压(PaO_2):PaO_2是血液中物理溶解的氧分子所产生的压力。PaO_2的正常范围是10.67~13.3 kPa(80~100 mmHg),正常值随年龄增加而下降,PaO_2的年龄预计值=[13.75 kPa-年龄(岁)×0.057]±0.53 kPa或[13.5 mmHg-年龄(岁)×0.42]±4 mmHg,PaO_2低于同龄人正常范围下限者称低氧血症。PaO_2降到8.0 kPa(60 mmHg)以下,是诊断呼吸衰竭的标准。

(2)动脉血氧饱和度(SaO_2):血红蛋白实际结合的氧含量与全部血红蛋白能够结合的氧含量比值的百分率。其计算公式为SaO_2=氧合血红蛋白/全部血红蛋白×100 %,正常范围为95 %~98 %。动脉血氧分压与SaO_2的关系是氧离曲线。

(3)氧合指数:氧合指数=PaO_2/FiO_2,正常值为53.13~66.67 kPa(400~500 mmHg)。ALI时存在严重肺内分流,PaO_2降低明显,提示高吸氧浓度并不能提高PaO_2或提高PaO_2不明显,故氧合指数常小于40 kPa(300 mmHg)。

(4)肺泡-动脉血氧分压差[$P(A\text{-}a)O_2$]:在正常生理情况下,吸入空气时$P(A\text{-}a)O_2$为1.33 kPa(10 mmHg)左右。吸纯氧时$P(A\text{-}a)O_2$正常不超过8 kPa(60 mmHg),急性呼吸窘迫综合征(acute respiratory clistress syndrome, ARDS)时$P(A\text{-}a)O_2$增大,吸空气时常可增至6 kPa(50 mmHg);而吸纯氧时$P(A\text{-}a)O_2$常可超过13.3 kPa(100 mmHg)。但该指标为计算值,结果仅供临床参考。

(5)肺内分流量(Qs/Qt):正常人可存在小量解剖分流,一般不大于3 %。ARDS时,由于V/Q严重降低,Qs/Qt可明显增加且在10 %以上,严重者可为20 %～30 %。

以上5个指标常作为临床判断低氧血症的参数。

(6)动脉血二氧化碳分压($PaCO_2$):动脉血中物理溶解的CO_2分子所产生的压力。正常范围为4.67～6.0 kPa(35～45 mmHg)。$PaCO_2$测定结合PaO_2判断呼吸衰竭的类型与程度,$PaCO_2$是反映酸碱平衡呼吸因素的唯一指标。当$PaCO_2>45$ mmHg(6.0 kPa)时,应考虑为呼吸性酸中毒或代谢性碱中毒的呼吸代偿;当$PaCO_2<35$ mmHg(4.67 kPa)时,应考虑为呼吸性碱中毒或代谢性酸中毒的呼吸代偿。

$PaO_2<8.0$ kPa(60 mmHg)、$PaCO_2<6.67$ kPa(50 mmHg)或在正常范围,为Ⅰ型呼吸衰竭。

$PaO_2<8.0$ kPa(60 mmHg)、$PaCO_2>6.67$ kPa(50 mmHg),为Ⅱ型呼吸衰竭。

肺性脑病时,$PaCO_2$一般大于9.33 kPa(70 mmHg);当$PaO_2<5.33$ kPa(40 mmHg)时,急性病例中$PaCO_2>8.0$ kPa(60 mmHg),慢性病例>10.67 kPa(80 mmHg),有明显的临床症状提示病情严重。

吸氧条件下,计算氧合指数<300 mmHg(40 kPa),提示呼吸衰竭。

(7)碳酸氢盐(HCO_3^-):反映机体酸碱代谢状况的指标。HCO_3^-包括实际碳酸氢盐(AB)和标准碳酸氢盐(SB)。SB和AB的正常范围均为22～27 mmol/L,平均24 mmol/L。AB是指隔离空气的血液标本在实验条件下所测得的血浆HCO_3^-值,是反映酸碱平衡代谢因素的指标。AB小于22 mmol/L,可见于代谢性酸中毒或呼吸性碱中毒代偿;大于27 mmol/L,可见于代谢性碱中毒或呼吸性酸中毒代偿。SB是指在标准条件下[$PaCO_2=40$ mmHg(5.33 kPa)、Hb完全饱和、温度37 ℃]测得的HCO_3^-值,是反映酸碱平衡代谢因素的指标。正常情况下,AB=SB;AB↑>SB↑见于代谢性碱中毒或呼吸性酸中毒代偿;AB↓<SB↓见于代谢性酸中毒或呼吸性碱中毒代偿。

(8)pH:体液氢离子浓度的指标或酸碱度,由于细胞内和与细胞直接接触的内环境的pH测定技术上的困难,故常由血液pH测定来间接了解$pH=1/H^+$,它是反映体液总酸度的指标,受呼吸和代谢因素的影响。正常范围:动脉血为7.35～7.45;混合静脉血比动脉血低0.03～0.05。pH<7.35为失代偿的酸中毒[呼吸性和(或)代谢性],pH>7.45为失代偿的碱中毒[呼吸性和(或)代谢性]。

(9)缓冲碱(BB):血液(全血或血浆)中一切具有缓冲作用的碱(负离子)的总和,包括HCO_3^-、血红蛋白、血浆蛋白和HPO_4^{2-},正常范围为45～55 mmol/L,平均50 mmol/L。仅BB一项降低时,应考虑贫血。

(10)剩余碱(BE):在38 ℃、$PaCO_2$ 5.33 kPa(40 mmHg)、SaO_2 100 %条件下,将血液标本滴定至pH 7.40时所消耗酸或碱的量,表示全血或血浆中碱储备增加或减少的情况。正常范围为±3 mmol/L,平均为0。其正值时表示缓冲碱量增加;负值时表示缓冲碱减少或缺失。

(11)总CO_2量(TCO_2):反映化学结合的CO_2量(24 mmol/L)和物理溶解的O_2量(1.2 mmol/L)。正常值=24+1.2=25.2 mmol/L。

(12)CO_2-CP:血浆中呈化合状态的CO_2量,理论上应与HCO_3^-大致相同,但因有

$NaHCO_3^-$ 等因素的干扰，故其值比 HCO_3^- 偏高。

2.酸碱平衡的调节

人的酸碱平衡是由3套完整调节系统进行调节的，即缓冲系统、肺和肾的调节。人体正是由于有了这些完善的酸碱平衡调节机制，才确保机体处于一个稳定的内环境的平衡状态。机体每天产生固定酸120～160 mmol(60～80 mEq)和挥发酸15 000 mmol(15 000 mEq)，但体液能允许的 H^+ 浓度变动范围很小，正常时pH在7.35～7.45内波动，以保证人体组织细胞赖以生存的内环境稳定。这正是因为体内有一系列复杂的酸碱平衡调节。

(1)缓冲系统：人体缓冲系统主要有4组缓冲对，即碳酸—碳酸氢盐(H_2CO_3-HCO_3^-)、磷酸二氢钠—磷酸氢二钠系统($NaH_2PO_4^-$-NaH_2PO_4)、血浆蛋白系统和血红蛋白系统。这4组缓冲对构成了人体对酸碱失衡的第一道防线，它能使强酸变成弱酸，强碱变成弱碱，或变成中性盐。但是，由于缓冲系统容量有限，缓冲系统调节酸碱失衡的作用也是有限的。碳酸—碳酸氢盐是人体中缓冲容量最大的缓冲对，在细胞内外液中起着重要作用，占全血缓冲能力的53 %，其中血浆占35 %，红细胞占18 %。磷酸二氢钠—磷酸氢二钠在细胞外液中含量不多，缓冲作用小，只占全血缓冲能力的3 %，主要在肾脏排 H^+ 过程中起较大的作用。血浆蛋白系统主要在血液中起缓冲作用，占全血缓冲能力的7 %，血红蛋白系统可分为氧合血红蛋白缓冲对($HHbO_2$-HbO_2)和还原血红蛋白缓冲对(HHb-Hb^-)，占全血缓冲能力的35 %。

(2)肺的调节：肺在酸碱平衡中的作用是通过增加或减少肺泡通气量、控制排出 CO_2 量使血浆中 HCO_3^-/H_2CO_3 比值维持在20∶1水平。正常情况下，当体内酸增加时，H^+ 升高，肺代偿性过度通气，CO_2 排出增多，使pH维持在正常范围；当体内碱过多时，H^+ 降低，则呼吸浅慢，CO_2 排出减少，使pH维持在正常范围。但是当增高＞80 mmHg(10.67 kPa)时，呼吸中枢反而受到抑制，这是呼吸中枢产生 CO_2 麻醉状态而造成的。肺脏调节的特点是作用发生快，但调节的范围小，当机体出现代谢性酸碱失衡时，肺在数分钟内便可代偿性增快或减慢呼吸频率或幅度，以增加或减少 CO_2 排出。

(3)肾脏调节：肾脏在酸碱平衡调节中是通过改变排酸量或保碱量来发挥作用的。其主要调节方式是排出 H^+ 和重吸收肾小球滤出液中的 HCO_3^-，以维持血浆中 HCO_3^- 浓度在正常范围内，使血浆中的pH保持不变。肾脏排 H^+ 保 HCO_3^- 的途径有3条，即 HCO_3^- 重吸收、尿液酸化和远端肾小管分泌氨与 NH_4^+ 生成。与肺脏的调节方式相比，肾脏调节酸碱平衡的特点：首先，功能完善但作用缓慢，常需72 h才能完成；其次，肾调节酸的能力大于调节碱的能力。

3.血气监护

血气监护指利用血气监护仪，即一种将传感器、放置在患者血管内或血管外且不伴液体损失的仪器，间断或连续监测pH、PCO_2、PO_2。目前市售的血气监护仪一般包括传感器、显示器、定标器三大部分。血管内与血管外血气监护仪的差别在于血管内血气监护仪的传感器置于动脉导管内的光缆顶端，而血管外血气监护仪的传感器则置于便携式传感器盒内，这标志着血气监护技术的新进展。

总之，无论选择哪种方式进行血气分析或血气监护，护士均须从以下几个方面加强护理。

(1)熟练掌握动脉采血方法或血气监护仪操作规程(参照生产厂家仪器使用说明)：临床上，凡是需要连续观察血气及酸碱变化的患者均可进行血气监护。但要求每天须进行4次以上者，方可考虑应用血气监护仪进行连续监护。

(2)严格掌握动脉采血或血气监护时机：一般情况下，须在患者平静状态下采集动脉血标本。当患者吸氧或机械通气时，需标明吸入氧浓度、吸氧或机械通气时间、监护仪显示的指尖脉氧值和患者体温。尽量避免在患者剧烈咳嗽、躁动不安，或翻身、叩背、吸痰等强刺激后进行血气分析。

(3)耐心做好解释：动脉采血不同于静脉采血，较为少见，患者易产生恐惧和紧张的心理。操作前护士须向患者详细说明采血意义、方法和注意事项，使患者有充分的心理准备，密切配合，增加一次采血成功率。

(4)避免影响因素。可能影响血气分析结果的常见因素包括：①肝素浓度不当，一般肝素浓度应为1 000 U/mL。②采血时肝素湿润注射器管壁未排尽，剩余过量可造成 pH 下降和 PO_2 升高。③标本放置过久，可导致 PO_2 和 pH 下降。④未对体温进行校正，pH 与温度呈负相关，PCO_2 和 PO_2 与温度呈正相关。⑤标本中进入气泡，抽取标本时未排尽标本中的气泡，对低氧血症者影响较大。⑥误抽静脉血，一旦误抽静脉血须及时发现，正确判断，以免影响医师对检查结果的判定。要尽量避免上述影响因素，如选择一次性血气分析专用注射器，标本应现抽现送，立即检查。

第七节　手术后患者的护理

从患者手术结束返回病房到基本康复出院阶段的护理，称手术后护理。

一、护理评估

(一)手术及麻醉情况

了解手术和麻醉的种类和性质、手术时间及过程；查阅麻醉及手术记录，了解术中出血、输血、输液的情况，手术中病情变化和引流管放置情况。

(二)身体状况

1.生命体征

局部麻醉及行小手术后，可每 4 h 测量并记录 1 次。影响机体生理功能的疾病、麻醉、手术等因素存在时，应密切观察。每 15～30 min 测量并记录 1 次，病情平稳后，每 1～2 h 记录 1 次，或遵医嘱执行。

(1)体温：术后，机体对手术后组织损伤的分解产物和渗血、渗液的吸收，可引起低热或中度热，一般在 38.0 ℃，临床上称外科手术热(吸收热)，于术后2～3 d逐渐恢复正常，无须特殊处理。若体温升高幅度过大、时间超过 3 d 或体温恢复后又再次升高，应注意监测体温，并寻找发热原因。

(2)血压：连续测量血压，若较长时间患者的收缩压小于 80 mmHg(10.67 kPa)或患者的血压持续下降5～10 mmHg(0.67～1.33 kPa)，则表示有异常情况，应通知医师并分析原因，遵医嘱及时处理。

(3)脉搏:术后脉搏可稍快于正常,一般在90次/min以内。若脉搏过慢或过快,均不正常,应及时告知医师,协作处理。

(4)呼吸:术后,可能由舌后坠、痰液黏稠等引起呼吸不畅,也可因麻醉、休克、酸中毒等原因,出现呼吸节律异常。

2.意识

及时评估患者术后意识情况,并根据患者意识恢复的状况安排体位、陪护和其他护理工作。

3.记录液体出入量

术后,护士应观察并记录液体出入量,重点评估失血量、尿量和各种引流量,进而推算出入量是否平衡。

4.切口及引流情况

(1)切口情况:应注意切口有无出血、渗血、渗液、感染、敷料脱落及切口愈合等情况。

(2)引流情况:观察并记录引流液的性状、量和颜色;注意引流管是否通畅,有无扭曲、折叠或脱落等。

5.营养状况

术后,机体处于高代谢状态,且部分患者又需要禁食,应重点评估患者营养摄入能否满足术后的需要,以便进行适当的营养支持,促进患者尽快痊愈和康复。

(三)心理-社会状况

手术结束、麻醉作用消失、度过危险期后,患者心理上有一定程度的焦虑或解脱感。随后又可出现较多的心理反应。如术后不适或并发症的发生,可引起患者焦虑、不安等不良心理反应;若手术导致功能障碍或身体形象的改变,患者可能产生自我形象紊乱的问题;家属的态度及家庭经济情况也可影响患者的心理。

二、护理诊断及合作性问题

(一)疼痛

与手术切口、创伤有关。

(二)体液不足

与术中出血、失液或术后禁食、呕吐、引流和发热等有关。

(三)营养失调

低于机体需要量,与分解代谢增高、禁食有关。

(四)生活自理能力低下

与手术创伤、术后强迫体位、切口疼痛有关。

(五)知识缺乏

常缺乏有关康复锻炼的知识。

(六)舒适的改变

与术后疼痛、腹胀、便秘和尿潴留等有关。

(七)潜在并发症

如出血、感染、切口裂开和深静脉血栓形成等。

三、护理措施

(一)一般护理

1.体位

护士应根据麻醉情况、术式和疾病性质等安置患者体位。①全麻手术:麻醉未清醒者,采取去枕平卧位,头偏向一侧,防止口腔分泌物或呕吐物误吸;麻醉清醒后,可根据情况调整体位。②蛛网膜下腔麻醉术:去枕平卧 6～8 h,防止术后头痛。③硬膜外麻醉术:应平卧 4～6 h。④按手术部位不同安置体位:颅脑手术后,若无休克或昏迷,可取 15°～30°头高足低斜坡卧位;颈、胸部手术后多取高半坐卧位,以利于血液循环,增加肺通气量;腹部手术后,多取低半坐卧位或斜坡卧位,以利于引流,防止发生膈下脓肿,并降低腹壁张力,减轻疼痛;脊柱或臀部手术后,可取俯卧位或仰卧位。

2.饮食

术后饮食应按医嘱执行,开始进食的时间与麻醉方式、手术范围及是否涉及胃肠道有关。对能正常饮食的患者,应鼓励患者进食高蛋白、高热量和富含维生素的食物;禁食患者暂采取胃肠外营养支持。①非消化道手术:局麻或小手术后,饮食不必严格限制;椎管内麻醉术后,若无恶心、呕吐,4～6 h 给予饮水或少量流质饮食,以后酌情给半流质饮食或普通饮食;全身麻醉术后可于次日给予流质饮食,以后逐渐给半流质饮食或普通饮食。②消化道手术:一般在术后 2～3 d 禁食,待肠道功能恢复、肛门排气后开始进流质饮食,应少食多餐,后逐渐给半流质饮食及普通饮食。开始进食时,早期应避免食用牛奶、豆类等产气食物。

3.切口护理

术后常规换药,一般隔天 1 次,感染或污染严重的切口应每天一次;若敷料被渗湿、脱落或被大小便污染,应及时更换;若无菌切口出现明显疼痛,且有感染迹象,应及时通知医师,尽早处理。

4.引流护理

术后有效的引流是防止术后发生感染的重要措施。应注意:①正确接管、妥善固定,防止松脱。②保持引流通畅,避免引流管扭曲、受压或阻塞。③观察并记录引流液的量、性状和颜色。④更换引流袋或引流瓶时,应注意无菌操作。⑤掌握各类引流管的拔管适应证及拔除引流管时间。较浅表部位的乳胶引流片,一般于术后 1～2 d 拔除;单腔或双腔引流管,多用于渗液、脓液较多的患者,多于术后2～3 d拔除;胃肠减压管一般在肠道功能恢复、肛门排气后拔除;导尿管可留置 1～2 d。具体拔管时间应遵医嘱执行。

5.术后活动

指导患者尽可能地进行早期活动。①术后早期活动的意义:增加肺活量,有利于肺的扩张和分泌物的排出,预防肺部并发症。促进血液循环,有利于切口愈合,预防褥疮和下肢静脉血栓形成。促进胃肠道蠕动,防止腹胀、便秘和肠粘连。促进膀胱功能恢复,防止尿潴留。②活动方法:一般手术无禁忌的患者,当天麻醉作用消失后即可鼓励患者在床上活动,包括深呼吸、活动四肢及翻身;术后1～2 d可试行离床活动,先让患者坐于床沿,双腿下垂,然后让其下床站立,稍做走动,以后可根据患者的情况、能力,逐渐增加活动范围和时间;病情危重、体质衰弱的患者,如休克、内出血、剖胸手术后、颅脑手术后,仅协助患者做双上、下肢活动,促进肢体血液循环;限制活动的患者,如脊柱手术、疝修补术、四肢关节手术后,活动范围受到限制,协助患者进行局部肢体被动活动。③注意事项:在患者活动时,应注意随时观察患者,不可随便离开患者;活动时,注意保暖;每次活动不能过量;患者活动时若出现心悸、脉速、冷汗等,应立即辅助患者平卧休息。

(二)心理护理

患者术后往往有自我形象紊乱、担心预后等心理顾虑,应根据具体情况做好心理护理工作,为患者创造良好的环境,避免各种不良的刺激。

(三)术后常见不适的护理

1.发热

手术热不超过38.5 ℃一般可暂不做处理;若体温升高幅度过大、时间超过3 d或体温恢复后又再次升高,应注意监测体温,并寻找原因。若体温超过39 ℃,可给予物理降温,如冰袋降温、酒精擦浴等。必要时可应用解热镇痛药物。发热期间应注意维护正常体液平衡,及时更换潮湿的床单或衣裤,以防感冒。

2.切口疼痛

麻醉作用消失后,可出现切口疼痛。一般术后24 h内疼痛较为剧烈,2～3 d后逐渐缓解。护士应明确疼痛原因,并对症护理。引流管移动所致的切口牵拉痛,应妥善固定引流管;切口张力增加或震动引起的疼痛,应在患者翻身、深呼吸、咳嗽时,用手保护切口部位;较大创面的换药前,适量应用止痛剂;大手术后24 h内的切口疼痛,遵医嘱肌内注射阿片类镇痛剂。必要时可4～6 h重复使用或术后使用镇痛泵。

3.恶心、呕吐

其多为麻醉后的胃肠道功能紊乱的反应,一般于麻醉作用消失后自然消失。腹部手术后频繁呕吐,应考虑急性胃扩张或肠梗阻。护士应观察并记录恶心、呕吐发生的时间及呕吐物的量、颜色和性质;协助其取合适体位,头偏向一侧,防止发生误吸。吐后给予口腔清洁护理及整理床单,可遵医嘱使用镇吐药物。

4.腹胀

术后胃肠道功能未恢复,肠腔内积气过多,可引起腹胀,多于术后2～3 d,胃肠蠕动功能恢复、肛门排气后自行缓解,无须特殊处理。严重腹胀须及时处理:①遵医嘱禁食、持续性胃肠减压或肛管排气。②鼓励患者早期下床活动。③针刺足三里、气海、天枢等穴位;非胃肠道手术的患者,可口服促进胃肠道蠕动的中药。对于肠梗阻、低血钾、腹膜炎等引起腹胀的患者,应及时遵医嘱给予相应处理。

5.呃逆

神经中枢或膈肌受刺激时可出现呃逆,多为暂时性。术后早期发生暂时性呃逆者,可经压迫眶上缘、短时间吸入CO_2、抽吸胃内积气和积液、给予镇静或解痉药物等处理来缓解。若上腹部手术后出现顽固性呃逆,应警惕膈下感染,及时告知医师处理。

6.尿潴留

其多发生在腹部和肛门、会阴部手术后,主要由麻醉后排尿反射受抑制、膀胱和后尿道括约肌反射性痉挛及患者不适应床上排尿等引起。若患者术后 6～8 h 尚未排尿或虽有排尿但尿量少,应作耻骨上区叩诊。若叩诊有浊音区,则应考虑尿潴留。对尿潴留者应及时采取有效措施,缓解症状。护士应稳定患者的情绪,在无禁忌证的情况下,可协助其坐于床沿或站立排尿。诱导患者建立排尿反射,如听流水声、下腹部热敷、按摩,应用镇静或止痛药,解除疼痛或用氯贝胆碱等药物刺激膀胱逼尿肌收缩。若上述措施均无效,可在严格无菌技术下导尿。若导尿量超过 500 mL 或有骶前神经损伤、前列腺增生,应留置导尿。留置导尿期间,应注意导尿管护理及膀胱功能训练。

(四)并发症的观察及处理

1.出血

(1)病情观察:一般在术后 24 h 内发生。出血量小,仅有切口敷料浸血,或引流管内有少量出血;若出血量大,则术后早期即出现失血性休克。特别是在输给足够液体和血液后,休克征象或试验室指标未得到改善甚至加重,或一度好转后又恶化,都提示有术后活动性出血。

(2)预防及处理:术后出血应以预防为主,包括手术时严密止血,切口关闭前严格检查有无出血点;有凝血机制障碍者,应在术前纠正凝血障碍。出血量小(切口内少量出血)的患者,更换切口敷料,加压包扎;遵医嘱应用止血药物止血。出血量大或有活动性出血的患者,应迅速加快输液、输血以补充血容量,并迅速查明出血原因,及时通知医师,完善术前准备,准备进行手术止血。

2.切口感染

(1)病情观察:清洁切口和沾染切口并发感染,常发生于术后 3～4 d。表现为切口疼痛加重或减轻后又加重,局部常有红、肿、热、痛或触及波动感,甚至出现脓性分泌物。全身表现有体温升高、脉搏加速、血白细胞计数和中性粒细胞比例增高等。

(2)预防及处理:严格遵守无菌技术原则;注意手术操作技巧,防止残留无效腔、血肿,切口内余留的线过多、过长等;加强手术前后处理,术前做好皮肤准备,术后保持切口敷料的清洁、干燥和无污染;改善患者营养状况,增强抗感染能力。一旦发现切口感染,早期应勤换敷料、局部理疗、遵医嘱使用抗菌药物。若已形成脓肿,应拆除部分缝线,敞开切口,通畅引流,创面清洁后,考虑做二期缝合,以缩短愈合时间。

3.切口裂开

(1)病情观察:多见于腹部手术后,时间上多在术后 1 周左右。主要原因常有营养不良、缝合技术存在缺点、腹腔内压力突然增高和切口感染等。一种是完全裂开,另一种是不完全裂开。完全裂开往往发生于腹内压突然增加,患者自觉切口剧痛和突然松开,有大量淡红色液体自切口溢出,可有肠管和网膜脱出;不完全性切口裂开,是指除皮肤缝线完整,深层组织裂开,线结处有血性液体渗出。

(2)预防:手术前纠正营养不良状况;手术时避免强行缝合,采用减张缝合,术后适当延缓拆线时间;手术后切口处用腹带包扎;咳嗽时注意保护切口,并积极处理其他原因引起的腹内压增高;预防切口感染。

(3)处理:一旦发现切口裂开,应及时处理。完全性切口裂开时,应立即安慰患者,消除恐惧情绪,让患者平卧,立即用无菌等渗盐水纱布覆盖切口,并用腹带包扎,通知医师,护送患者进手术室重新缝合;若有内脏脱出,切忌在床旁还纳内脏,以免造成腹腔内感染。切口部分裂开或裂开较小时,可暂不手术,待病情好转后择期进行切口疝修补术。

4.肺不张及肺部感染

(1)病情观察:常发生在胸、腹部大手术后,多见于慢性肺气肿或肺纤维化的患者,长期吸烟更易发生。这些患者肺弹性减弱,术后呼吸活动受限,分泌物不易咳出,易堵塞支气管,造成肺部感染及肺不张。开始表现为发热、呼吸和心率加快,持续时间长,可出现呼吸困难和呼吸抑制。体检时,肺不张部位叩诊呈浊音或实音,听诊呼吸音减弱、消失或为管样呼吸音。血气分析示 PaO_2 下降和 $PaCO_2$ 升高,继发感染时,血白细胞计数和中性粒细胞比例增加。

(2)预防:术前做好呼吸锻炼,胸部手术者加强腹式深呼吸训练,腹部手术者加强胸式深呼吸训练。手术前 2 周停止吸烟,有呼吸道感染、口腔炎症等情况者待炎症控制后再手术。全麻手术拔管前,吸净气管内分泌物,术后鼓励患者深呼吸、有效咳嗽,同时可应用体位引流或给予雾化吸入。

(3)处理:若发生肺不张,做如下处理。遵医嘱给予有效抗菌药物预防和控制炎症。应鼓励患者深吸气,有效咳嗽、咳痰,帮助患者翻身拍背,协助痰液排出。无力咳嗽排痰的患者,用导管插入气管或支气管吸痰,痰液黏稠应用雾化吸入稀释。有呼吸道梗阻症状、神志不清、呼吸困难者,做气管切开。

5.尿路感染

(1)病情观察:手术后尿路感染与导尿管的插入和留置密切相关,尿潴留是基本原因,分为下尿路和上尿路感染。下尿路感染主要是急性膀胱炎,常伴尿道炎和前列腺炎,主要表现为尿频、尿急、尿痛和排尿困难,一般无全身症状,尿常规检查有较多红细胞和脓细胞。上尿路感染主要是肾盂肾炎,多见于女性,主要表现为畏寒、发热和肾区疼痛,血常规检查白细胞计数增高,中段尿镜检有大量白细胞和脓细胞,做尿液培养可明确菌种,为选择抗菌药物提供依据。

(2)预防与处理:及时处理尿潴留是预防尿路感染的主要措施。鼓励患者多饮水,保持每天尿量在1500 mL以上,并保持排尿通畅。根据细菌培养和药敏实验选择有效抗菌药物治疗,残余尿在 50 mL 以上者,应留置导尿,放置导尿管时,应严格遵守无菌操作原则。遵医嘱给患者服用碳酸氢钠,以碱化尿液,减轻膀胱刺激症状。

6.深静脉血栓形成和血栓性静脉炎

(1)病情观察:多发生于术后长期卧床、活动少或肥胖患者,以下肢多见。患者感觉小腿疼痛。检查肢体肿胀、充血,有时可触及索状物,继之可出现凹陷性水肿,腓肠肌挤压试验或足背屈曲试验阳性。常伴体温升高。

(2)预防与处理:强调早期起床活动。若为不能起床活动的患者,指导患者学会做踝关节伸屈活动的方法,或采用电刺激、充气袖带挤压腓肠肌及被动按摩腿部肌肉等方法,加速静脉血回流。术前可使用小剂量肝素皮下注射,连续使用5～7 d,有效防止血液高凝状态。一旦发生深静脉血栓或血栓性静脉炎,应抬高、制动患肢,严禁局部按摩及经患肢输液,同时遵医嘱使用抗凝剂、溶栓剂或复方丹参液滴注。必要时,手术取出血栓。

(五)健康指导

(1)心理保健:某些患者因手术致残,形象改变,从而心态也发生改变。要指导患者学会自我调节、自我控制,提高心理适应能力和社会活动能力。

(2)康复知识:指导患者进行术后功能锻炼,教会患者自我保护、保健知识。教会患者缓解不适及预防术后并发症的简单方法。

(3)营养与饮食:指导患者建立良好的饮食卫生习惯,保持合理的营养摄入,促进康复。

(4)合理用药:指导患者按医师开具的出院带药按时按量服用,讲解服药后的毒副反应及特殊用药的注意事项。

(5)按时随访。

第六章 急危重症护理

第一节 常用的急救技术

抢救危重患者的急救技术是急救成功的关键，它直接影响到患者的生命安全和生命质量。护理人员必须熟练掌握常用的急救技术，保证急救工作及时、准确、有效地进行。

一、吸氧法

吸氧法是通过给氧，增加吸入空气中氧的浓度，提高肺泡内的氧浓度，进而提高动脉血氧分压(PaO_2)和动脉血氧饱和度(SaO_2)，增加动脉血氧含量(CaO_2)，纠正各种原因造成的缺氧状态，促进组织的新陈代谢，维持机体生命活动的一种治疗方法。其是临床常用的急救技术之一。

(一)缺氧的分类

根据发病原因的不同，缺氧可分为四种类型。不同类型的缺氧具有不同的血氧变化特征，氧疗的效果也不尽相同。

1.低张性缺氧

低张性缺氧是吸入气体中氧分压过低、肺泡通气不足、气体弥散障碍、静脉血分流入动脉引起的缺氧。主要特点是 CaO_2 降低，SaO_2 降低，组织供氧不足。常见于慢性阻塞性肺部疾病、呼吸中枢抑制、先天性心脏病等。

2.血液性缺氧

血液性缺氧是血红蛋白数量减少或性质改变使血红蛋白携氧能力降低引起的缺氧。主要特点是 CaO_2 降低，PaO_2 一般正常。常见于严重贫血、一氧化碳中毒、高铁血红蛋白症、输入大量库存血等。

3.循环性缺氧

循环性缺氧是动脉血灌注不足、静脉血回流障碍引起的缺氧。主要特点是 PaO_2、SaO_2、CaO_2 均正常，而动-静脉氧压差增加。常见于休克、心力衰竭、大动脉栓塞等。

4.组织性缺氧

组织性缺氧是组织细胞生物氧化过程障碍，利用氧能力降低引起的缺氧。主要特点是 PaO_2、SaO_2、CaO_2 均正常，而静脉血氧含量和氧分压较高，动-静脉氧压差小于正常值。常见于氰化物中毒、组织损伤、大量放射线照射等。

以上四种类型的缺氧中，氧疗对低张性缺氧的疗效最好，吸氧能提高 PaO_2、SaO_2、CaO_2，使组织供氧增加。氧疗对心功能不全、严重贫血、一氧化碳中毒、休克等患者也有一定的疗效。

(二)缺氧的症状和程度判断及给氧的标准

1.判断缺氧程度

对缺氧程度的判断除患者的临床表现外，主要根据血气分析检查结果来判断(表 6-1)。

表 6-1　缺氧的症状和程度判断

程度	发绀	呼吸困难	神志	血气分析			
				氧分压(PaO_2)		二氧化碳分压($PaCO_2$)	
				kPa	mmHg	kPa	mmHg
轻度	轻	不明显	清楚	6.6～9.3	50～70	＞6.6	＞50
中度	明显	明显	正常或烦躁不安	4.6～6.6	35～50	＞9.3	＞70
重度	显著	严重，三凹征明显	昏迷或半昏迷	＜4.6	＜35	＞12.0	＞90

注：动脉血气分析正常值为 PaO_2 80～100 mmHg，$PaCO_2$ 35～45 mmHg，SaO_2 95 %。

2.给氧指征

(1)轻度缺氧：一般不给氧，如果患者有呼吸困难可给予低流量的氧气(1～2 L/min)。

(2)中度缺氧：须给氧。患者 PaO_2 小于 50 mmHg(6.67 kPa)时均应给氧。对于慢性阻塞性肺疾病并发冠心病患者，其 PaO_2 小于 60 mmHg(7.99 kPa)时便需要给氧。

(3)重度缺氧：给氧的绝对适应证。

(三)氧气疗法的种类及适用范围

动脉血二氧化碳分压($PaCO_2$)是评价通气状态的指标，是决定以何种方式给氧的重要依据。

1.低浓度氧疗

低浓度氧疗又称控制性氧疗，吸氧浓度低于 40 %，用于低氧血症伴二氧化碳潴留的患者。例如，慢性阻塞性肺部疾病和慢性呼吸衰竭的患者呼吸中枢对二氧化碳增高的反应很弱，呼吸的维持主要依靠缺氧刺激外周化学感受器。如果给予高浓度的氧气吸入，低氧血症迅速解除，同时也解除了缺氧兴奋呼吸中枢的作用，因此可导致呼吸进一步抑制，加重二氧化碳潴留，甚至发生二氧化碳麻醉。

2.中等浓度氧疗

中等浓度氧疗吸氧浓度为 40 %～60 %，主要用于有明显通气，或灌注比例失调或显著弥散障碍的患者，特别是血红蛋白浓度很低或心排血量不足者，如肺水肿、心肌梗死、休克等。

3.高浓度氧疗

高浓度氧疗吸氧浓度在 60 %以上，应用于单纯缺氧而无二氧化碳潴留的患者，如心肺复苏后的生命支持阶段、成人型呼吸窘迫综合征等。

(四)供氧装置

供氧装置有氧气筒、氧气压力表和管道氧气装置(中心供氧装置)。

1.氧气筒和氧气压力表装置

(1)氧气筒装置。

氧气筒为柱形无缝钢筒，筒内可耐高压达 14.7 MPa，容纳氧气约 6000 L。

总开关：在筒的顶部，可控制氧气的放出。使用时，将总开关向逆时针方向旋转 1/4 周即可放出足够的氧气，不用时可按顺时针方向将总开关旋紧。

氧气筒装置气门：在氧气筒颈部的侧面有一气门与氧气表相连，是氧气自筒中输出的途径。

(2)氧气压力表装置。

组成:共由以下几部分组成。①压力表。表上的指针能表示筒内氧气的压力,以 MPa 或 kgf/cm^2(非法定计量单位,1 $ksf/cm^2 \approx 0.1$ MPa)表示。压力越大则说明氧气储存量越多。②减压器。一种弹簧自动减压装置,可将氧气气筒内的压力降为 0.2～0.3 MPa,使流量平衡,保证安全,便于使用。③流量表。可以测知每分钟氧气的流出量,用 L/min 表示,以浮标上端平面所指刻度读数为标准。④湿化瓶。用于湿润氧气,以免呼吸道黏膜被干燥的气体所刺激。瓶内装入 1/3～1/2 的冷开水,通气管浸入水中,出气管和鼻导管相连。湿化瓶应每天换水一次。⑤安全阀。由于氧气表的种类不同,安全阀有的在湿化瓶上端,有的在流量表下端。当氧气流量过大、压力过高时,安全阀的内部活塞即自行上推,使过多的氧气从四周小孔流出,以保证安全。

装表法:①吹尘。将氧气筒置于架上,取下氧气筒帽,用手将总开关按逆时针方向打开,使少量氧气从气门处流出,随即迅速关好总开关,以达清洁该处的目的,避免灰尘吹入氧气表内。②接氧气表。将氧气表的旋紧螺帽口与氧气筒气门处的螺丝接头衔接,将表稍向后倾,用手按顺时针方向初步旋紧,然后再用扳手旋紧,使氧气表直立于氧气筒旁。③接湿化瓶。连接通气管和湿化瓶。④接管与检查。连接出气橡胶管于氧气表上,检查流量调节阀。确认关好后,打开氧气筒总开关,再打开流量调节阀,检查氧气流出是否通畅、有无漏气及全套装置是否适用。最后关上流量调节阀,推至病房待用。

卸表法:①放余气。旋紧氧气筒总开关,打开氧气流量调节阀,放出余气,再关好流量调节阀,卸下湿化瓶和通气管。②卸氧气表。一手持表,一手用扳手将氧气表上的螺帽旋松,然后再用手旋开,将表卸下。

2.管道氧气装置

管道氧气装置即中心供氧装置。氧气通过中心供氧站提供,中心供氧站通过管道将氧气输送至各病区床单位、门诊、急诊科。中心供氧站通过总开关进行管理,各用氧单位有分开关,并配有氧气表,患者需要时打开床头流量表开关,调整好氧流量即可使用。

(五)氧气成分、浓度及关于用氧的计算

1.氧气成分

根据条件和患者的需要,一般常用 99 %氧气,也可用 5 %二氧化碳和纯氧混合的气体。

2.氧气吸入浓度

氧气在空气中占 20.93 %,二氧化碳为 0.03 %,其余 79.04 %为氮气、氢气和微量的惰性气体。掌握吸氧浓度对纠正缺氧起着重要的作用。低于 25 %的氧浓度则和空气中氧含量相似,无治疗价值;高于 70 %的浓度且持续时间超过 2 d 则可能发生氧中毒,表现为恶心、烦躁不安、面色苍白、进行性呼吸困难。故掌握吸氧浓度至关重要。

3.氧浓度和氧流量的换算方法

换算公式如下:

吸氧浓度(%)=21+4×氧流量(L/min)

4.氧气筒内的氧气量的计算

计算公式如下：

氧气筒内的氧气量(L)＝氧气筒容积(L)×压力表指示的压力(kgf/cm^2)÷1 kgf/cm^2

5.氧气筒内氧气的可供应时间的计算

计算公式如下(公式中5是指氧气筒内应保留压力值)：

氧气筒内的氧气可供应的时间(h)＝(压力表压力－5)(kgf/cm^2)×氧气筒容积(L)÷1 kgf/cm^2÷氧流量(L/min)÷60min

(六)鼻导管给氧法

鼻导管给氧法有单侧鼻导管给氧法和双侧鼻导管给氧法两种。①单侧鼻导管给氧法是将一细鼻导管插入一侧鼻孔，经鼻腔到达鼻咽部，末端连接氧气的供氧方法。此法节省氧气，但会刺激鼻腔黏膜，长时间应用患者会感觉不适，因此目前不常用。②双侧鼻导管给氧法是将特制双侧鼻导管插入双鼻孔内，末端连接氧气的供氧方法。插入深约1 cm，导管环稳妥固定即可。此法操作简单，对患者刺激性小，适用于长期用氧的患者。其是目前临床上常用的给氧方法之一。

1.目的

(1)改善各种原因导致的缺氧状况。

(2)提高 PaO_2 和 SaO_2。

(3)促进组织代谢，维持机体生命活动。

2.评估

(1)了解患者病情，缺氧原因、缺氧程度及缺氧类型，检查患者呼吸道是否通畅、鼻腔黏膜情况、有无鼻中隔偏曲等。

(2)操作者双手不可接触油剂。

(3)用物氧气筒是否悬挂“有氧”及“四防”标志。

(4)检查环境病房有无烟火及易燃品。

3.计划

(1)用物准备。①治疗盘内备：治疗碗(内放鼻导管、纱布数块)、小药杯(内盛冷开水)、通气管、棉签、乙醇、弯盘、胶布、玻璃接管、湿化瓶(内装1/3～1/2湿化液)、安全别针、扳手。②治疗盘外备：氧气筒及氧气压力表装置、吸氧记录单、笔。

(2)患者准备：体位舒适，情绪稳定，理解目的，愿意配合。

(3)环境准备：清洁，安静，光线充足，室温适宜，1 m之内无热源，5 m之内无明火，远离易燃易爆品。

4.评价

(1)患者缺氧症状得到改善，无鼻黏膜损伤，无氧疗不良反应发生。

(2)氧气装置无漏气，护士操作规范，用氧安全。

(3)患者知晓用氧安全注意事项，能主动配合操作。

5.健康教育

(1)指导患者及其家属认识氧疗的重要性和配合氧疗的方法。

(2)指导患者及探视者用氧时禁止吸烟,保证用氧安全。

(3)告知患者及其家属不要自行摘除鼻导管或者调节氧流量。

(4)告知患者如感到鼻咽部干燥不适或者胸闷憋气,应及时通知医务人员。

6.其他注意事项

(1)注意用氧安全,切实做好"四防",即防震、防火、防热、防油。氧气筒内压力很高,在搬运时避免倾倒撞击,防止爆炸;氧气助燃,氧气筒应放阴凉处,筒的周围严禁烟火和易燃品,氧气筒至少距明火5 m,暖气1 m;氧气表及螺旋口上勿涂油,也不可用带油的手拧螺旋,避免燃烧。

(2)氧气筒的氧气不可全部用尽,当压力表上指针降至0.5 MPa(5 kgf/cm^2)时不可再用,以防灰尘进入筒内,再次充气时发生爆炸。

(3)未用和已用完的氧气筒应分别注明"满"或"空"的字样,便于及时储备,以应急需。

(4)保护鼻黏膜防止交叉感染:①用鼻导管持续吸氧者,每天更换鼻导管两次以上,双侧鼻孔交替使用,以减少对鼻黏膜的刺激。②及时清洁鼻腔,防止导管阻塞。③湿化瓶一人一用一消毒,连续吸氧患者应每天更换湿化瓶、湿化液及一次性吸氧管。

(七)鼻塞给氧法

鼻塞给氧法是将鼻塞塞于一侧鼻孔内的给氧方法。鼻塞是用塑料或有机玻璃制成的带有管腔的球状物,大小以恰能塞进鼻孔为宜。此法可避免鼻导管对鼻黏膜的刺激,两侧鼻孔可交替使用,患者较为舒适,适用于慢性缺氧者长期氧疗。

(八)面罩给氧法

将面罩置于患者口鼻部供氧,用松紧带固定,氧气自下端输入,呼出的气体从面罩侧孔排出的方法是面罩给氧法。由于口、鼻部都能吸入氧气,因此此法效果较好,同时此法对呼吸道黏膜刺激性小,简单易行,患者较为舒适。可用于病情较重,氧分压明显下降者。面罩给氧时必须要有足够的氧流量,一般为6~8 L/min。

(九)氧气袋给氧法

氧气袋为一长方形橡胶袋,袋的一角有橡胶管,上有调节器以调节流量。使用时将氧气袋充满氧气,连接湿化瓶、鼻导管,调节好流量,让患者头部枕于氧气袋上,借助重力使氧气流出。主要用于家庭氧疗、危重患者的急救或转运途中。

(十)头罩给氧法

头罩给氧法适用于新生儿、婴幼儿的给氧,将患儿头部置于头罩里,将氧气接于进气孔上,可以保证罩内一定的氧浓度。此法简便、无刺激,同时透明的头罩也易于观察病情变化。

(十一)氧疗监护

1.缺氧症状改善

患者由烦躁不安变为安静,心率变慢、血压上升、呼吸平稳、皮肤红润温暖、发绀消失,说明缺氧症状改善。

2.实验室检查

实验室检查可作为氧疗监护的客观指标,主要用于观察氧疗后 PaO_2、$PaCO_2$、SaO_2 等指标的变化。

3.氧气装置

护理人员应检查氧气装置有无漏气，管道是否通畅。

4.氧疗的不良反应及预防

若氧浓度高于 60 %、持续时间超过 24 h，则可能出现氧疗的不良反应。

常见的不良反应有以下几种。

(1)氧中毒：长时间高浓度氧气吸入的患者可有肺实质的改变，如肺泡壁增厚、出血。氧中毒患者常表现为胸骨后不适、疼痛、灼热感，继而出现干咳、恶心呕吐、烦躁不安、进行性呼吸困难，继续增加吸氧浓度，患者的 PaO_2 不能保持理想水平。

预防措施：预防氧中毒的关键是避免长时间、高浓度吸氧；密切观察给氧的效果和不良反应；定时进行血气分析，根据分析结果调节氧流量。

(2)肺不张：呼吸空气时，肺内含有大量不被血液吸收的氮气，构成肺内气体的主要成分。高浓度氧疗时，肺泡气中氮逐渐被氧取代，一旦发生支气管阻塞，肺泡内的气体更易被血液吸收而发生肺泡萎缩，从而引起吸收性肺不张。患者表现为烦躁不安，呼吸、心率增快，血压上升，继而出现呼吸困难、发绀，甚至昏迷。

预防措施：控制吸氧浓度；鼓励患者深呼吸、有效咳嗽、经常翻身叩背以促进痰液排出，防止分泌物阻塞。

(3)呼吸道分泌物干燥：如持续吸入未经湿化且浓度较高的氧气超过 48 h，支气管黏膜可因干燥气体的直接刺激而产生损害，使分泌物黏稠、结痂、不易咳出。特别是气管插管或气管切开的患者，因失去了上呼吸道对气体的湿化作用而更易发生此反应。

预防措施：氧气吸入前一定要先湿化，必要时配合做超声波雾化吸入。

(4)眼晶状体后纤维组织增生：仅见于新生儿，尤其是早产儿。患儿长时间吸入高浓度氧气，可发生视网膜血管收缩，从而发生视网膜纤维化，最后导致不可逆的失明。

预防措施：新生儿吸氧浓度应严格控制在 40 %以下，并控制吸氧的时间。

(5)呼吸抑制：常发生于低氧血症伴二氧化碳潴留的患者吸入高浓度的氧气之后。由于 $PaCO_2$ 长期升高，呼吸中枢失去了对二氧化碳的敏感性。呼吸的调节主要依靠缺氧对外周感受器的刺激来维持，如果吸入高浓度氧，虽然缺氧得到某种程度的改善，但却解除了缺氧对呼吸的刺激作用，这导致呼吸中枢抑制加重，甚至呼吸停止。

预防措施：低浓度低流量持续给氧，并检测 PaO_2 的变化，维持患者的 PaO_2 在 60 mmHg (7.99 kPa)左右。

二、吸痰法

吸痰法是指利用机械吸引的方法，经口、鼻腔、人工气道将患者呼吸道的分泌物吸出，以保持呼吸道通畅的一种治疗方法。临床上主要用于年老体弱、危重、昏迷、麻醉未清醒前、气管切开等不能有效咳嗽、排痰者。

(一)吸痰装置

临床上常用的吸痰装置有电动吸引器和中心负压吸引装置两种，它们利用负压吸引原理，连接导管，吸出痰液。

1.电动吸引器

(1)构造:主要由电动机、偏心轮、气体过滤器、压力表及安全瓶和储液瓶组成。安全瓶和储液瓶是两个容量为 1 000 mL 的容器,瓶塞上各有两个玻璃管,并通过橡胶管相互连接。

(2)原理:接通电源后,电动机带动偏心轮,从吸气孔吸出瓶内的空气,并由排气孔排出,这样不断地循环转动,使瓶内产生负压,将痰吸出。

2.中心负压吸引装置

目前各大医院均设中心负压吸引装置,吸引管道连接到各病房床单位,使用十分方便。

(二)电动吸引器吸痰法

1.目的

其目的是:清除呼吸道分泌物,保持呼吸道通畅;预防肺不张、坠积性肺炎、窒息等并发症的发生。

2.评估

(1)患者:评估患者鼻腔有无分泌物堵塞,有无鼻息肉、鼻中隔偏曲等情况;评估患者的意识及有无将呼吸道分泌物排出的能力,以判断是否具有吸痰的适应证,判断是否需要同时备压舌板或开口器及舌钳。

(2)环境:评估病房是否安静,温、湿度是否适宜。

(3)用物:评估吸痰管型号是否合适,吸痰用物是否保持无菌状态;备好不同型号的无菌吸痰管或消毒吸痰管(成人 12~14 号,小儿 8~12 号);将内盛消毒液的瓶子系于吸引器一侧(内放吸痰后的玻璃接管);检查电动吸引器性能是否良好,各管道连接是否正确。

3.计划

(1)患者准备:体位舒适,情绪稳定,理解目的,愿意配合。

(2)操作者准备:根据患者情况及痰液的黏稠度调节负压(成人 39.9~53.3 kPa,儿童<39.9 kPa)。

(3)用物准备。①无菌治疗盘内备:无菌持物镊或血管钳、无菌纱布、无菌治疗碗,必要时备压舌板、开口器、舌钳。②治疗盘外备:盖罐 2 个(分别盛 0.9 %氯化钠注射液和消毒吸痰管数根,也可用一次性无菌吸痰管)、弯盘、无菌手套。③吸痰装置:电动吸引器 1 台、多头电插板。

4.评价

(1)患者呼吸道内分泌物及时清除,气道通畅,缺氧症状得到缓解。

(2)护士操作规范,操作中未发现呼吸道黏膜损伤。

5.健康教育

(1)告诉清醒患者不要紧张并教会患者正确配合吸痰。

(2)告知患者适当饮水,以利痰液排出。

6.其他注意事项

(1)电动吸引器连续使用不得超过 2 h。

(2)储液瓶内应放少量消毒液,使吸出液不致黏附于瓶底,便于清洗消毒;储液瓶内吸出液应及时倾倒,液面不应超过储液瓶的 2/3,以免痰液被吸入电动机而损坏机器。

(3)按照无菌技术操作原则,治疗盘内吸痰用物应每天更换1～2次,吸痰管每次更换,储液瓶及连接导管每天清洁消毒,避免交叉感染。

(4)小儿吸痰时,吸痰管要细,吸力要小。

(5)痰液黏稠者,可以配合翻身叩背、雾化吸入等方法,增强吸痰效果。

(6)经鼻气管内吸引时插入导管长度:成人20 cm、儿童14～20 cm、婴幼儿8～14 cm。

(7)颅底骨折患者严禁从鼻腔吸痰,避免颅内感染及脑脊液被吸出。

(三)中心负压吸引装置吸痰法

使用中心负压吸引装置吸痰时,只需将吸痰导管和负压吸引管道相连接,开动吸引开关即可抽吸痰液。因中心负压吸引装置无脚踏开关,手控开关打开后即为持续吸引,因此每次插管前均须反折吸痰管,以免负压吸附黏膜,引起损伤。

(四)注射器吸痰法

一般用50 mL或100 mL注射器连接吸痰管进行抽吸。其适用于紧急状态下吸痰。

三、洗胃法

洗胃是将胃管插入患者胃内,反复注入和吸出一定量的溶液,以冲洗并排出胃内容物,减轻或避免吸收毒物的胃灌洗方法。

(一)目的

1.解毒

清除胃内毒物或刺激物,减少毒物吸收,还可利用不同灌洗液进行中和解毒,用于急性食物或药物中毒。服毒后6 h内洗胃效果最有效。

2.减轻胃黏膜水肿

幽门梗阻患者饭后常有滞留现象,可引起上腹胀闷、恶心呕吐等不适,洗胃可将胃内潴留食物洗出,减轻潴留物对胃黏膜的刺激,从而减轻胃黏膜水肿。

3.为手术或检查做准备

如行胃部、食管下段、十二指肠等手术前,洗胃可减少术中并发症,便于手术操作。

(二)口服催吐法

口服催吐法适用于清醒且能合作的患者。

(1)用物:治疗盘内备量杯(按需要备10000～20000 mL洗胃溶液,温度为25～38 ℃)、压舌板、橡胶围裙、盛水桶、水温计。

(2)操作方法:①患者取坐位或半坐卧位,戴好橡胶围裙,盛水桶置患者座位前。②嘱患者在短时间内自饮大量灌洗液,即可引起呕吐,不易吐出时,可用压舌板压其舌根部引起呕吐。如此反复进行,直至吐出的灌洗液澄清无味为止。③协助患者漱口、擦脸,必要时更换衣服,卧床休息。④记录灌洗液名称及量,呕吐物的量、颜色、气味,患者主诉,必要时送检标本。

(三)自动洗胃机洗胃法

自动洗胃机洗胃法是将电磁泵作为动力源,通过自控电路的控制,使电磁阀自动转换动作,先向胃内注入冲洗药液,随后从胃内吸出内容物的洗胃过程。自动洗胃机台面上装有电子钟、调节药量的开关(顺时针为开,冲洗时压力在39.2～58.8 kPa,流量约2.3 L/min)和停机、手吸、手冲、自动清洗等键,洗胃机侧面装有药管、胃管、污水管口等,机内备滤清器(防止食物残渣堵塞管道),背面装有电源插头。自动洗胃机能迅速、彻底地清除胃内毒物。

1.评估

(1)患者:①评估患者意识及有无配合的能力,以方便操作及减轻患者的痛苦。②了解患者中毒情况、既往健康状况,以便掌握洗胃禁忌证,增加洗胃的安全性。③评估患者口腔黏膜情况、有无活动义齿。

(2)用物:自动洗胃机性能是否良好。

(3)环境:病房是否安静、整洁、宽敞。

2.计划

(1)环境准备:环境安静、整洁、宽敞,避免人群围观,必要时备屏风以保护患者隐私。

(2)操作者准备:洗手,戴口罩,必要时戴手套。

(3)用物准备:①备洗胃溶液。根据毒物性质准备洗胃溶液,毒物性质不明时可选用温开水或等渗盐水洗胃;一般用量为10000～20000 mL,温度为25～38 ℃。②备洗胃用物。备无菌洗胃包(内有胃管、纱布、镊子或使用一次性胃管)、止血钳、液状石蜡、棉签、弯盘、治疗巾、橡胶围裙或橡胶单、胶布、检验标本容器或试管、量杯、水温计、压舌板、50 mL注射器、听诊器、手电筒,必要时备开口器、牙垫、舌钳于治疗碗中,以及水桶两只(分别盛放洗胃液、污水)。③备洗胃机。接通电源,连接各种管道,将三根橡胶管分别与机器的药水管(进液管)、胃管、污水管(出液管)连接,将已配好的洗胃液倒入洗胃液桶内,药管的一端放入洗胃液桶内,污水管的一端放入空水桶内。调节药量流速,备用。

(4)患者准备:有义齿者取下义齿,体位舒适,清醒者愿意配合。

3.实施

自动洗胃机洗胃步骤见表6-2。

表6-2 自动洗胃机洗胃法

流程	步骤详解	要点与注意事项
备物核对	携用物至床旁,核对并再次解释	尊重患者,取得合作,昏迷者取得家属配合
插胃管	卧位:协助患者取合适的卧位:清醒或中毒较轻者可取坐位或半坐卧位;中毒较重者取几侧卧位,昏迷患者取去枕仰卧位,头偏向一侧	左侧卧位可减慢胃排空,延缓毒物进入十二指肠
	保护衣被:围橡胶单于胸前	
	插胃管:弯盘放于口角处,润滑胃管,由口腔插入,方法同鼻饲法	昏迷者使用张口器和牙垫协助打开口腔;插管时动作要轻柔,切忌损伤食管黏膜或误入气管
	验证固定:确定胃管在胃内,用胶布固定	同鼻饲法
连接胃管	洗胃机胃管的一端与已插好的患者的胃管相连	
自动洗胃	按"手吸"按钮,吸出胃内容物。	以彻底有效清除胃内毒物
	按"自动"按钮,机器即开始对胃进行自动冲洗,直至洗出液澄清无味为止	冲洗时"冲"灯亮,吸引时"吸"灯亮,提示胃内残留毒物已基本洗净
观察	洗胃过程中,随时注意洗出液的性质、颜色、气味、量及患者的面色、脉搏、呼吸和血压的变化	如患者有腹痛、休克,洗出液呈血性,应立即停止洗胃,通知医师采取相应的急救措施

续表

流程	步骤详解	要点与注意事项
拔管	洗毕，反折胃管、拔出	防止管内液体误入气管
	协助患者漱口、必要时更换衣服，取舒适卧位，整理床单位。	使患者清洁、舒适
	清理用物，洗手。	
整理记录	记录灌洗液名称、量，洗出液的颜色、气味、性质、量，患者的反应。	自动洗胃机三管（进液管、胃管、污水管）同时放入清水中，按“清洗”键清洗各管腔，洗毕将各管同时取出，待机器内水完全排尽后，按“停机”键关机

4.评价

(1)患者痛苦减轻，毒物或胃内潴留物被有效清除，症状缓解。

(2)护士操作规范，操作中患者未发生并发症。

5.健康教育

(1)告知患者及其家属洗胃后的注意事项。

(2)对自服毒物者应给予针对性的心理护理。

6.其他注意事项

(1)急性中毒者，应先迅速采用口服催吐法，必要时进行洗胃，以减少毒物的吸收。

(2)当所服毒物性质不明时，应先抽吸胃内容物送检，以明确毒物性质，同时可选用温开水或0.9 %氯化钠注射液洗胃，待毒物性质明确后，再采用拮抗剂洗胃。

(3)若服强酸或强碱等腐蚀性毒物，则禁忌洗胃，以免导致胃穿孔。可按医嘱给予药物或物理性对抗剂，如牛奶、豆浆、蛋清（用生鸡蛋清调水至 200 mL）、米汤等，以保护胃黏膜。

(4)食管、贲门狭窄或梗阻，主动脉弓瘤，最近曾有上消化道出血，食管静脉曲张，胃癌等患者均禁忌洗胃，昏迷患者洗胃宜谨慎。

(5)每次灌洗液量以 300～500 mL 为宜，如灌洗液量过多可引起急性胃扩张，胃内压增加，加速毒物吸收，也可引起液体反流以致呛咳、误吸。并且要注意每次入量和出量应基本平衡，防止胃潴留。

(6)洗胃结束后应立即清洗洗胃机各管腔，以免其被污物堵塞或腐蚀。

(四)电动吸引器洗胃法

电动吸引器洗胃法是利用负压吸引原理，吸出胃内容物和毒物的方法，用于急救急性中毒患者。

1.操作方法

(1)接通电源，检查吸引器功能。

(2)将灌洗液倒入输液瓶，悬挂于输液架上，夹紧输液管。

(3)同自动洗胃机洗胃法插入、固定胃管。

(4)取“Y”形管（三通管），将其主干与输液管相连，两个分支分别连接胃管末端、吸引器的储液瓶引流管。

(5)开动吸引器,吸出胃内容物,留取第一次标本送检。

(6)将吸引器关闭,夹住引流管,开放输液管,使溶液流入胃内 300～500 mL。夹住输液管,开放引流管,开动吸引器,吸出灌入的液体。

(7)如此反复灌洗,直到吸出的液体澄清无味为止。

2.注意事项

负压应保持在 100 mmHg(13.33 kPa)左右,以防损伤胃黏膜。其余同自动洗胃机洗胃。

(五)漏斗胃管洗胃法

漏斗胃管洗胃法是利用虹吸原理,将洗胃溶液灌入胃内后再吸引出来的方法,适用于家庭和社区现场急救缺乏仪器的情况。

1.操作方法

(1)同自动洗胃机洗胃法插入、固定胃管。

(2)将胃管漏斗部分放置于低于胃部的位置,挤压橡胶球,吸出胃内容物。

(3)举漏斗高过头部 30～50 cm,将洗胃液缓慢倒出 300～500 mL 于漏斗内,当漏斗内尚余少量溶液时,迅速将漏斗降至低于胃的位置,倒置于盛水桶内,利用虹吸作用引出胃内灌洗液;流完后,再举漏斗注入溶液。

(4)反复灌洗,直至洗出液澄清为止。

2.注意事项

若引流不畅,可将胃管中段的皮球挤压吸引,即先将皮球末端胃管反折,然后捏皮球,再放开胃管。其余同自动洗胃机洗胃。

(六)注洗器洗胃法

注洗器洗胃法适用于幽门梗阻、胃手术前准备及术后吻合口水肿、吻合口狭窄者。

1.用物

治疗盘内放治疗碗、胃管、镊子、50 mL 注洗器、纱布、液状石蜡及棉签,另备橡皮单、治疗巾、弯盘、污水桶,灌洗液及量按需要准备。

2.操作方法

插入洗胃管方法同前,证实胃管在胃内并固定后,用注洗器吸尽胃内容物,注入洗胃液约 200 mL后抽出弃去,反复冲洗,直到洗净为止。

3.注意事项

(1)为幽门梗阻患者洗胃,可在饭后 4～6 h 或空腹进行。应记录胃内潴留量以了解梗阻情况。胃内潴留量＝洗出量－灌入量。

(2)胃手术后吻合口水肿宜用 3 %氯化钠洗胃,每天两次,有消除水肿的作用。

第二节　急性一氧化碳中毒

在生产和生活中,含碳的物质不完全燃烧产生 CO,当人吸入过量 CO 后可发生急性 CO 中毒。

一、病因和发病机制

(一)病因

CO 为无色、无味的气体,气体相对密度 0.967,几乎不溶于水。在工业生产中,合成光气、甲醇等需以 CO 为原料;炼钢、炼焦、矿井爆破、瓦斯爆炸等可产生大量 CO,发生泄漏或通风不良极易引起急性 CO 中毒。失火现场、室内启动内燃机车或内燃机车通过隧道时,空气中的 CO 浓度均可达到有害的水平。在日常生活中,使用煤炉、燃气热水器及煤气泄漏引发的急性 CO 中毒,是最常见的生活性中毒。

(二)发病机制

CO 经呼吸道吸入后,迅速经肺弥散入血,与 Hb 结合成稳定的碳氧血红蛋白(HbCO)。Hb 与 CO 的亲和力较 O_2 大 200～300 倍,HbCO 的解离度仅为氧合血红蛋白(HbO_2)的 1/3 600。HbCO 不能携带 O_2 可致低氧血症,还能使 HbO_2 的解离曲线左移,阻碍 O_2 在组织中的释放,造成组织缺氧。另外,CO 可与肌球蛋白结合,影响细胞内氧的弥散,损害线粒体功能;还可与线粒体中的细胞色素结合,抑制细胞呼吸。总之,CO 中毒阻断了氧的吸收、运输和利用,使机体处于严重缺氧状态。

二、临床表现

(一)急性中毒

急性 CO 中毒的临床表现与血液中 HbCO 浓度有密切关系,同时也与患者的健康状态如有无心脑血管疾病,以及中毒时体力活动等有关。发病多突然,中毒的程度可分为三级。

1.轻度中毒

患者有剧烈头痛、头晕、心悸、乏力、恶心、呕吐、视物不清、感觉迟钝、嗜睡、意识模糊、幻觉、谵妄、惊厥等症状,口唇黏膜呈樱桃红色。若脱离中毒环境,吸入新鲜空气或氧疗,症状可很快消失。

2.中度中毒

患者出现呼吸困难、昏迷,瞳孔对光反射和角膜反射迟钝,腱反射减弱,生命体征可有轻度变化。患者经氧疗后可以恢复正常且无明显迟发性脑病。

3.重度中毒

患者呈深昏迷状态或呈去大脑皮质状态。受压部位的皮肤可出现大水疱和红肿;受压肢体肌肉可出现压迫性肌肉坏死(横纹肌溶解症)。常有脑水肿、肺水肿、呼吸衰竭、心肌损害、心律失常、休克、急性肾衰竭等并发症。死亡率高,幸存者可有不同程度的迟发性脑病。

(二)迟发性脑病

重度中毒患者在意识障碍恢复后,有 3 %～30 %经 2～60 d 的"假愈期"出现迟发性脑病症状。表现为下列之一。①精神意识障碍:痴呆木僵、谵妄状态或去大脑皮质状态等。②锥体外系症状:帕金森病综合征等。③锥体系症状:偏瘫等。④大脑局灶性功能障碍:失语、失明或继发性癫痫等。⑤周围神经症状:感觉或运动功能障碍。

三、辅助检查

HbCO 是诊断急性 CO 中毒的标志物,但采血要早,因脱离现场数小时后血液 HbCO 即可降至正常。最好用分光镜检查法,不仅有确诊价值,对临床分型亦有重要参考价值。正常血液 HbCO 含量为 5 %～10 %，一般轻度中毒为 10 %～20 %，中度中毒为30 %～40 %，重度中毒为 50 %以上。紧急时或条件不具备时亦可用加碱法（简易法）：取患者 1～2 滴血液，用 3～4 mL蒸馏水稀释后加 10 %氢氧化钠 1～2 滴混匀，观察颜色变化。正常血液呈绿色；若 HbCO 浓度达 50 %以上，血液颜色无变化仍呈淡红色。

四、诊断和鉴别诊断

（一）诊断

根据 CO 接触史，突然出现的中枢神经系统症状如头痛、头晕、意识障碍，皮肤黏膜呈樱桃红色等即可做出诊断。职业性中毒多为意外事故，群体性发病，接触史比较明确；疑生活性中毒者应询问发病时的周围环境，如炉火烟囱有无通风不良及同室其他人员的情况等。血液 HbCO 测定可助确诊。

（二）鉴别诊断

急性 CO 中毒需与脑血管意外、脑外伤及其他毒物中毒所致的意识障碍相鉴别。根据接触史、皮肤黏膜呈樱桃红色等鉴别不难。必要时测定血液 HbCO。

五、治疗

在中毒现场要立即将患者转移至空气新鲜处，保持呼吸道通畅。临床上治疗急性 CO 中毒的主要措施是积极纠正缺氧和防治脑水肿。

（一）纠正缺氧

氧疗是抢救 CO 中毒最主要的措施。吸氧能促进血液 HbCO 的解离，加速 CO 的排出，亦可增加血液中的物理溶解氧。对昏迷或有昏迷史，以及 HbCO＞25 %、出现明显心血管系统症状的患者，应给予高压氧治疗。高压氧治疗不仅可缩短病程，降低病死率，而且可减少或防止迟发性脑病的发生。

（二）防治脑水肿

急性 CO 中毒后 2～4 h 即可出现脑水肿，24～48 h 达高峰。应及早应用脱水剂、利尿剂和糖皮质激素等，以防治脑水肿，促进脑血液循环。一般 2～3 d 后可逐渐减量至停药。

（三）对症支持治疗

有惊厥者，应积极应用抗惊厥药如地西泮等，防止惊厥加重缺氧导致病情恶化。高热者应进行物理降温或采用冬眠疗法，注意寻找高热的原因并采取相应的治疗措施。应用改善脑组织代谢的药物，如能量合剂、脑活素等，促进脑细胞的恢复。急性 CO 中毒昏迷者经抢救苏醒后，应绝对卧床休息，加强护理，并密切观察 2 周，及时发现并治疗迟发性脑病。

六、护理要点

（一）一般护理

（1）将患者放至空气流通处，高流量吸氧或行高压氧治疗。昏迷或烦躁患者应加强保护措施，以免发生坠床、骨折等。

（2）昏迷患者取侧卧位或平卧头偏向一侧，及时清除口腔内分泌物，保持呼吸道通畅，加强皮肤护理，定时翻身、按摩，预防褥疮的发生。

（3）昏迷者暂禁饮食，通过静脉补充营养，必要时鼻饲。神志清醒后鼓励患者进食，多饮水。

(二)病情观察与护理

(1)严密观察患者的体温、脉搏、呼吸、血压、尿量,并填写特别记录单,以便及时采取救治措施。高热者可采用物理降温。

(2)发现昏迷的患者,可按昏迷进行护理,注意安全及保持呼吸道的通畅,防止坠床、窒息及吸入性肺炎。昏迷患者清醒后仍需注意观察,以便及时发现再度出现昏迷的先兆症状,予以及早防治。

(3)注意患者神经系统的表现及皮肤、肢体受压部位损害情况,如有无急性痴呆性木僵、癫痫、失语、肢体瘫痪、惊厥、帕金森病、皮肤水泡、筋膜间隔综合征等。

(三)对症护理

(1)重度中毒患者伴有抽搐、呕吐时,应将患者头偏向一侧,及时清除口腔内呕吐物,防止吸入气管。抽搐发作时,应将缠有纱布的压舌板放于上、下臼齿之间,防止舌咬伤,并记录抽搐发作的次数、持续时间、间隔时间等,遵医嘱给予镇静剂,并观察疗效。

(2)由于缺氧,患者表现有呼吸困难、胸闷,严重者可出现呼吸衰竭。应严密观察呼吸速率、节律、深浅度的变化,保持呼吸道通畅,正确给氧,必要时行气管插管、呼吸机辅助呼吸,遵医嘱应用呼吸兴奋剂。

七、健康教育

大力加强一氧化碳的基本知识和防护措施的宣传。工矿车间应认真执行安全操作规程,注意个人防护,普及急救知识。车间定期测定空气中一氧化碳的浓度,检修煤气管道。冬季及时向居民宣传取暖时不能将煤炉或炭火放在密闭的卧室中;厨房的烟囱必须通畅;装有煤气管道的房间不能做卧室;用煤气热水器者,切勿将热水器安装在浴室内,不要燃烧煤气来取暖。接触一氧化碳的人若有头晕、头痛,要立即离开所在环境,以免中毒加深。

第三节　百草枯中毒

一、定义

百草枯,属于吡啶类除草剂,国内商品为20 %的百草枯溶液,是目前我国农村使用比较广泛的、毒性最大的除草剂,国外报道中毒病死率为64 %,国内报道病死率高达95 %。

百草枯可经皮肤、呼吸道、消化道吸收,吸收后通过血液循环,几乎分布于所有的组织器官,肺中浓度最高,肺纤维化常在第五至九天发生,2～3周达到高峰,患者最终因肺纤维化呼吸窘迫综合征而死亡。中毒机制与超氧离子的产生有关,急性中毒主要以肺水肿、肺出血、肺纤维化和肝、肾损害为主要表现。吸收后其主要蓄积于肺组织,被肺泡Ⅰ、Ⅱ型细胞主动摄取和转运,经线粒体还原酶Ⅱ、细胞色素C还原酶催化,产生超氧化物阴离子(O_2)、羟自由基($OH-$)及过氧化氢(H_2O_2)等,引起细胞膜脂质过氧化,造成细胞破坏,导致多系统损害。

二、护理评估

(1)评估神志、面色、呼吸、氧饱和度。

(2)询问服用毒物名称、剂量、时间,服毒前后是否饮酒,是否在当地医院洗胃或采取其他抢救措施。

(3)了解患者的生活史、过去史、近期精神状况等。

(4)查看药液是否溅在皮肤上或双眼上。

(5)局部皮肤有无擦伤。

(6)评估患者有无洗胃的禁忌证。

(7)体位、饮食、活动、睡眠状况。

(8)皮肤颜色,尿量、尿色。

(9)心理状况:有无紧张、焦虑等心理反应。

(10)家庭支持和经济状况。

(11)实验室检查:血常规、电解质、肝功、肾功。

(12)辅助检查:胸片、CT。

(13)用药的效果及不良反应。

三、护理问题/关键点

舌、口及咽部烧灼疼痛;咳嗽;进行性呼吸困难;发绀;少尿;黄疸;恐惧。

四、护理措施

(1)如患者无心跳呼吸,则应立即给予心肺脑复苏及进一步生命支持;有心跳呼吸,清除口鼻分泌物,保持呼吸道通畅;昏迷患者去枕平卧位,头偏向一侧,并给予持续心电监护、血压监测、氧饱和度监测。

(2)立即洗胃:患者来院后立即洗胃,洗胃时洗胃液体温度要适宜,适宜温度可避免促进毒物吸收,又可避免温度低使患者发生寒战等不良反应,单次注入量以200～300 mL为宜,若大于500 mL,会促进胃内容物进入肠道,影响洗胃效果。

(3)清除患者体内尚未吸收的毒物,在尽早洗胃的基础上口服20 %甘露醇导泻,口服活性炭吸附毒物。

(4)开通静脉通路,根据患者情况给予胃黏膜保护剂、保肝药物、抗氧化剂(维生素C)及抗生素等。尽早应用激素、抗自由基药物、大剂量激素可预防肺纤维化的形成。激素应早期、足量、全程。

(5)密切观察病情变化:百草枯中毒后密切观察患者意识状态、瞳孔、心率、心律、血压、脉搏、呼吸、血氧饱和度等情况,发现异常及时报告医师,积极抢救。准确记录尿量,必要时留置尿管,观察尿液性状、颜色,有无肉眼血尿、茶色尿,有无少尿、无尿症状出现。观察呕吐物及大便颜色、性状及量,以判断有无消化道出血,还要防止呕吐物误吸入呼吸道引起窒息。应特别注意有无肺损害现象,因百草枯对机体各个组织器官均有严重损害,尤以肺损害为主。应密切观察呼吸的频率、节律,有无胸闷、咳嗽及进行性呼吸困难,有无呼吸道梗阻及咯血等。

(6)口腔护理:百草枯具有腐蚀性,口服2～3 d可出现口腔黏膜、咽喉部糜烂溃疡,舌体、扁桃体肿大疼痛,黏膜脱落,易继发感染。在护理过程中要特别注意保持口腔清洁,可用生理盐水及利多卡因溶液交替含漱,随时保持口腔清洁,减少分泌物渗出引起的粘连、出血、感染。出现腹部疼痛、消化道出血,给予止血药物,并仔细观察大便的颜色、次数和量。

(7)呼吸道护理:由于肺是百草枯毒性作用的靶器官,进入人体的百草枯被组织细胞摄取后在肺内产生氧自由基,造成细胞膜脂质氧化,破坏细胞结构,引起细胞肿胀、变性、坏死,进而导致肺内出血、肺水肿、透明膜变性或纤维细胞增生。肺纤维化多在中毒后5～9 d发生,2周或3周达高峰。因此,应保持呼吸道通畅,鼓励患者深呼吸,用力咳嗽,积极进行肺功能锻炼,定期进行胸部X线检查,发现异常及时处理。

(8)肾功能的监测:百草枯中毒可造成肾小管急性坏死,导致不同程度的肾功能损害。百草枯中毒1～3 d即可出现肾功能损害,在中毒12 h后,患者即可出现蛋白尿及血尿,甚至出现肾衰竭。尿量是反映肾功能情况最直接的指标,严格记录24 h尿量,观察尿量及有无尿频、尿急、尿痛等膀胱刺激症状;根据尿量调整输液量及输液速度,发现少尿或多尿,要及时报告医师,定期做生化、肾功能、尿常规化验。

(9)饮食护理:禁食期过后鼓励患者饮食,早期如牛奶、米汤等,之后逐渐加入鸡蛋、瘦肉等高蛋白、富含维生素、高碳水化合物类食品,如因咽喉部疼痛而不能进食,可于进食前给予稀释后的利多卡因含漱以减轻疼痛,必要时给予鼻饲,以保证营养供给。

(10)基础护理:患者入院后立即脱去污染衣物并清洗皮肤,有呕吐者随时更换衣服及床单,给患者创造一个整洁、舒适的环境;同时加强营养支持,按医嘱要求完成当天补液量及输入各种药物。

(11)心理护理:服药中毒给患者造成的身心痛苦及预后的担忧使之产生焦虑、恐惧心理,护理人员应同情、理解患者,给患者讲解治疗措施对抢救生命的重要性,加强心理疏导、安慰。多给予劝导、鼓励,尽可能满足患者的合理要求,帮助患者度过情绪的低谷,使其能够积极配合治疗与护理。

五、护理评价

(1)患者生命体征是否稳定。

(2)洗胃是否彻底。

(3)患者有无并发症发生。

六、健康教育

(1)向患者和家属讲解此病的疗程,让患者和家属积极配合治疗。

(2)普及防毒知识,讲解口服百草枯的毒性和危害性。

(3)定期随访,了解患者的活动能力和生存质量。

第四节　急性有机磷农药中毒

有机磷杀虫药仍是当今农业生产使用最多的农药,品种达百余种,广泛用于杀灭农作物害虫,对人畜均有毒性。大多呈油状或结晶状,通常在酸性环境中稳定,遇碱则易分解,色泽由淡黄至棕色,稍具挥发性且有蒜味。一般难溶于水,也不易溶于多种有机溶剂。但敌百虫例外,它不仅溶于水,且在碱性溶液中可变为毒性更大的敌敌畏。

一、病因和发病机制

(一)病因

1.生产性中毒

生产性中毒指生产过程中发生泄漏,在产品出料和包装或在事故的抢修过程中有机磷污染口罩、衣服或破损的手套等,被吸入或经皮肤吸收发生中毒。

2.使用性中毒

在使用过程中发生的中毒主要是喷施有机磷时操作不当,以致药液污染皮肤或被吸入而发生中毒;亦可因在配制过程中用手直接接触原液发生中毒。

3.生活性中毒

日常生活中发生的中毒主要是由于误服、自服;亦可见于饮用被污染的水或食入被污染的食品;偶见于滥用有机磷治疗头虱等皮肤病者。

(二)毒物的吸收和代谢

有机磷经胃肠道、呼吸道及肺、皮肤和黏膜吸收。吸收后迅速分布于全身各组织器官,储存在脂肪组织中。代谢主要在肝脏内进行,一般过程为先氧化后水解,氧化后的产物毒性大多增强,水解后则多被解毒,如对硫磷经肝细胞微粒体的氧化酶系统氧化为对氧磷后,对胆碱酯酶的抑制能力增加300倍,然后经水解降低毒性。有机磷排泄较快,一般在吸收后6～12 h血浓度达高峰,经肾由尿排出,48 h完全排出体外,体内无蓄积。

(三)发病机制

有机磷在机体内通过抑制很多酶的活性而发生毒性作用,但主要是通过亲电子性的磷与胆碱酯酶结合,形成磷酰化胆碱酯酶,抑制ChE活性,特别是乙酰胆碱酯酶(AChE)的活性,使AChE失去分解乙酰胆碱的能力,乙酰胆碱在生理效应部位积蓄,产生一系列胆碱能神经过度兴奋的表现。

二、临床表现

(一)胆碱能危象

有机磷中毒的潜伏期因毒物的品种、摄入途径和吸收剂量而异。口服中毒最短,可在10 min左右发病;经皮肤和呼吸道摄入者潜伏期较长,一般2～6 h。

1.毒蕈碱样症状

其是由M-受体兴奋性增高引起的平滑肌痉挛和腺体分泌增加,类似于毒蕈碱中毒。表现为恶心、呕吐、腹痛、腹泻、大小便失禁、多汗、流涎、瞳孔缩小、心率减慢、支气管痉挛和分泌物增多等,严重者可出现肺水肿。

2.烟碱样症状

其是由N-受体兴奋性增高引起的横纹肌过度兴奋,类似烟碱中毒。表现为包括面、眼睑、舌在内的全身横纹肌肌张力增强、肌纤维震颤、肌束颤动,甚至全身抽搐,而后发生肌力减退和瘫痪,甚至呼吸肌麻痹致呼吸衰竭、死亡。

3.中枢神经系统症状

其主要是指中枢神经系统乙酰胆碱蓄积导致中枢神经系统功能紊乱。表现有头晕、头痛、软弱无力、共济失调、意识模糊甚至昏迷等。

有机磷中毒的病情分级以临床表现为主。①轻度中毒:出现轻度中枢神经系统和毒蕈碱样症状。②中度中毒:除了有轻度中毒表现,伴有肌颤、大汗淋漓。③重度中毒:昏迷、抽搐、肺水肿、呼吸肌麻痹等。

(二)局部损害

敌敌畏、敌百虫、对硫磷、内吸磷等接触皮肤可引起过敏性皮炎,并可出现水疱和剥脱性皮炎。有机磷滴入眼部可引起结膜充血和瞳孔缩小。

(三)中间肌无力综合征

其因发生在胆碱能危象控制之后、迟发性神经病变发生之前而得名,多发生在急性中毒后24～96 h,发生率在7 %左右。表现为在神志清醒的情况下出现颈、上肢和呼吸肌麻痹,可有眼睑下垂、面瘫、声音嘶哑等脑神经受累的表现。常迅速发展为呼吸衰竭而致死。

(四)迟发性周围神经病变

少数患者在胆碱能危象控制后2～4周出现肢体麻木、刺痛、对称性手套或袜套样感觉异常,伴肢体萎缩无力,重者出现轻瘫或全瘫,一般下肢重于上肢。多在6～12个月恢复。

三、辅助检查

全血ChE活力测定是诊断有机磷中毒的特异性指标,对病情判断、疗效判断和预后估计均有重要价值。以正常人全血ChE活力值作为100 %,全血ChE活力值在70 %～50 %的为轻度中毒;50 %～30 %的为中度中毒;30 %以下的为重度中毒。但此酶的活力下降程度并不与病情的轻重呈正相关,对有机磷中毒的分级应以临床表现为主,全血ChE的活力测定作为参考。

四、诊断和鉴别诊断

(一)诊断

根据接触史,临床有典型表现如呼出气中有蒜味、大汗淋漓、肌纤维颤动、瞳孔针尖样缩小等,一般即可作出诊断。如测定全血ChE活力降低,更可确诊。

(二)鉴别诊断

有机磷中毒须与拟除虫菊类及杀虫脒等其他常用农药的中毒相鉴别。除有机磷外,其他常用的农药中毒呼出气和口腔中无蒜味、全血ChE活力正常等可资鉴别。其他如中暑、急性胃肠炎、脑炎等疾病,与有机磷中毒鉴别一般不困难。

五、治疗

(一)迅速清除毒物

在生产和使用中发生中毒者要立即离开现场,脱去污染的衣服,用肥皂水或清水彻底清洗污染的皮肤、毛发和指甲,注意不要用温水或酒精擦洗,以免促进毒物的吸收。眼内被污染者要用清水冲洗干净。口服中毒者用清水、2 %碳酸氢钠溶液(敌百虫中毒禁用)或1∶5000高锰酸钾溶液(对硫磷禁用)反复洗胃,直至洗清为止,然后再用硫酸钠20～40 g溶于20 mL水中一次口服导泻,亦可用甘露醇或硫酸镁导泻。

(二)促进已吸收毒物的排出

在积极补充液体和电解质的同时,使用利尿剂(如呋塞米)可以促进有机磷的排泄。血液净化技术在治疗重度有机磷中毒中具有显著疗效。可选用血液灌流加血液透析,早期反复应用可有效清除血液中和蓄积于组织内释放入血的有机磷，提高治愈率。

(三)特效解毒药的应用

1.抗胆碱药

抗胆碱药如阿托品和莨菪碱类药，能与胆碱争夺胆碱能受体，有效阻断毒蕈碱作用和解除呼吸中枢抑制，但对烟碱样症状无效。阿托品的用法见表6-3，用药至毒蕈碱样症状缓解，或临床出现瞳孔较前明显扩大、皮肤干燥、颜面潮红、心率加快等"阿托品化"时，再逐渐延长用药间隔时间或减少用药剂量，直至停药；若用药过程中出现瞳孔扩大、神志模糊、烦躁不安、抽搐、昏迷等，则提示阿托品中毒，应停用。山莨菪碱在解除平滑肌痉挛、减少分泌物等方面优于阿托品，且无大脑兴奋作用，推荐使用。

2.胆碱酯酶复活剂

胆碱酯酶复活剂如肟类化合物，能使被抑制的ChE恢复活性，对减轻或消除烟碱样症状的作用较为明显，但不能使老化的ChE恢复活性。中毒24 h后，磷酰化的ChE老化率达97 %，故宜早用；已复活的ChE可被组织释放的有机磷再次抑制，故宜重复使用。常用的ChE复活剂有氯解磷定(PAM-Cl)、碘解磷定(PAM-I)及解磷注射液等，用法见表6-3。

表6-3　有机磷杀虫剂中毒解毒剂的用法

药名	轻度中毒	中度中毒	重度中毒
阿托品	1.0～2.0 mg肌内注射，必要时1～2 h后重复1次	2.0～4.0 mg肌内注射或静脉注射，10～20 min重复1次	5～10 mg肌内注射或静脉注射，以后每5～10 min 3～5 mg
PAM-Cl	0.25～0.5 g肌内注射必要时2 h后重复1次	0.5～0.75 g肌内注射或静脉注射，1～2 h后重复1次，以后每2 h重复1次	0.75～1.0 g肌内注射或静脉滴注，0.5 h可重复1次，以后每2 h重复1次
PAM-I	0.5 g缓慢静脉注射，必要时2 h重复1次	0.5～1.0 g缓慢静脉注射，1～2 h后重复或静脉滴注维持	1.0～2.0 g缓慢静脉注射，0.5 h后可重复1次，以后0.5 s/h静脉注射或静脉滴注
解磷注射液	0.5～1支肌内注射	1～2支肌内注射或静脉注射，1 h后重复1次	2～3支肌内注射或静脉注射，1 h后重复1～2支。

(四)对症治疗

有机磷中毒的主要死亡原因是肺水肿、呼吸肌麻痹、呼吸中枢衰竭、脑水肿等。对症治疗应以维持心肺功能为重点，保持呼吸道通畅，做好心电监护。一旦出现呼吸衰竭应予以辅助呼吸，直至自主呼吸稳定；脑水肿者，应及时应用脱水剂和糖皮质激素。对重度中毒者，症状消失后至少要观察3 d。

六、护理要点

(一)一般护理

(1)立即脱去患者被污染的衣服并保存。

(2)大量清水或肥皂水冲洗污染皮肤，特别注意毛发、指甲部位。禁用热水或酒精擦洗。腿部污染可用2 %碳酸氢钠溶液、生理盐水或清水连续冲洗。

(3)口服中毒者要立即用清水、2 %碳酸氢钠(敌百虫忌用)或1∶5000高锰酸钾(硫酸忌用)反复洗胃,直至清洗后无大蒜气味。

(4)患者躁动不安,精神运动兴奋时,要及时安好床栏,或应用束带等安全保护措施。患者尿失禁时,应留置导尿,按时排放尿液,冲洗膀胱,以防尿路感染。

(5)对大小便失禁者,要及时清理污染物,保持患者清洁和床铺清洁干燥。

(6)为患者及时更换体位,按时翻身,按摩受压部位。

(7)及时为患者清除呼吸道分泌物,防止患者发生误吸。

(8)患者情绪稳定后,选择适当时机讲解有机磷类农药的作用,鼓励患者树立信心,认识再发生的危害性,提高患者自身认识。

(二)病情观察与护理

(1)密切观察呼吸情况,及时纠正缺氧。有机磷中毒致呼吸困难较常见,在抢救过程中应严密观察呼吸情况,若发现痰量增多,应及时吸痰。若发现患者有辅助呼吸肌收缩、呼吸不规则、呼吸表浅等呼吸衰竭先兆征象,并出现咳嗽、胸闷、咯大量泡沫样痰时,提示有急性肺水肿,均应立即报告医师并按医嘱做好抢救准备,协助医师进行气管内插管或气管切开,用正压人工辅助呼吸,有条件的可选用同步压力控制型呼吸器维持有效呼吸。使用呼吸器进行人工辅助呼吸时,必须有专人在床旁监护,以保持高流量氧气吸入,纠正缺氧。

(2)注意观察血压变化。中毒早期,患者血压多有升高;而到中毒晚期血压则下降,甚至发生休克。恢复期患者血压升高是反跳的先兆。重度中毒患者血压下降是危险征象。因此,应密切观察血压的变化,发现异常应立即通知医师,并按医嘱采取相应的措施。

(3)注意观察有无喷射样呕吐、头痛、惊厥、抽搐等脑水肿征象,若发现有,应及时报告医师,并按医嘱使用20 %甘露醇液200～400 mL快速静脉滴注或、呋塞米40～60 mg溶于25 %葡萄糖液中静脉推注。必要时可重复使用。

(4)注意观察瞳孔变化,多数患者中毒后即出现意识障碍,瞳孔缩小为其特征之一。因此,应注意瞳孔扩大表示阿托品用量已足,瞳孔再度缩小是病情反复的征象,应通知医师并按医嘱采取治疗措施。

(5)及时测量体温,注意观察体温变化。有机磷农药中毒患者由于中毒后肌肉震颤和强力收缩,产热增加,大量使用阿托品可引起散热障碍及可能继发感染。体温升高是常见的,当体温在38.5 ℃以上时,应给予物理降温,同时应检查瞳孔、肺部啰音、皮肤、神志等变化,以了解是否阿托品化。如已阿托品化,则应报告医师并按医嘱减少阿托品用量。若有感染征象,则应按医嘱给予抗感染治疗。

(6)应注意观察有无尿潴留,若有尿潴留则需安置保留导尿管,到患者清醒后即刻拔除。注意呕吐物、粪便的性质和量,必要时留取标本,若发现有出血征象,应报告医师并按医嘱采取相应措施。若出现昏迷,则应按昏迷患者进行护理。

(7)要注意观察药物不良反应及“反跳”现象,使用阿托品过程中应及时、准确记录用药时间、剂量及效果。严格交接班,严密观察有无有机磷中毒反跳现象,若有应及时处理。

(8)详细记录出入量,对频繁呕吐或腹泻引起脱水及电解质紊乱者,应及时送验血标本,按医嘱给予补液,严重者应做好输血准备。

(9)对恢复期患者的护理绝对不能放松,尤其是病情观察更应细致。如发现流涎增多、胸闷、冷汗、呼吸困难、瞳孔缩小等“反跳”的早期征象，应立即通知医师并做好抢救准备。易发生反跳的乐果、氧化乐果、久效磷、敌敌畏等农药中毒的恢复期护理，不能少于 7 d。最近有人认为恢复期观察应以流涎情况为重点，这可避免有的患者瞳孔变化不准确和正常出汗被误诊为反跳的弊端。

(三)对症护理

除了中毒的一般护理，还须针对以下临床表现进行护理。

(1)急性有机磷中毒一旦发生呼吸肌麻痹，多在较短时间内发生呼吸停止，故依病情在继续解毒治疗的基础上早期行气管插管或气管切开，给予呼吸机辅助通气，有助于改善患者的预后。机械通气后应加强呼吸道管理，防止痰栓窒息，定时监测血气分析，保证呼吸机正常运转。加强气道湿化，补充足够的血容量，及时吸痰，按时翻身、拍背，以助排痰。

(2)重度中毒患者会出现休克、脑水肿，甚至心搏骤停，应连接生命体征监护仪密切观察，如有异常及时通知医师作相应处理。

(3)阿托品化后患者表现为烦躁、谵语，应加强保护措施，专人看护，固定好各管道，保证其通畅，防止滑脱。禁止用力约束患者的肢体，以免造成骨折。

七、健康教育

(1)普及预防有机磷农药中毒的有关知识，向生产者、使用者特别是农民广泛宣传各类有机磷农药都可通过皮肤、呼吸道、胃肠道进入体内，以致中毒。喷洒农药时应遵守操作规程，加强个人防护，穿长袖衣裤及鞋袜，戴口罩、帽子及手套，下工后用碱水或肥皂洗净手和脸，方能进食、抽烟，污染衣物要及时洗净。农药盛具要专用，严禁装食品、牲口饲料等。

生产和加工有机磷化合物的工厂，生产设备应密闭化，并经常进行检修，防止外溢有机磷化合物。工人应定期体检，测定血胆碱酯酶活力，慢性中毒者全血胆碱酯酶活力尚在 60 %以下时，不宜恢复工作。

(2)患者出院时应向家属交代患者需要在家休息 2～3 周，按时服药，不可单独外出，以防发生迟发性神经症。急性中毒除个别出现迟发性神经症外，一般无后遗症。

(3)自杀致中毒者出院时，患者已学会应对应激源的方法，争取社会支持网极重要。

第五节 急性乙醇中毒

急性乙醇中毒是服用过量的乙醇或酒类饮料引起的中枢神经系统兴奋及抑制状态。绝大多数乙醇在胃、十二指肠和空肠的第一段被吸收，十二指肠和空肠为最主要的吸收部位。乙醇进入空胃，通常30～90 min内能完全被吸收入血。乙醇吸收入血后迅速分布于全身各组织和体液，并通过血-脑脊液屏障进入大脑。进入体内的乙醇 90 %以上的都经肝氧化脱氢分解，最终变成二氧化碳和水。肝代谢主要依靠肝内的乙醇代谢酶，不同个体酶的水平及活性不同。

一、中毒机制

乙醇的主要毒理作用是抑制中枢神经系统。首先，从大脑皮质开始，乙醇选择性抑制网状结构上行激动系统，使较低功能失去控制而呈现一时性兴奋状态，在短时间内自我控制能力减退；其次，皮质下中枢、脊髓和小脑功能受到抑制，出现共济失调等运动障碍，分辨力、记忆力、洞察力、注意力减退甚至消失，视觉、语言、判断力失常；最后，抑制延髓血管运动中枢和呼吸中枢，呼吸中枢麻痹是重度乙醇中毒者死亡的主要原因。

二、护理评估

（一）病史

患者有大量饮酒或摄入含乙醇饮料史。

（二）临床表现

临床表现与乙醇的浓度、饮酒量、饮酒速度和是否空腹有关。急性中毒的主要症状和体征是中枢神经系统抑制、循环系统和呼吸系统功能紊乱。临床大致可分为以下 3 期。

1.兴奋期

血乙醇含量在 200～990 mg/L，患者出现眩晕和欣快，易感情用事，说话滔滔不绝，言辞动作常粗鲁无理，喜怒无常，不承认自己饮酒过量、自制力很差，有时则寂静入睡。

2.共济失调期

血乙醇含量达 1000～2999 mg/L。患者动作笨拙、步态不稳、言语含糊不清、语无伦次，似精神错乱。

3.昏迷期

血乙醇含量达 3 000 mg/L 以上。患者由兴奋转为抑制，常昏睡不醒、呼吸慢并带鼾声、体温偏低、面色苍白、皮肤发绀、口唇微紫、脉搏细速，常呈休克状态，瞳孔正常或散大，严重者昏迷、抽搐和大小便失禁，最后发生呼吸麻痹致死。

（三）辅助检查

(1)乙醇检测：呼气中乙醇浓度与血清乙醇浓度相当。

(2)动脉血气分析：可有轻度代谢性酸中毒。

(3)血清电解质检测：可见低钾血症、低镁血症、低钙血症。

(4)血清葡萄糖检测：可有低血糖症。

(5)心电图检查：可见心律失常和心肌损害。

三、病情诊断

根据患者大量饮酒或摄入含乙醇饮料史，临床表现为急性中毒的中枢神经抑制症状、呼气中有酒味，参考实验室检查，可做出急性乙醇中毒的诊断。

四、急救护理

（一）紧急救护

1.清除毒物

轻度醉酒一般无须做驱毒处理。饮酒量过大者，如神志尚清醒可予以催吐，但应严防误吸；如神志已模糊，则应考虑洗胃。对来诊时已处于严重状态者，应早期进行血液透析治疗。

2.解除中枢抑制作用

可用内啡肽拮抗药纳洛酮 0.4～0.8 mg 静脉注射，可每半小时左右重复注射，多数患者数次应用后可清醒。同时可用 10 %高渗葡萄糖液 500 mL 加胰岛素 8～16 U 静脉滴注，加维生素 C、B 族维生素，促进乙醇氧化。

(二)一般护理

1.卧床休息

应采取侧卧位以防呕吐致窒息和吸入性肺炎，同时要注意保暖。

2.加强病情观察

如患者出现昏迷、呼吸慢而不规则、脉搏细弱、皮肤湿冷、大小便失禁、抽搐等异常情况，要及时进行处理。

3.加强饮食指导

鼓励患者多饮水，绿豆汤、西瓜汁等都有较好的解酒作用，也可给予浓茶醒酒。

4.加强药物应用的护理

注意观察用药效果，如吗啡、氯丙嗪等中枢抑制剂，同时做好液体出入量记录。

5.对症治疗

保持患者呼吸道通畅、给氧；呼吸中枢抑制时，及时插管，机械辅助呼吸，慎用呼吸兴奋剂；及时解痉镇静，如患者发生抽搐可用地西泮 5～10 mg 肌内注射或静脉注射，忌用巴比妥类；防止脑水肿、水电解质紊乱和酸碱平衡失调；纠正低血糖；注意防治呼吸道感染和吸入性肺炎。

6.健康指导

(1)生活指导。加强乙醇中毒引起不良后果的宣传，倡导适量饮酒，严禁嗜酒的生活习惯。

(2)健康指导。加强宣传和教育，尤其注意防止意外伤害及意外事故的发生：①意外伤害，如醉酒后可因落水、高坠、吸入呕吐物窒息而死；若冬季在室外昏睡，则易被冻伤甚至冻死，应予预防并避免。②意外事故，如酒后驾车肇事、打架斗殴、伤人毁物、工伤事故及其他暴力犯罪等，且一旦发生必须承担相关法律责任，应予以预防并及时制止。

第六节　强酸、强碱中毒

一、疾病概论

(一)病因及发病机制

强酸、强碱为腐蚀性化学物。强酸主要指硫酸、硝酸及盐酸等。急性中毒多为经口误服或意外吸入，皮肤接触或被溅洒，引起局部腐蚀性烧伤、组织蛋白凝固和全身症状。强碱是指氢氧化钠、氢氧化钾、氧化钠和氧化钾等。急性中毒多为误服或意外接触引起局部组织碱烧伤，与组织蛋白结合形成碱性蛋白盐，使脂肪组织皂化，出现全身症状。

(二)临床表现

口服中毒者出现口咽、喉头、食管及胃黏膜烧伤，从而出现剧烈灼痛，呕吐血性内容物，并可出现喉头水肿、痉挛、吞咽困难，严重者出现胃穿孔。幸存患者可遗留食管及胃部瘢痕收缩引起的狭窄等。吸入中毒者出现呛咳、咯痰、喉及支气管痉挛，呼吸困难、肺炎及肺水肿等。

(三)救治原则

(1)对强酸口服中毒者立即服用氢氧化铝凝胶或 7.5 %氢氧化镁混悬液，并可服用生蛋清或牛奶，同时加服植物油，严禁洗胃、催吐。对强碱口服中毒者立即用食醋、3 %～5 %醋酸或 5 %稀盐酸，大量橘汁或柠檬汁等中和，同时禁用催吐与洗胃。

(2)对强酸吸入中毒者用 2 %碳酸氢钠溶液雾化吸入，备大量肾上腺皮质激素预防肺水肿，备抗生素预防感染。

(3)皮肤接触首先脱掉污染衣物，用大量清水冲洗。对强酸者可用 2 %碳酸氢钠溶液反复冲洗；对强碱者用 2 %醋酸溶液湿敷。皮肤损伤时，按烧伤处理。

二、护理评估

(一)病史

有强酸、强碱类毒物接触史或误服史。

(二)症状及体征

皮肤接触强酸、强碱类毒物后即有灼伤、腐蚀、坏死和溃疡形成。严重碱灼伤可引起体液丢失而发生休克。眼部接触强酸、强碱类烟雾或蒸气后，可发生眼睑水肿、结膜炎症和水肿、角膜混浊甚至穿孔，严重时可发生全眼炎以致失明。口服强酸、强碱后患者口、咽、喉头、食管、胃均有剧烈灼痛，腐蚀性炎症，严重者可发生穿孔。强酸、强碱烟雾吸入后，患者发生呛咳、胸闷、呼吸加快。如短时间内吸入高浓度烟雾，可引起肺水肿和喉头痉挛，可迅速因呼吸困难和窒息而死亡。

(三)心理社会评估

尤其对于自杀者应评估自杀原因。

三、护理诊断

(一)有窒息的危险

窒息与吸入中毒引起的肺水肿和喉头痉挛有关。

(二)有休克的危险

休克与患者碱灼伤引起的体液大量丢失有关。

(三)绝望

绝望与患者自杀的诱因有关。

(四)有感染的危险

感染与患者皮肤灼伤后屏障破坏有关。

(五)有再次自杀的危险

再次自杀与患者自杀的诱因未解除有关。

四、护理目标

(1)患者未发生窒息，或发生窒息能被及时发现并得到妥善处理。

(2)患者发生休克的临床指标得到重点监测，液体补充及时有效。

(3)患者愿意表达内心的感受，再次自杀的危险性减小。

(4)患者未发生感染。

五、护理措施

(1)对强酸、强碱类毒物中毒的患者，清洗毒物时首先以清水为宜，并要求冲洗时间稍长，然后选用合适的中和剂继续冲洗。强酸中毒可用 2 %～5 %碳酸氢钠、1 %氨水、肥皂水、石灰水等中和;强碱中毒用1%醋酸、3%硼酸、5%氯化钠、10%枸橼酸钠等中和。

(2)口服强酸、强碱的患者禁止洗胃,可给予胃黏膜保护剂缓慢注入胃内,注意用力不要过大,速度不要过快,防止造成穿孔。

(3)严密观察生命体征的变化,准确记录出入液量,谨防休克的发生。

(4)保持呼吸道畅通,防止窒息的发生。

(5)耐心听取患者的诉说,在患者需要时陪伴患者,充分利用患者的社会及家庭支持系统。

六、护理评价

(1)患者是否发生窒息或发生窒息能否被及时发现并得到妥善处理。

(2)患者发生休克的临床指标是否得到重点监测,液体补充是否及时有效。

(3)患者是否愿意表达内心的感受,再次自杀的危险性是否减小。

(4)患者是否发生感染。

第七节 中 暑

一、中暑的病因、发病机制与分类

中暑广义上类似热病,泛指高温高湿环境对人体的损伤。按严重程度递增顺序,中暑可细分为热昏厥、热痉挛、热衰竭和热射病(也就是狭义的中暑概念)。其他还有先兆中暑、轻症中暑等概念,因较含糊或与许多夏季感染性疾病的早期表现难以鉴别,仅用热昏厥、热痉挛、热衰竭和热射病等诊断已可描述各种中暑类型,故本节对这些概念不做介绍。

民间喜欢将暑天发生的大部分疾病往中暑上套,事实上其中很多仅为病毒或细菌感染的早期表现(如感冒、胃肠炎等),须注意鉴别。同时,民间还盛传中暑不能静脉补液的谬论,须注意与患者沟通解释。2010年7月,中暑已被列入国家法定职业病目录。

(一)病因及发病机制

下丘脑通过调节渴感、肌张力、血管张力、汗腺来平衡产热与散热。

1.散热受限

散热机制有三种:出汗、传导对流、辐射。辐射为人体通过红外线散射热量,正常时占散热的65%,其与传导对流方式相比,优点在于基本不耗能,但在高温环境下失效。而出汗在正常时占散热的20%,在高温环境下则成为主要散热方式,但需消耗水、电解质与能量,并在高湿环境下性能下降,100%相对湿度时完全失效。

(1)环境因素:高温、高湿环境如日晒、锅炉房,厚重、不透气的衣物。一般温度大于32℃或湿度大于70%就有可能发生。

(2)自身体温调节功能下降:①自身出汗功能下降。肥胖、皮肤病如痂皮过厚、汗腺缺乏、皮肤血供不足、脱水、低血压,心脏病导致的心排血量下降如充血性心力衰竭导致皮肤水肿散热不良,以及老年人或体弱者等。②抑制出汗。酗酒、抗胆碱能药如阿托品等、抗精神病药物、三环抗抑郁药、抗组胺药、单胺氧化酶抑制剂、缩血管药和β受体抑制剂等。③脱水。饮水不足、利尿剂、泻药等。④电解质补充不足。

2.产热过多

强体力活动，多见于青壮年或健康人，或药物如苯环利定、麦角酸二乙酰胺、苯异丙胺、可卡因、麻黄素类和碳酸锂等的使用。

3.脱水、电解质紊乱

中暑时大量出汗、呼吸道水分蒸发和摄入水分不足会造成大量失水，同时造成电解质丢失。往往是丢水大于丢钠造成高渗性脱水。不同类型的脱水之间也可相互转化，如若伤员单纯补充饮用淡水则会导致低渗性脱水。

(二)不同的中暑类型

1.热昏厥

脑血供不足。皮肤血管扩张及血容量不足导致突然低血压，从而导致脑及全身血供不足而丧失意识，多见于体力活动后。此时皮肤湿冷，脉弱，收缩压低于 13.3 kPa(100 mmHg)。

2.热痉挛

低钠血症。大量出汗导致脱水、电解质损失，血液浓缩，然后单纯饮淡水导致稀释性低钠血症，引起骨骼肌缓慢的痛性痉挛、颤搐，一般持续 1～3 min。由于体温调节、口渴机制正常，此时血容量尚未明显不足，生命体征一般尚稳定，如体温多正常或稍升高，皮肤多湿冷。

3.热衰竭

脱水、电解质缺乏。脱水、电解质缺乏造成发热、头晕、恶心、头痛、极度乏力，但体温调节系统尚能工作，治疗不及时会转变为热射病。热衰竭与热射病在表现上的主要区别在于没有严重的中枢神经系统紊乱。此时口渴明显，肛温超过 37.8 ℃，皮肤湿，大量出汗，脉细速，可有轻度的中枢神经症状(头痛、乏力、焦虑、感觉错乱、歇斯底里)，高通气(为了排出热量)导致呼吸性碱中毒。其他症状还有恶心、呕吐、头晕、眼花、低血压等，以及热晕厥及热痉挛的症状。治疗关键是补液。

4.热射病

体温调节功能失调。其为在热衰竭基础上再进一步发展，体温调节功能失调而引起的高热及包括中枢神经系统症状在内的一系列症状体征，在热衰竭的症状基础上，其会有典型的热射病三联症：超高热、标志性特点、肛温＞41 ℃。意识改变是标志性特点，如神志恍惚并继发突发的癫痫、谵妄或昏迷；无汗，在早期可能有汗，但很快会进展到无汗。除以上 3 点外还有以下表现：血压先升后降，高通气导致呼吸性碱中毒，伴随心、肝、凝血、肾等损伤。热射病可分为 2 型：经典型(classic)，以上症状在数天时间内慢慢递增，多见于湿热环境或老年、慢性病伤员，此型无汗；劳累型，以上症状可迅速发生，多为青壮年，伴有体力活动，但可能还会继续出汗。治疗关键是降温、补液并处理并发症。

二、现场评估与救护

(1)病史、查体。了解发病原因：①环境，包括环境温度与湿度、通风情况、持续时间、动作强度、身体状况及个体适应力等。②症状，如口干、乏力、恶心、呕吐、头晕、眼花、神志恍惚等。③查体，测量生命体征，如肛温、脉搏和血压等。

(2)评估体温：接诊可能为中暑的伤员后应首先评估体温，如体温是否在 39 ℃以上。

若否，并考虑可能为热晕厥时。通过平卧位、降温、补充水分(肠内，必要时静脉)可恢复，必要时须观察监护以发现某些潜在的疾病。

体位治疗：平卧位，可将腿抬高，保证脑血供。

若否，并考虑可能为热痉挛时。通过阴凉处休息、补充含电解质及糖分的饮料可恢复，在恢复工作前一般需休息 1～3 d 并持续补充含钠饮料直到症状完全缓解。同时可通过被动伸展运动、冰敷或按摩来缓解痉挛。

口服补液方法：神志清醒时，饮用冷的含电解质及糖分的饮料（稀释的果汁、牛奶、市场上卖的运动饮料或稀盐汤等）来补充。

若是，则可能为热衰竭或热射病。

(3)评估意识状态：若意识改变，可能为热射病，否则为热衰竭。

(4)若为热衰竭，马上开始静脉补液。

补液方法：严重时需要静脉输液来补充等张盐水，0.9 %生理盐水、5 %葡萄糖或林格液均可，2～4 h可补充 1000～2000 mL 液体，并根据病情判断脱水的类型，判断后续补液种类。严重的低钠血症可静脉滴注最高 3 %的高张盐水。有横纹肌溶解风险时可加用甘露醇或碱化尿液，监测出入量，留置导尿管，维持尿量 50 mL/h 以上预防肾衰竭。神志清醒时也可口服补液。

(5)若为热射病，在气道管理、维持呼吸、维持循环的基础上马上降温到 39 ℃（蒸发降温），处理并发症。

评估气道、保持呼吸道通畅，维持呼吸：注意气道的开放，必要时气管插管；置鼻胃管，可用于神志不清时补液及预防误吸。给氧，高流量给氧如 100 %氧气吸入直到体温降到 39 ℃。

降温方法：脱离湿热环境，防止病情加重。置于凉快、通风的地点（室内、树荫下）；松开去除衣物，尽量多地暴露皮肤。蒸发法降温，用冷水（15 ℃）喷到全身，并用大风量风扇对着伤员吹。其他方法还有在腋窝、颈部、腹股沟、腘窝等浅表动脉处放置降温物品如冰袋等，以及冷水洗胃或灌肠，但效果不及蒸发法。有条件可使用降温毯。必要时可将身体下巴以下或仅四肢浸入冷水，体温降到 39 ℃就停止浸泡，这对降温非常有效，但很可能会导致低血压及寒战。甚至可考虑使用肌松药来辅助降温。寒战的控制，氯丙嗪 25～50 mg 静脉注射或静脉滴注，或地西泮 5～10 mg 静脉注射，减少产热，注意血压呼吸监护。目标是迅速（1 h 内）控制体温。

非甾体类解热镇痛药应禁用（如阿司匹林、吲哚美辛、对乙酰氨基酚等），因中暑时此类药已无法通过控制体温调节中枢来达到降温效果，反而会延误其他有效治疗措施的使用。但可考虑使用糖皮质激素。

补液方法：参见热衰竭。但神志障碍时要慎用口服补液，防止误吸。

三、进一步评估与救护

(一)辅助检查

辅助检查主要用来了解电解质及评估脏器损伤。检查项目包括血电解质（热痉挛为低钠；热射病则高钠、低钠、低钾、低钙、低磷均可能）、肾功能（肌酐、尿素氮升高，高尿酸）、血气分析（呼碱、代酸、乳酸酸中毒）、尿常规（比重）、血常规（白细胞增多、血小板减少）、心肌酶学、转氨酶、出凝血时间[PT 延长，弥散性血管内凝血（disseminated intravascular coagulation，DIC）]、心电图（心肌缺血，ST-T 改变），必要时血培养。评估肾衰竭、心力衰竭、呼吸窘迫、低血压、血液浓缩、电解质平衡、凝血异常的可能。

（二）评估脱水的类型

根据病情判断是等渗、高渗还是低渗性脱水。中暑时多为高渗性脱水，但伤员单纯饮用淡水会导致低渗性脱水。

（三）鉴别是否为药物或其他疾病引

例如：恶性综合征，如抗精神病药物引起的高烧、强直及昏迷；恶性高热，由麻醉药引起；血清素综合征，由选择性5羟色胺再吸收抑制剂与单胺氧化酶抑制剂合用引起；抗胆碱能药、三环抗抑郁药、抗组胺药、吸毒、甲亢毒症、持续长时间的癫痫、感染性疾病引起的发热。

（四）注意病情进展

热衰竭伤员体温进一步升高并出汗，停止时会转为热射病。

（五）各种并发症的处理

呼吸衰竭如低氧、气道阻力增加时，若考虑ARDS，则需呼吸机PEEP模式支持人工呼吸。监测血容量及心源性休克的可能，血流动力学监测如必要时漂浮导管测肺动脉楔压、中心静脉压等，低血压、心力衰竭时补液、使用血管活性药物如多巴酚丁胺。持续的昏迷癫痫须进一步查头颅CT、腰椎穿刺、气管插管、呼吸机支持。凝血异常如紫癜、鼻衄、呕血或DIC等，监测出凝血血小板等，考虑输注血小板及凝血因子，若考虑DIC则早期给予肝素。若有少尿、无尿、肌酐升高、肌红蛋白尿等肾衰竭表现，则应补液维持足够尿量，必要时透析治疗。

若在急性期得到恰当及时治疗，没有意识障碍或血清酶学升高的伤员多数能在1～2 d内恢复。

四、健康教育

健康教育最重要的是预防。应教育公众中暑是可预防的。避免长时间暴露于湿热环境，使用遮阳设备，多休息。在进入湿热环境前及期间多饮含电解质及糖分的冷饮如稀释的果汁、市场上卖的运动饮料或1％稀盐汤、非碳酸饮料来补充水分和电解质。特别是告知一些老年人不要过分限制食盐摄入。避免含咖啡因的饮料，其会引起兴奋导致产热增多。教育高危人群如体力劳动者、运动员、老年、幼儿、孕妇、肥胖者、糖尿病者、酗酒者、心脏病者等及使用吩噻嗪类、抗胆碱能类等药的人，不要穿厚重紧身衣物，认识中暑的早期症状体征。告知中暑伤员，曾经中暑过，以后也容易中暑，如对热过敏，起码4周内避免再暴露。暑天可使用空调降温。在暑天不能把儿童单独留在车内。

第八节　淹　溺

一、疾病概论

淹溺又称溺水，是指人淹没于水中，水和水中污泥、杂草堵塞呼吸道或反射性喉、支气管痉挛引起通气障碍从而导致窒息。如跌入粪池、污水池和化学物品池中，可引起皮肤和黏膜损伤及全身中毒。

(一)病因及发病机制

1.病因

淹溺最常见的原因是溺水,造成人淹溺的主要因素包括以下几点。

(1)游泳时或意外事件时落入水中,可发生淹溺。如游泳中换气过度,体内 CO_2 排出过多,引起呼吸性碱中毒,导致手足抽搐;疲劳过度、水温过低等可引起腓肠肌痉挛而发生淹溺。

(2)水下作业时潜水用具发生故障,发生潜水病,或潜水时间过长、过度疲劳,而使体内血氧饱和度过低,引起意识障碍而发生淹溺。

(3)不慎跌入粪池、污水池、化学物质储存池中造成淹溺,并引起皮肤和黏膜损伤及全身中毒。

2.发病机制

(1)人淹没于水中,多因紧张、惊恐、寒冷等因素的强烈刺激,反射性地引起喉头和支气管痉挛,声门紧闭,造成缺氧。

(2)由于缺氧,淹溺者被迫进行深呼吸。吸入的水越多,肺顺应下降越明显,最终出现呼吸衰竭,产生低氧血症、高碳酸血症及呼吸性酸中毒,并可伴有代谢性酸中毒。低氧血症及组织缺氧最终导致肺水肿甚至脑水肿。

(3)如呼吸道吸入淡水,水可迅速经肺泡进入血液循环,使血容量增加、血液稀释,从而发生血、电解质平衡失常,红细胞破裂引起血管内溶血,血钾浓度增高,血钠、血钙、血氯浓度降低,血浆蛋白减少。如海水进入呼吸道和肺泡,则会引起血容量减少,造成血液浓缩,血钠、血氯、血钙、血镁浓度增加。高钙血症可引起心动过缓和传导阻滞,甚至心脏停搏;高镁血症可抑制中枢神经和周围神经,扩张血管,而血容量减少又使血压下降,动脉血氧分压降低,机体缺氧,引起脑水肿、代谢性酸中毒,最终导致心力衰竭、循环障碍。两者的病理特点比较见表 6-4。

表 6-4　淡水淹溺与海水淹溺病理特点比较

项目	淡水淹溺	海水淹溺
血液总量	增加	减少
血液渗透压	降低	增加
电解质变化	钾离子增加,钠、钙、镁减少	钠、钙、镁、氯增加
心室纤颤发生率	常见	少见
主要死因	急性肺水肿、脑水肿、心力衰竭、心室纤颤	急性肺水肿、脑水肿、心力衰竭

(二)临床表现

患者从水中被救上岸后,主要表现有:①神志不清;②皮肤发绀、四肢冰冷;③呼吸、心搏微弱或已停止,血压测不到;④口旁、鼻内充满泡沫状液体;⑤胃扩张。

(三)救治原则

(1)立即清理口、鼻中的污泥、水草等杂物,保持呼吸道畅通。若呼吸道被水阻塞,要立即取俯卧位,头偏向一侧,腹下垫高,救护者用手按压其背部;或救护者一腿跪地一腿屈膝,将淹溺者腹部置于救护者屈膝的腿上,头部向下并偏向一侧,救护者用手按压其背部,可使呼吸道和胃部的积水倒出;也可将淹溺者扛在救护者的肩上,肩顶住淹溺者的腹部,上下抖动以达到排水的目的。注意排水时间不可过长,倒出口、咽、气管内的水分即可,以免延误抢救的时机。

如为海水淹溺，高渗性液体使血浆渗入肺部，此时应取低头仰卧位以利水分引流。

(2)对呼吸、心脏停搏者立即行心肺脑复苏。

(3)输氧：几乎所有的患者都存在低氧血症。可吸入高浓度氧或进行高压氧治疗，如有条件可使用人工呼吸机。

(4)复温：如患者体温过低，根据情况做好体外或体内复温措施。

(5)维持水、电解质平衡：淡水淹溺者适当限制入水量，并积极补充氯化钠溶液；海水淹溺者因血容量低，不宜过分限制入水量，并注意补液，纠正低血容量；根据患者病情，酌情补充碳酸氢钠以纠正代谢性酸中毒。

(6)防治并发症：如肾上腺糖皮质激素可防治肺水肿、脑水肿、ARDS及溶血等。如合并急性肾功能不全、心律失常、心功能不全、DIC等，应及时做出相应处理。

二、护理评估

(一)病史

淹溺最常见于儿童、青少年。应详细了解患者淹水的时间、水温、被救起的方式、现场处理情况等。

(二)身心状况

1.症状与体征

患者常有意识障碍，牙关紧闭，呼吸、心脏搏动微弱或停止。还可见皮肤黏膜苍白或发绀，四肢发冷，口腔、鼻腔内充满泡沫、泥沙、水草等，上腹部膨胀、隆起伴胃扩张。复苏过程中可出现各种心律失常、心力衰竭、急性呼吸窘迫综合征、脑水肿、DIC及急性肾衰竭等，病程中常合并肺部感染。淹溺发生在寒冷水中，可出现低温综合征。

2.心理与社会

患者苏醒后，常可出现焦虑、恐惧、失眠，甚至出现短时记忆丧失。

(三)辅助检查

1.血常规

淡水淹溺者可出现血红蛋白下降。

2.血气分析

血气分析可见低氧血症、高碳酸血症、呼吸性酸中毒合并代谢性酸中毒。

3.电解质

淡水淹溺者可出现血清钠、血清氯降低，血清钾增高；海水淹溺者血清钠、血清氯、血清镁、血清钙可增高。

4.胸部X射线检查

胸部X射线检查可见肺不张或肺水肿，肺野可见大片絮状炎性渗出物。

三、护理诊断

(一)液体量过多

液体量过多与淹溺者吸入的水可迅速经肺泡进入血液循环，使血容量增加有关。

(二)意识障碍

意识障碍与低氧血症、脑组织缺氧、肺水肿、脑水肿有关。

(三)潜在并发症：心脏停搏

心脏停搏与心肌严重缺氧、电解质紊乱、心律失常有关。

四、护理目标

(1)清除患者体内过多体液,恢复正常呼吸。

(2)患者意识清楚,反应正常,生活自理。

(3)患者未发生心脏停搏,或心脏停搏经心肺脑复苏后恢复正常。

五、护理措施

(一)一般护理

(1)迅速清除呼吸道异物。

(2)吸氧:对于心肺复苏有效者,给予高流量氧气吸入。

(3)迅速建立静脉通道,并保持输液畅通。

(4)加强基础护理:对昏迷患者要注意皮肤护理,定时翻身,以预防压疮;呼吸道分泌物较多者,应吸痰、翻身、拍背,以利排痰;定时清洁口腔。可留置胃管,用于胃肠减压和防止呕吐。

(二)急救护理

(1)立即行心肺脑复苏,直至患者出现自主呼吸和心律。如心脏搏动、呼吸未恢复者,继续行人工呼吸和胸外心脏按压,边转运边抢救。

(2)注意患者的神志变化,要观察昏迷患者瞳孔的大小、对光反射,注意有无散大、固定。

(3)监测患者每小时尿量。出入水量相差过多时应通知医师,便于及时发现肾脏损害和心力衰竭。

(4)严密观察患者生命体征的变化。随时采取应急措施,做好观察记录。

(5)对于神志已经清醒,肺部检查正常,但还存在缺氧、酸中毒或低温者,应注意保温,并继续留在观察室,以防止病情反复和恶化。对于淹溺的危重患者,呼吸、心脏搏动没有恢复或已恢复但不稳定者,应送重症监护病房(intensive care unit, ICU)抢救。对于心电监护的心律、血压、血氧饱和度的变化随时通知医师,及时处理。

(6)对复苏成功的患者要观察24~48 h,防止其出现病情反复。

(三)心理护理

患者清醒后,精神可能受到极大刺激和创伤,甚至留下遗忘症、惊恐等精神症状。针对患者的具体情况,护士给予患者精心的心理护理。培养患者的自理能力,使心理重新康复。

六、护理评价

(1)患者肺水肿消退,呼吸频率、节律正常,低氧血症被纠正。

(2)患者神志清楚,思维敏捷,恐怖心理消除。

(3)未发生心脏停搏,或经复苏术后心律恢复正常,生命体征平稳。

第九节　电击伤

一、疾病概论

超过一定极量的电流或电能量(静电)通过人体引起组织不同程度损伤或器官功能障碍,称电击伤,俗称触电。电流通过中枢神经系统和心脏时,可引起心室颤动或心搏骤停、呼吸抑制,甚至造成死亡(或假死);电流局限于某一肢体时,可造成该肢体残疾。

(一)病因及发病机制

1.病因

电击的常见原因是人体直接接触电源，或在高压电和超高压电场中电流或静电电荷经空气或其他介质电击人体。电击伤原因主要为以下几点。

(1)主观因素：不懂用电常识，违章进行用电操作，如在电线上挂晒衣物、违规布线、带电操作等。

(2)客观因素：工作环境差或没有采取必要的安全保护措施。常见的电击多由 110～220 V交流电所致。如电器漏电、抢救触电者时抢救者用手去拉触电者等；各种灾害，如火灾、水灾、地震、暴风雨等造成电线断裂或高压电源故障，引起电击或雷电引起电击。

2.发病机制

人体本身也有生物电，当外界电流通过人体时，人体便成为电路中导体的一部分。电击对人体的影响取决于电流的性质和频率、强度、电压、接触的部位、接触的时间、接触部位的电阻及通过人体的途径等。

(1)电流的性质和频率：电流分为交流电和直流电，人体对两种电流的耐受程度不同，通常情况下对人体而言，交流电比直流电危险，交流电低频对心脏的损害极强。

(2)电流的强度：电流的强度越大，对人体组织造成的损伤就越大。一般认为 2 mA 以下的电流仅产生轻微的麻木感；50 mA 以上的电流如通过心脏可引起心室颤动或心搏骤停，还可引起呼吸肌痉挛而致呼吸停止；100 mA 以上的电流通过脑部，可造成意识丧失。

(3)电压的高低：高压电较低压电危险性更大。小于 36 V 的电压称为安全电压。目前家用及工业用设备电压大多不小于 220 V，如通过心脏能引起心室颤动；1000 V 以上的高压电击，可以造成呼吸肌麻痹、呼吸停止、心搏骤停。高压电还可引起严重烧伤。

(4)电阻大小：人体可看作由各种电阻不同的组织组成的导体，电阻越小，通过的电流越大。人体组织电阻由大到小依次为骨骼、皮肤、脂肪、肌肉、血管和神经。当电流通过血管、神经、肌肉时，则造成严重危害。

(5)电流通过的途径与时间：如果电流流经心脏，则可引起心室颤动，甚至心搏骤停；如果电流经头部流至足底，则多为致命电损伤。

(二)临床表现

1.全身症状

轻度触电者有一时性麻木感，并可伴有心悸、头晕、面色苍白、惊慌、四肢软弱无力；重者可出现抽搐、昏迷或休克，并可出现短暂心室颤动，严重者呼吸停止、心脏停搏。

2.局部表现

局部表现主要为电灼伤。低电压的皮肤烧伤较明显，高压放电时，灼伤处可立刻出现焦化或炭化，并伴组织坏死。

3.体征

轻者无体征，重者有抽搐、昏迷、休克、呼吸及心搏停止等体征。

(三)救治原则

1.立即帮助触电者脱离电源

应立即关闭电闸、切断电路；如不可能关闭电闸断电，则应迅速用木棍、竹竿、皮带等绝缘物品拨开电线或使触电者脱离用电器等。

2.心肺脑复苏

呼吸停止者,立即进行口对口人工呼吸,也可采用压胸式人工呼吸;心脏停搏者同时进行心脏按压,如无效可考虑开胸心脏按压;如电流进出口为两上肢,心脏多呈松弛状态,可使用肾上腺素或10 %氯化钙;如电流进出口分别为上下肢,则心脏多呈收缩状态,宜选用阿托品,同时可应用高渗葡萄糖、甘露醇,以减轻脑水肿。

3.防治各种并发症

及时发现与处理水、电解质和酸碱平衡紊乱,防治休克、肝肾功能不全等。

4.局部治疗

保持创面清洁,预防感染,可酌情给予抗生素治疗,并可行破伤风类毒素预防破伤风;清除坏死组织,局部包扎止血、骨折固定,如病变较深,可行外科探查术。

二、护理评估

(一)病史

电击伤发生在人体成为电路回流的一部分或受到附近电弧热效应的影响的情况,主要包括以下几点。

1.闪电击伤

闪电时患者所处的位置为附近最高点或靠近1个高的物体(如1棵大树)。

2.高电压交流电击伤

其常见于身上有导体接触头顶上方的高压电时(如导电的钓鱼竿),也可见于误入带电导体附近。

3.低电压交流电击伤

其可见于用牙齿咬电线、在自身接地的同时接触带电的用电器或其他带电物品。

4.直流电击伤

其少见,如无意中接触电力火车系统的带电铁轨。

(二)身心状况

1.症状与体征

(1)电击伤:表现为局部的电灼伤和全身的电休克。临床上可分为3型。①轻型:触电后立即弹离电流,表现为惊慌、呆滞、四肢软弱、心动过速、呼吸急促、局部灼伤疼痛等。②重型:意识障碍、心率增快、节律不整、呼吸不规则,可伴有抽搐、休克,有些患者可出现假死状态。③危重型:昏迷、心跳及呼吸停止、瞳孔扩大。

(2)电热灼伤:损伤主要为电流进口、出口和经过处的组织损伤,触电的皮肤可呈现灰白色或焦黄色。早期可无明显的炎性反应,24~48 h后周围组织开始有发红、肿胀等炎症反应,1周左右损伤组织出现坏死、感染,甚至发生败血症。

(3)闪电损伤:被闪电击中后,常出现心跳、呼吸立即停止。皮肤血管收缩,可出现网状图案。

(4)并发症和后遗症:电击伤后24~48 h常出现严重室性心律失常、神经源性肺水肿、胃肠道出血、弥散性血管内凝血等。约半数电击伤者出现单侧或双侧鼓膜破裂。电击数天至数月可出现神经系统病变、视力障碍。孕妇可发生死胎和流产。

2.心理与社会

部分患者于电击伤后可出现恐惧、失眠等。

(三)辅助检查

1.常规检查

常规检查可行血、尿常规检查,血、电解质检查,肝、肾功能检查。血清肌酸磷酸激酶(creatine phosphokinase, CPK)升高反映肌肉损伤,见于严重的低电压和高电压电击伤。

2.X线检查

X线检查可显示电击伤后有无骨折、内脏损伤。

3.心电图

心电图可显示心肌损害、心律失常,甚至出现心室纤颤及心脏停搏。

4.脑电图

意识障碍者可行脑电图检查,但脑电图检查对于早期治疗方案的制定并不起决定性作用。

三、护理诊断

(一)皮肤完整性受损

其与电伤引起的皮肤灼伤有关。

(二)意识障碍

其与电击伤引起的神经系统病变有关。

(三)潜在并发症:心律失常

其与电流流经心脏,引起心电紊乱有关。

四、护理目标

(1)患者皮肤清洁、干燥,受损皮肤愈合。

(2)患者意识清楚,反应正常,生活自理。

(3)患者心律失常未发生,或发生心律失常后得到及时控制。

五、护理措施

(一)一般护理

(1)迅速使患者脱离电源。

(2)吸氧:对于重症电击伤者给予鼻导管吸氧,危重病例行面罩吸氧,必要时给予高压氧治疗。

(3)体位:如患者已昏迷,则应头偏向一侧或颈部伸展,并定时吸痰,保持呼吸道畅通。

(4)迅速建立静脉通道,并保持输液畅通。

(二)急救护理

(1)密切观察患者的神志、瞳孔、生命体征、尿量(尿量应维持在30 mL/h以上)、颜色、尿相对密度的变化。对于血压下降者,立即抢救,做好特护记录。

(2)心电监护:进行心电监护(包括心律、心率及血氧饱和度等)和中心静脉压监测,应维持48～72 h。如出现心室纤颤,及时给予电除颤及用药物配合除颤,并可应用利多卡因、溴苄胺等药物,同时给予保护心肌的药物。

(3)观察电击局部的创面,注意创面的色泽及有无异常分泌物从创口流出,保持创面清洁,定期换药,防治感染。

(4)严密观察电击局部肢体有无肿胀、疼痛、触痛、活动障碍及血运情况,警惕出现局部肢体缺血坏死。如发现异常立即报告医师,及时做出处理。

(5)保护脑组织:在患者头部及颈、腋下、腹股沟等大血管处放置冰袋,使其体温降至32 ℃。可应用甘露醇、高渗葡萄糖、糖皮质激素、纳洛酮等预防和控制脑水肿,给予脑活素、三磷酸腺苷、辅酶A等促进脑细胞代谢的药物。

(三)心理护理

患者清醒后,精神可能受到极大刺激和创伤,甚至留下遗忘症、惊恐等精神症状,并可出现白内障或视神经萎缩,也可能致残。针对患者的具体情况,护士要给予患者精心的心理护理,培养患者的自理能力,同时做好营养支持,使受到严重损伤机体得以康复。

六、护理评价

(1)患者受伤皮肤无感染,伤口如期愈合。

(2)患者心律失常未发生,或发生心律失常后得到及时控制,生命体征平稳。

(3)患者意识清楚,反应敏捷,恐惧感消失,能认识电击伤的原因,并有预防触电及安全用电的知识。

参考文献

[1] 李自喜.实用临床护理思维与实践[M].汕头:汕头大学出版社,2019.
[2] 朱彬.护理学基础与实践[M].北京:科学技术文献出版社,2019.
[3] 丁淑贞,吴冰.普通外科临床护理[M].北京:中国协和医科大学出版社,2016.
[4] 李润堂.实用护理技术与应用[M].天津:天津科学技术出版社,2018.
[5] 张永吉.泌尿外科疾病诊疗与护理[M].北京:科学技术文献出版社,2018.
[6] 崔文文.现代专科护理技术与应用[M].北京:科学技术文献出版社,2019.
[7] 谷业云.现代临床护理学[M].上海:上海交通大学出版社,2018.
[8] 仇中叶.各科护理操作规范与实践[M].哈尔滨:黑龙江科学技术出版社,2018.
[9] 王莉.现代临床护理理论与应用[M].北京/西安:世界图书出版公司,2019.
[10] 陈燕.现代泌尿外科护理新进展[M].哈尔滨:黑龙江科学技术出版社,2018.
[11] 许湘红,李艳容,李梅,等.外科疾病护理常规[M].北京:科学技术文献出版社,2018.
[12] 杜永秀.临床护理基础与操作规范[M].开封:河南大学出版社,2019.
[13] 陈晓蓉,刘波.常见骨伤疾病康复护理指导手册[M].成都:四川大学出版社,2017.
[14] 吴林.现代临床护理实践[M].天津:天津科学技术出版社,2019.
[15] 齐焕.临床常见病护理技术及并发症的预防[M].北京:科学技术文献出版社,2019.
[16] 刘阳.常见疾病护理常规[M].北京:科学技术文献出版社,2018.
[17] 崔西美.新常见病护理技术[M].上海:上海交通大学出版社,2018.
[18] 周剑忠,渠海峰,郝春艳.外科护理[M].武汉:华中科技大学出版社,2019.
[19] 季诚,罗仕蓉.基础护理技术[M].北京:科学出版社,2018.
[20] 杨洪英.实用护理技术与护理要点[M].北京:科学技术文献出版社,2018.
[21] 彭瑛.全科护理[M].昆明:云南科技出版社,2018.
[22] 郭巍.神经外科护理安全管理与康复指导[M].长春:吉林科学技术出版社,2019.
[23] 韩爱玲.外科常见病护理技能[M].天津:天津科学技术出版社,2018.
[24] 单桂莲.临床常见疾病诊疗与护理[M].北京:科学技术文献出版社,2019.
[25] 叶志霞,李丽.肝胆胰外科护理常规[M].上海:上海科学技术文献出版社,2017.
[26] 赵霞.临床外科护理实践[M].武汉:湖北科学技术出版社,2018.
[27] 安利杰.外科护理查房案例分析[M].北京:中国医药科技出版社,2019.
[28] 单强.常见疾病诊治与护理实践[M].北京:科学技术文献出版社,2018.
[29] 张立民,李杨,杨翠萍.外科护理学[M].西安:西安交通大学出版社,2018.
[30] 于涛.临床常见病整体护理进展[M].北京:科学技术文献出版社,2019.